彩图
升级版

怀孕胎教保健大百科

中国优生科学协会学术部 ◎ 主编

吉林科学技术出版社

图书在版编目（CIP）数据

怀孕胎教保健大百科 / 中国优生科学协会学术部主编 . — 长春：吉林科学技术出版社，2017.1
ISBN 978-7-5578-0663-7

Ⅰ . ①怀… Ⅱ . ①中… Ⅲ . ①妊娠期－妇幼保健－基本知识②胎教－基本知识 Ⅳ . ① R715.3 ② G61

中国版本图书馆 CIP 数据核字 (2016) 第 104722 号

怀孕胎教保健大百科

Huaiyun Taijiao Baojian Dabaike

主　　编	中国优生科学协会学术部
出 版 人	李　梁
责任编辑	孟　波　高千卉　解春谊
封面设计	长春市一行平面设计有限公司
制　　版	长春市一行平面设计有限公司
开　　本	889mm×1194mm　1/16
字　　数	360千字
印　　张	15
印　　数	1—6500册
版　　次	2017年1月第1版
印　　次	2017年1月第1次印刷

出　　版　吉林科学技术出版社
发　　行　吉林科学技术出版社
地　　址　长春市人民大街4646号
邮　　编　130021
发行部电话/传真　0431-85635177　85651759　85651628
　　　　　　　　　　85652585　85635176

储运部电话　0431-86059116
编辑部电话　0431-85635186
网　　址　www.jlstp.net
印　　刷　长春人民印业有限公司

书　　号　ISBN 978-7-5578-0663-7
定　　价　39.90元

前言
QIANYAN

　　本书详细地介绍了妇女从怀孕到分娩之后这一关键时期准父母要掌握和熟知的一些与自身密切相关的科普知识，深入浅出地从孕前准备、孕期保健、轻松分娩到产后塑身进行了全面讲解。凡孕妇迫切想知道的问题，都能从本书中找到答案，并得到科学的指导。本书内容包括妈妈宝宝的变化、生活指导、饮食营养、健康护理、胎教保健和运动保健，让孕妈妈全面了解孕期各阶段的身体变化、生活的注意事项和保健要点，让准妈妈度过一个健康快乐的孕产期生活。

目录

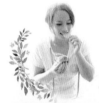

孕1月生活保健

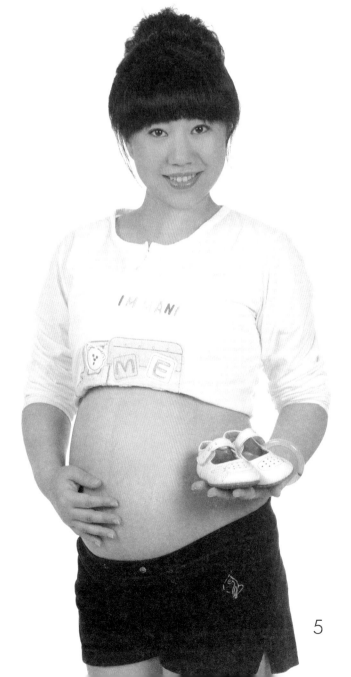

孕2月生活保健

孕3月生活保健

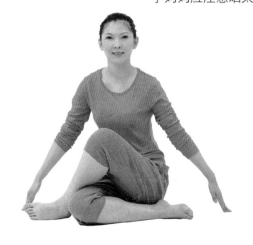

妈妈宝宝的变化 66

生活指导 69

饮食营养 71

健康护理 75

孕4月生活保健

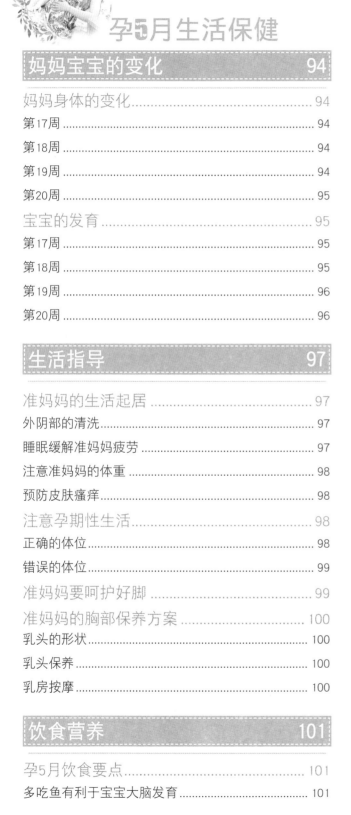

孕5月生活保健

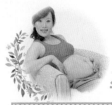

孕6月生活保健

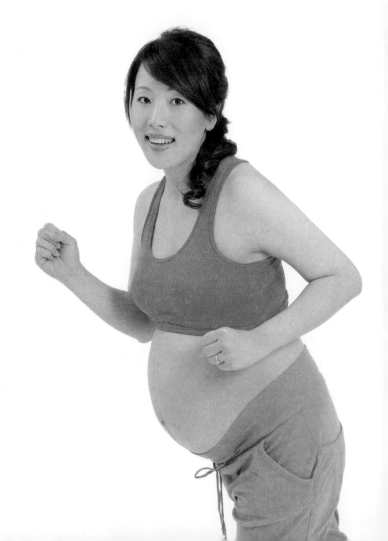

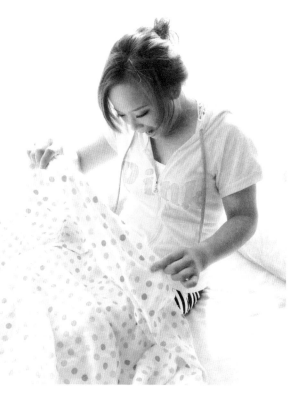

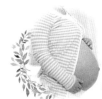 孕7月生活保健

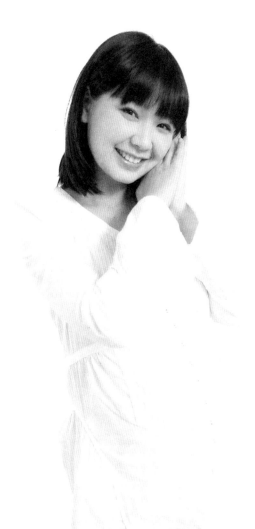

11

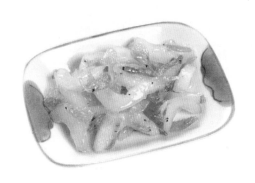

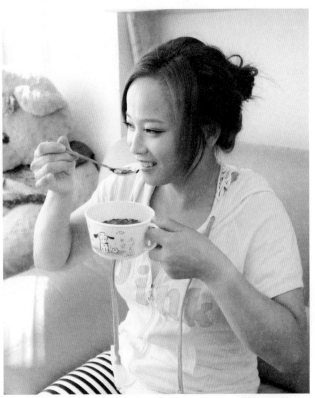

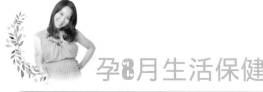

孕8月生活保健

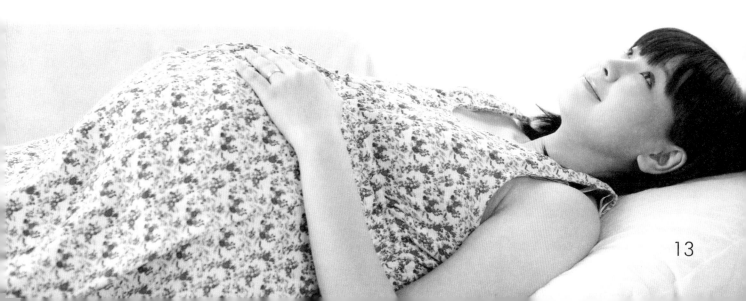

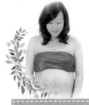

孕9月生活保健

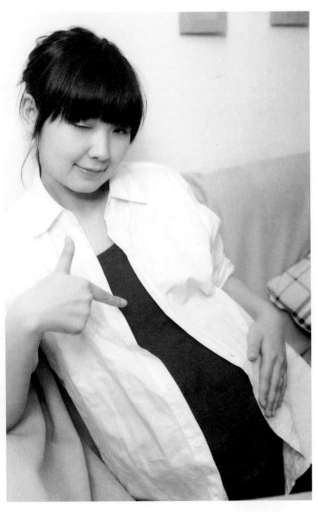

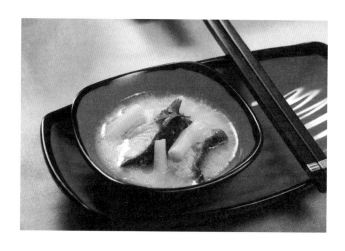

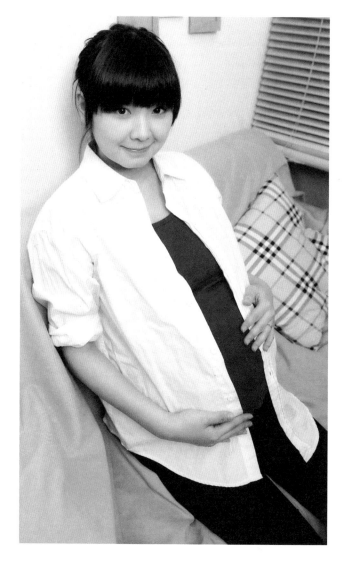

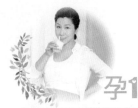

孕10月生活保健

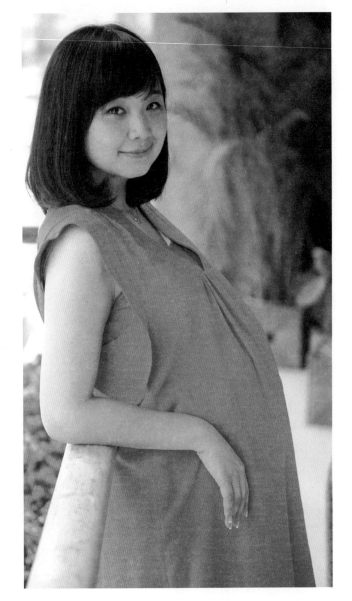

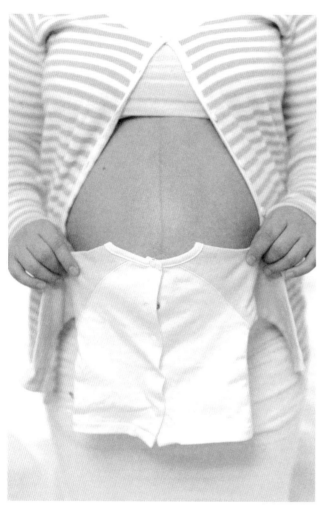

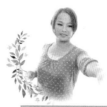

分娩前的准备
与分娩进程

产后的保健和恢复

月子期同步指导 196

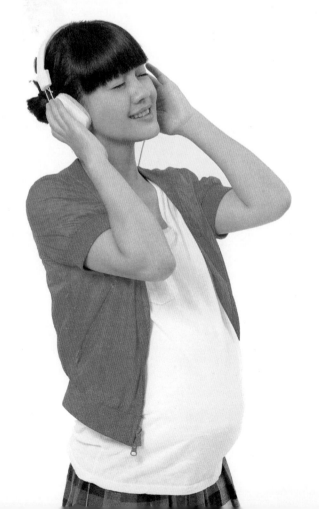

哺乳期同步指导   225

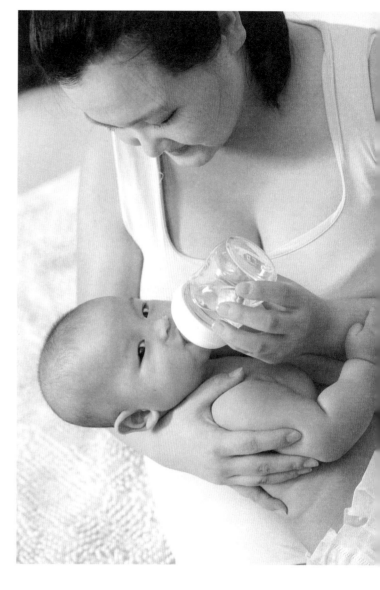

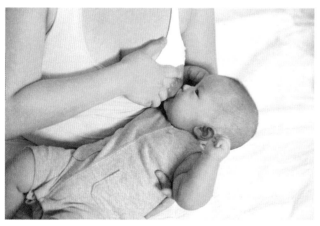

关于二胎　　236

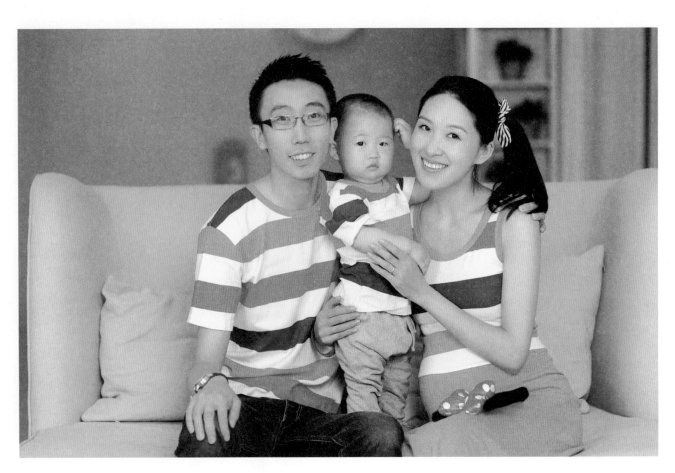

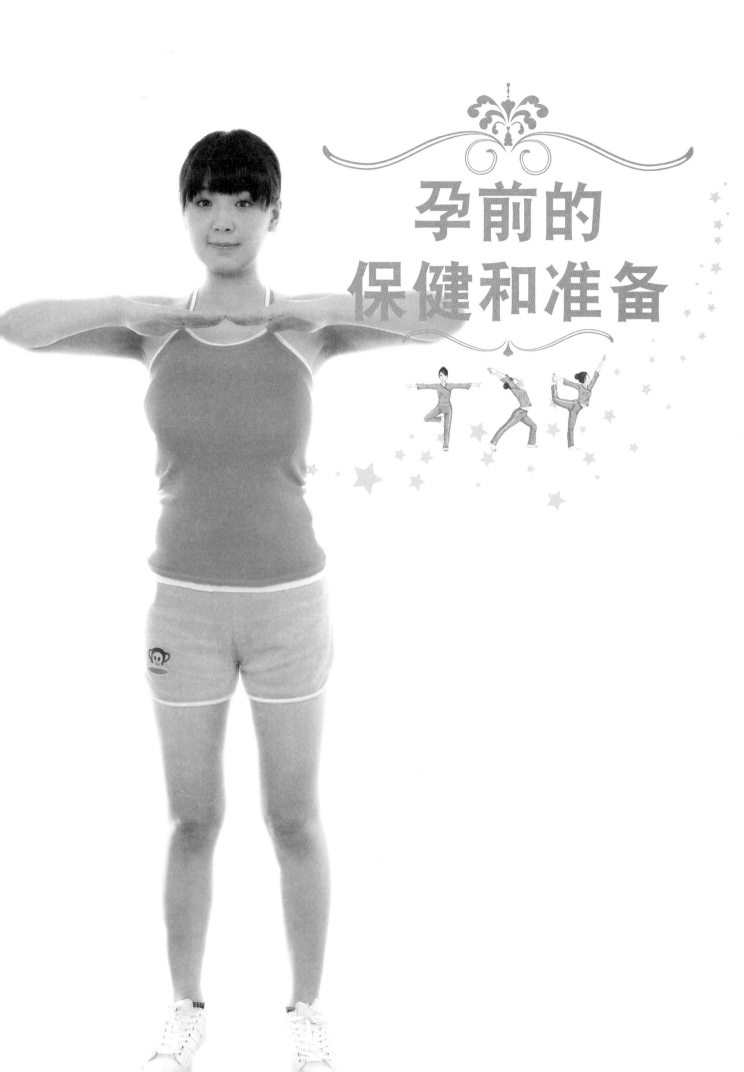

孕前的
保健和准备

孕前必知的优生知识

　　每个家庭都想拥有一个健康聪明的宝宝，所以在孕前就应该提前做好多方面的准备，尽量掌握全面的优生优育知识。

选择适宜的受孕时机

　　没有哪一对夫妻不想生个聪明又健壮的孩子。除日常生活中对各自体质的锻炼和健康的维护外，科学研究表明，选好受孕时机也十分重要。

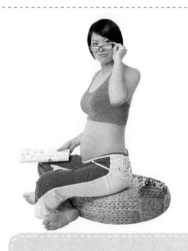

最佳的受孕年龄

　　掌握好合适的生育年龄，对优生优育是非常重要的。这里先说早婚早育，年轻女性（未满20岁）生育的孩子体重较轻，容易早产。更重要的是，一些染色体异常现象也较多地出现在年轻女性所生的子女当中，这些染色体异常的胎儿常常会表现为发育不正常，或有明显的畸形。

　　生育较晚也不好，因为高龄初产妇难产率比年轻初产妇显著增高，婴儿畸形率也显著增高，这对产妇自身和婴儿都十分不利。有一种染色体异常，叫先天愚型，也常与母亲年龄过大（超过35岁）有关。这种病在29岁以下女性所生的婴儿中较少见，发病率在30～34岁女性所生的婴儿中就增加到1/700，35～39岁所生的婴儿中则高达1/300。

　　年轻的夫妇一定要根据自己的具体情况，选择最佳的生育年龄。专家认为从科学生育的角度来看，最佳生育年龄女性为23～30岁，男性为27～35岁。许多年轻夫妇，在事业处于关键时刻，把生育年龄稍稍推迟也是无妨的。又如有的夫妇一方或双方生殖系统的功能需要诊治，也不妨等完全康复后再生育。这样做也可以视为另一种意义的最佳生育年龄的选择。总之，适当的生育年龄靠夫妻双方灵活掌握。但早和晚大致要有个参考标准为好。

最佳的受孕季节

如果选择3~4月份怀孕，此时正是春暖花开的季节，气候温和适宜。准妈妈的饮食起居易于调适，这样可以使胎儿在最初阶段有一个安定的发育环境，能够防止畸形胎的产生。

另外，日照充足是春季怀孕的又一个好处。准妈妈皮肤里的7-脱氢胆固醇在紫外线的照射下能变成维生素D，可以促进对钙、磷的吸收，有利于胎儿骨骼的生长和发育。另外，太阳光照射到皮肤上，能促进人体的血液循环，还能起到杀菌消毒的作用，对准妈妈的身体健康也大有益处。

9~10月份怀孕，秋高气爽，气候温暖舒适，睡眠、食欲不受影响，而且秋季水果较多，对准妈妈营养补充和胎儿大脑发育十分有利。预产期又是春末夏初，气候温和，有利于产后新妈妈的身体康复和促进乳汁的分泌。春夏之交有良好的光照条件，有利于新生儿生长发育。另外进入冬季，婴儿逐渐长大，可避开肠道传染病等多种疾病的流行高峰期。

最佳的受孕时间

排卵期当天及前5天是受孕最佳时间，此时受孕概率比较高。需要注意的是，性交次数过疏或过频都不利于受孕。性生活间隔过短，精液稀薄精子量少，不利于受孕，通常要在排卵期前节欲3~5天，以保证足够数量的高质量的精子受精。性生活时间应尽量在最接近排卵日的时间。排卵之前过早性生活，精子在生殖道里停留时间过长；排卵后过迟性生活，使卵子等待时间过久。这两种情况都会影响精子和卵子的质量，且不易受孕。

受孕与遗传

血型与遗传的关系

人的血型分为A型、B型、O型和AB型4种。A型人的红细胞上有A抗原，B型者有B抗原，O型者无抗原，AB型者有A抗原和B抗原。

如果母子血型不合，可使母体产生抗体，致使胎儿及新生儿发生溶血症。准妈妈检测血型，不仅可以推出宝宝可能是什么血型，还可以避免溶血症，这也是检测血型的目的。

父母血型	子女可能血型	子女不可能血型
A*A	A，O	B，AB
A*O	A，O	B，AB
A*B	A，B，AB，O	
A*AB	A，B，AB	O
B*B	B，O	A，AB
B*O	B，O	A，AB
B*AB	A，B，AB	O
AB*O	A，B	AB，O
AB*AB	A，B，AB	O
O*O	O	A，B，AB

半数以上概率的遗传

肥胖

体型属于多基因遗传。据统计，爸妈均瘦，宝宝也多为瘦型，仅有7%会胖；爸妈之一肥胖，宝宝有40%肥胖；爸妈都肥胖，宝宝有80%肥胖。肥胖的人往往有家族史，但环境因素对体型的影响也很大，出生后的生活条件、营养情况、运动情况、工作性质等因素均对体型有作用。

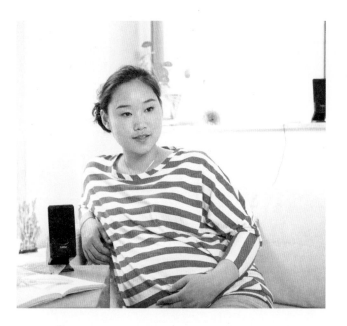

智力

一般来说，智力受遗传的影响是十分明显的，有人认为智力的遗传因素约占60%。

一般来说，父母智商高，孩子智商往往也高；父母智力平常，孩子智力也一般；父母智力有缺陷，孩子有可能智力发育不全。

这种遗传因素还表现在血缘关系上，父母同是本地人，孩子平均智商为102；而隔省结婚的父母所生的孩子智商达109；如果父母是表亲，低智商的孩子明显增加。

但是，不可否认，智力虽然受遗传影响，而后天的环境对智力也有极大的影响。后天教育、训练以及营养等起决定作用。音乐世家对孩子自幼有熏陶作用，但将一个音乐世家的子弟放到一个完全没有音乐的环境中去，那么这孩子也难以成为音乐家。

鼻子

一般来说，鼻子大、高而宽呈显性遗传。双亲中有一个是鼻梁挺直的，遗传给孩子的可能性就很大。另外，鼻子的遗传基因会一直持续到成人阶段。小时候呈矮鼻梁的孩子，长到成人时期，还有变成为高鼻梁的可能。

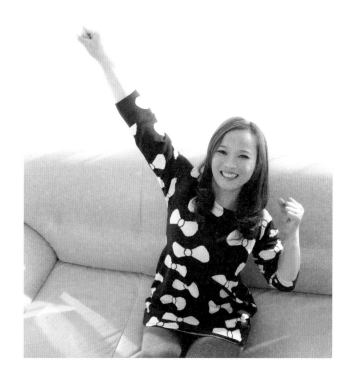

青春痘

这个让少男少女耿耿于怀的容颜症，也与遗传有关。因为父母双方若有过青春痘，子女们有青春痘的概率将比无家族史者高出20倍。

身高

身高属于多基因遗传，决定身高的因素35%来自爸爸，35%来自妈妈，其余30%则与营养和运动有关。

接近百分之百的遗传

肤色

肤色在遗传时往往让人别无选择，它总是遵循"相乘后再平均"的自然法则，给你打着父母"中和"色的烙印。比如，父母皮肤较黑，绝不会有白嫩肌肤的子女；若一方白、一方黑，那么，在胚胎时"平均"后便给子女一个不白不黑的"中性"肤色。

双眼皮

眼睛的形状遗传自父母，大眼睛相对小眼睛而言是显性遗传，只要父母双方有一个是大眼睛，生大眼睛孩子的可能性就会大一些。一般来说，单眼皮与双眼皮的男女结婚，孩子极有可能是双眼皮。但如果父母双方都是单眼皮，在一般情况下，孩子也会是单眼皮。

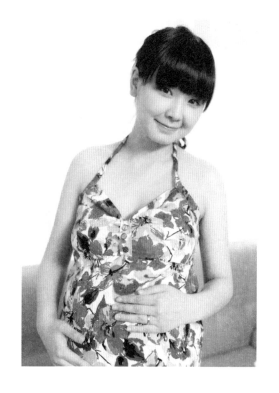

耳朵

耳朵的形状也是遗传的。大耳朵是显性遗传，小耳朵则为隐性遗传。父母中只要有一方为大耳朵，孩子就极有可能也是一对大耳朵。

秃顶

秃顶是遗传的，而且在男性身上为显性遗传，在女性身上为隐性遗传。
如果爸爸是秃顶，外祖父也是秃顶，男孩秃顶的发生率大概是100%；如果爸爸不是秃顶，外祖父是秃顶，男孩有25%的可能；如果爸爸不是秃顶，外祖父满头浓发，那孩子秃顶的可能性几乎为零。

做一个周全的孕前计划

既然准备要宝宝了，就要做一些孕前准备，要进行孕前检查，要及时补充营养，要注意生活中的很多细节等，所以最好做一个周全的孕前计划，想要一个健康聪明的宝宝可不是一件简单的事情哦！

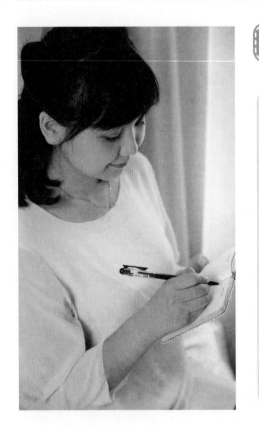

做好心理准备

从少女到妻子，从为人子到为人母，所有的变化都是女性一生中所要经历的过程。每个成年女性都渴望有一个健康活泼的小宝宝，但是孕育小生命是一个漫长而又艰辛的过程，需要慎之又慎。从准备怀孕起，未来的妈妈们便将开始经历生命中最大的变化。

为了更好地适应这一变化，孕前良好的心理准备是准妈妈必须注意的关键问题。一手摸着骄傲的大肚子，另一只手被关爱的丈夫搀扶着，可这只是温馨的一面，面对漫长的10个月，准妈妈需要的更是耐心和毅力。想当母亲是每一位女性内心世界所渴望的正常心理需求，但光有愿望不行，在心理上也应做好相应的准备，这种准备有时比其他准备显得更重要。

认识责任与义务

怀孕的妻子与往日相比更需要丈夫的理解与体贴，尤其平时妻子可以做的体力劳动，在孕期大部分都落到了丈夫的肩上；孩子出生后，夫妻双方对孩子的义务与对家庭的义务都在随着时间的推移而增加。

平静心情

怀孕会使女人在体形、情绪、饮食、生活习惯、对丈夫的依赖性等诸多方面发生明显的变化，不要过于担心，这些都是正常的，几乎所有的准妈妈都会出现这样的现象，所有这一切都是生育一个健康小宝宝必经的历程。但是准妈妈的心情好坏，会直接影响宝宝的发育状况，这是就需要准妈妈调整好自己的心态，所有想当妈妈的人都应以平和自然的心境来迎接怀孕和分娩的到来。

26

学习怀孕知识

了解如何才能怀孕及妊娠过程出现的某些生理现象，如早期的怀孕反应、中期的胎动、晚期的水肿、腰腿痛等，一旦有这些生理现象的出现，就能够正确对待，泰然处之，避免不必要的紧张和恐慌。怀孕期间，母体为了适应胎儿生长发育的需要，全身各系统都会发生程度不同的生理改变，其中精神与神经系统的正常调节规律易失衡被破坏，由此而出现兴奋与抑制间的不协调，了解这些知识就更为必要。

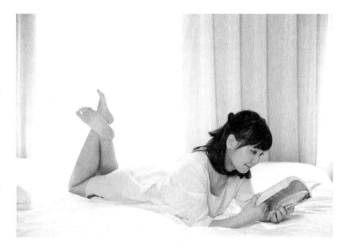

接受变化

小生命的诞生会使夫妻双方的二人世界从此变为三人世界，孩子不仅要占据父母的生活空间，而且要占据夫妻各自在对方心中的空间。这种心理空间的变化往往为年轻的夫妇所忽视，从而感到难以适应。

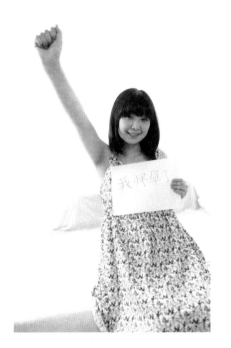

拉拢婆婆

你的妈妈会对你付出无私的爱，也许还会搬过来跟你同住来帮你度过这段"艰苦岁月"。但如果远水解不了近渴，不要忘了，在你旁边还有亲爱的婆婆。

婆婆毕竟是过来人，养育了你亲爱的丈夫。不妨把你的担心和苦恼告诉她吧，即使以前有些芥蒂也会在你们真诚的交流中消除，这样不但解除了你的担忧，还会增进婆媳之间的关系。

请教同事

亲朋好友聚少离多，同事关系在人们日常工作和生活中的地位日益重要起来，和睦相处形成一个和谐一致心情舒畅的工作环境是非常重要的。特别是对于怀孕后还要坚持工作的职业女性，告诉她们你真实的怀孕状况，她们也会乐于给你方便，在工作中寻求最大的便利。

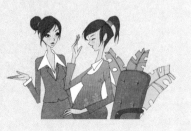

依靠闺密

你最重要的时刻怎么少得了闺密的支持！一些与准爸爸都不可能说的情况，可以和闺密细细说来，一起去寻求解决的办法。还可以一起制订合理的健身计划，参加有益健康的运动。即使只是在一起喝喝茶、散散步，也能减轻你的心理压力。

🌸 提前补充叶酸

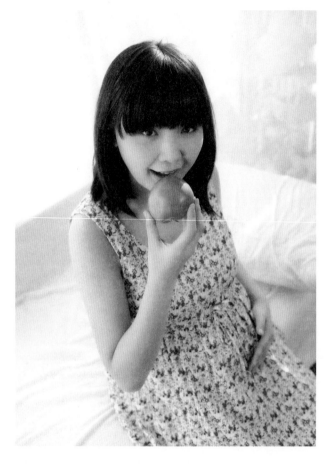

为什么要补充叶酸

　　叶酸是B族维生素中的一种，对细胞的分裂、生长及核酸、氨基酸、蛋白质的合成起着重要作用，是胎儿生长发育中不可缺少的营养素。孕前和怀孕早期，每天补充0.4毫克叶酸，胎儿发生兔唇和腭裂的危险可降低25%～50%，有可能避免35.5%的先天性心脏病患儿出世，故孕前及孕早期应注意补充叶酸。

补充叶酸需要吃什么

　　蔬菜中，菠菜、生菜、芦笋、油菜、小白菜、花椰菜、甘蓝、油麦菜等；谷类食物中，如全麦面包、麦芽等；水果中，香蕉、草莓、橙子、橘子等都富含叶酸。此外，动物的肝脏中也富含叶酸。

叶酸不能与什么同服

　　叶酸的吸收很容易受到一些药物的影响，如一般的制酸剂胃药、阿司匹林、酒精都会影响叶酸的吸收。尤其是酒精，计划怀孕及怀孕中的女性最好远离酒精。

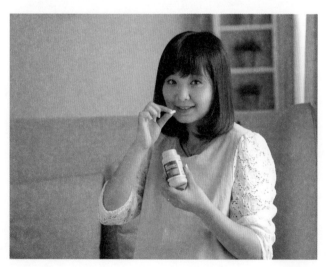

提前半年停止避孕

当夫妻双方决定怀孕后，之前的一切避孕方式当然要抛弃了，而且如果曾经使用药物避孕的话，还要留给身体足够的时间来代谢，把这些药物排出体外。另外，如果有可能的话，尽量停用一切不必要的药物，以免药物中含的致畸成分影响受孕。让妻子的身体恢复到最佳状态，让宝宝变得更健康。

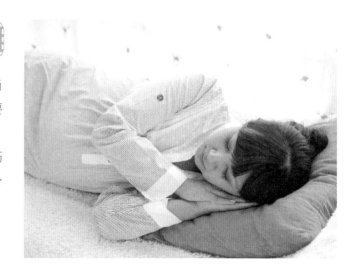

要谨慎用药

一般情况下，女性在怀孕时使用药物都应该很慎重，但孕前就不那么重视了。在准备怀孕后准妈妈要避免使用吗啡、氯丙嗪、红霉素、利福平、阿司匹林、环丙沙星、酮康唑等药物，以免影响卵子的受精能力。激素、某些抗生素、止吐药、抗癌药、安眠药等，都会对生殖细胞产生一定程度的影响。

在计划怀孕期内需要自行服药的女性，应避免服用药物标识上有"孕妇禁忌"字样的药物。有长期服药史的女性一定要咨询医生，明确安全停药的期限，才能确定安全受孕的时间。

谨慎用药不仅仅针对准妈妈，准爸爸也要严格遵守。其实，很多药物包括避孕药，均会影响精子的生存质量，甚至

会引起精子的畸形；睾丸中含有药物的精液可通过性生活排入阴道，经阴道黏膜吸收后进入女性血液循环，从而影响受精卵，产生低体重儿及畸形儿。其他影响男性精子质量的药物有抗组胺药、抗癌药、咖啡因、吗啡、类固醇、利尿药、壮阳药物等，这些药物不仅可致新生儿缺陷，还可导致婴儿发育迟缓、行为异常等。

提前6个月停用避孕药

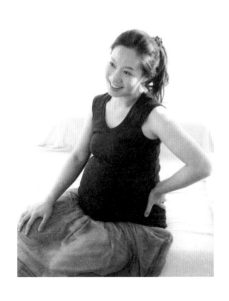

准妈妈要提前6个月停服避孕药。那是因为在停药的前几个月，卵巢的分泌功能尚未恢复正常，子宫内膜也相对薄弱，不能给受精卵提供良好的孕床。因此，至少应提前6个月停药，以代谢体内残留的药物，恢复卵巢功能和子宫内膜的周期。对避孕栓、避孕药膜等化学药物，在有了明确的怀孕计划后，一定要停止使用这种方式，以免残留的化学药物危害精子的健康。准妈妈在孕前的准备阶段，不妨选择避孕套、阴道隔膜这些不会损害精子和卵子的质量，并且可靠性也很高的避孕方式作为过渡，选择最优的卵子来孕育自己的宝宝。

女性孕前检查

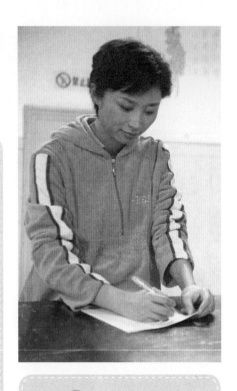

询问病史

在第一次孕前检查的时候，医生会常规性地对你的整个身体情况和家庭情况进行详细地询问，如："你的月经规律吗，最近的一次是什么时候来的？""以前做过流产手术吗，有过流产史吗？"医生需要了解你的月经史，以前有没有过人工流产或自然流产，有没有分娩过畸形儿或者有遗传疾病的新生儿，以前有过哪些病，家属得过哪些病，准备怀孕期间是否接触过有害物质以及婚姻史和家族史的情况等。千万不要因为医生的这些问题涉及隐私，或者感到不好意思而拒绝回答，或提供错误的答案。了解真实正确的情况是医生做出正确诊断的重要前提。

身高测量

身高测量很简单，你也可以在家里自己测量，到达医院后告诉医生就可以了。在整个孕前和孕期检查中，身高一般只测一次。医生将通过身高和体重的比例来估算你的体重是否合适，是否存在体重过重或过轻的问题，以及估算出你骨盆的大小。

心率测量

正常人的心率通常在60~100次/分，心跳有力，每次心跳的间隔时间相同，超过100次/分称为心动过速，低于60次/分称为心动过缓。

体温测量

标准温度：36~37℃。

门诊检查前，可以在家里测量好体温再到医院就诊，这样可以减少门诊的等待时间。测量体温有三种不同的方法，分别为肛温法、口温法、腋温法，目前应用最为广泛的是腋温法。

体重测量

体重是孕前检查的必测项目。因为怀孕时体重总是有或多或少的增加，所以在体重发生改变前记录下最初的体重值，有助于医生了解准妈妈体重的增长情况，为日后进行比较做准备。

血压测量

标准值：不应超过140/90mmHg。

血压也是每次检查的必测项目，测量血压的目的是为了留下基础值，用来和怀孕后进行比较。有些女性虽然没有表现出症状，但是血压处于不正常的范围中，也就是我们平日所说的高血压。这部分女性若在准备妊娠前能够得到诊断，并进行治疗，有助于其更安全地度过孕期。

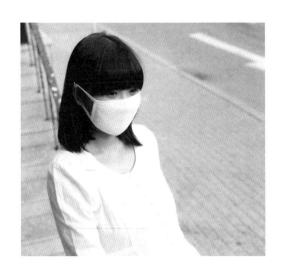

口腔检查

如果牙齿没有其他问题，只需洁牙就可以了，如果牙齿损坏严重，就必须拔牙。孕妇怀孕时雌性激素增加，免疫力降低，牙菌斑菌落生态改变，从而促使牙周组织对牙菌斑感染的局部刺激反应加重，出现牙龈炎症等牙病。不注意口腔卫生及原来有牙龈炎的孕妇更容易发生牙周问题。因此在怀孕前女性应进行口腔检查，去除牙菌斑，消除牙龈炎症，避免孕期牙病治疗药物对胎儿的影响。

妇科检查

妇科检查包括促卵泡激素、黄体生成素等6个项目，月经不调的女性需要检测。如果准妈妈患有卵巢肿瘤，即使为良性，也会给孕育带来危险。因为怀孕后子宫不断增大，会影响对肿瘤的观察，甚至带来流产、早产的遗憾。

生殖系统

生殖系统检查至关重要，它直接影响着卵子和精子的结合，以及受精卵的着床。通过白带常规筛查滴虫、真菌、支原体、衣原体感染、阴道炎症，以及淋病、梅毒等性传播疾病。如发现患有性传播疾病，最好先彻底治疗，然后再怀孕。

血糖检查

孕前还要进行血糖检查，如果有高血糖的倾向应及时治疗，孕期吸收的营养会很多，如果人体血糖调节异常就会出现糖尿病的现象，这对孕妇和胎儿是非常危险的，容易导致流产、死产或畸形儿的发生。

男性育前检查

染色体异常

孕前检查除了要排除有遗传病家族史，比如自己的直系、旁系亲属中，有没有人出现过习惯性流产的现象，或是生过畸形儿，根据这些状况判断染色体是否出现平衡异位，以减少生出不正常宝宝的可能性。必要时准爸爸最好跟妻子一起进行染色体异常检测，排除遗传病隐患。

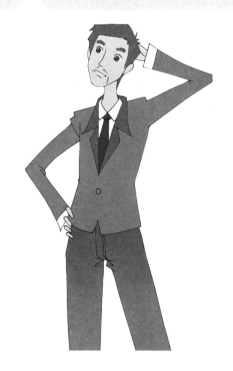

肝功能检查

虽然肝功能不全是否能够通过精子传染，现在还没有定论，但极容易传染给朝夕相处的爱妻，甚至通过母体传染给宝宝。为了保险起见，做一个全面的肝功能检查也是准爸爸的职责所在。

生殖系统

泌尿生殖系统的健康对宝宝也很重要，这项检查是孕前体检必不可少的。生殖系统是否健全是孕育宝宝的前提，除了排除生殖系统不健全因素外，还要考虑传染病，特别是梅毒、艾滋病等，虽然这些病的病毒对精子的影响现在还不明确，但是这些病毒可能通过爸爸传给妈妈，再传给肚子里的宝宝，使宝宝出现先天性的缺陷。

精液检查

健康宝宝是健康的精子和卵子结合的结晶，因此准爸爸孕前检查最重要的就是精液检查。3～5天不同房是进行精液检查的最佳时机，通过检查，你可以获知自己精子的状况。

如果精子的活力不够，就应从营养上补充；如果精子过少，则要反省一下自己的不良习惯，戒掉烟酒、不穿过紧的内裤等；如果是无精症，则要分析原因，决定是否采用现代的助孕技术。

掌握正确的排卵期

计划怀孕时，准妈妈掌握自己的准确排卵日期是至关重要的。如果在排卵日前5天至排卵日期间同房，那么受孕的概率最高，准父母就可以做好迎接新生命的准备了。

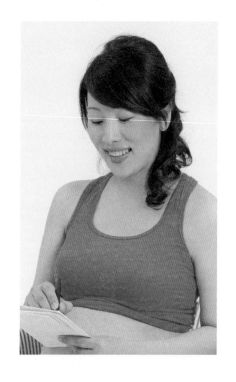

数字推算法

如果你是月经周期非常规律的女性，就可以用数字法推算自己的排卵周期。从月经来潮的第一天算起，下次月经来潮的14±2天就是排卵期。例如，你的月经周期为28天，如果这次月经来潮的第一天是在8月1日，那么下一次就应该是8月29日，那么这个月的13、14、15、16、17日中间任何一天都可能是排卵日。不过，由于女性的月经周期有时会随外界因素而变化，或者你本身月经就不规律，这种方法常常显得不够准确。

排卵试纸测定法

女性尿液中的促黄体生成素会在排卵前24小时左右出现高峰值，而排卵试纸，就是通过测定这种峰值水平来确定排卵日期，准妈妈不妨去买张排卵试纸来测定自己的排卵期！

在早上10点到晚上8点之间的任何时间，准妈妈取自己的适量尿液滴在试纸指定的位置，静静等待几分钟后就能得到结果了。如果试纸显示的是阳性，说明你会在24～48小时之内进入排卵期；如果显现的是阴性，说明排卵期还需要一些时间，不用着急，耐心等待第二天再测就好。

基础体温测定法

这是最常用且效果比较明显的方法。女性的体温会随着月经周期发生微妙的变化。在没有发生饮食、运动、情感波动等改变体温的行为的前提下测量的体温就是基础体温。

女性的体温变化是比较细微的，因此准妈妈需先到药房购买女性专用的基础体温计，它的刻度细，能测量出较精密的体温。睡前把基础体温计放

在枕边随手可以拿到的地方，早上睡醒睁开眼睛，在还没有换衣服，也没有离开床上厕所之前，将体温计放在舌头下，闭紧嘴巴，测量3～5分钟，并记录在基础体温表上。每天在固定时间测量，以免在时间差内体温升高，使测量记录失去意义。坚持做1个月后，就可以绘制以28天月经周期为基准的基础体温表了。

你将发现，低温期持续14天后，在排卵期的体温会升高0.3～0.5℃，即将进入14天的高温期。

如果没有怀孕，基础体温将迅速下滑；如果已经开始怀孕，将会出现停经现象，高温期将会延续至妊娠第4个月。如果低温期持续时间很长，则有可能还没有排卵，应及早向医生咨询。

掌握受孕诀窍

在享受性生活的同时，准爸爸掌握适当的诀窍，也能提高受孕的概率。

保持爱的愉悦

受孕时的心理状态与优生有着密切关系。当人体处于良好的精神状态时，精子和卵子的质量也高。性生活时没有忧郁和烦恼，夫妻双方精神愉快，心情舒畅，此时受精，易于着床受孕，胎儿的素质也好。做丈夫的要重视妻子的感受并使妻子达到性高潮，这对于得到一个健康聪明的宝宝至关重要。

性生活后不宜马上洗澡

性生活后，准妈妈可能会想马上洗澡，但是如果想提高受孕概率，还是不要马上洗澡，应该在床上多休息一会儿，不要站立或行走，这样不仅可以防止精液外流，还可以借助地球引力的力量帮助精子游动，加大受孕概率。

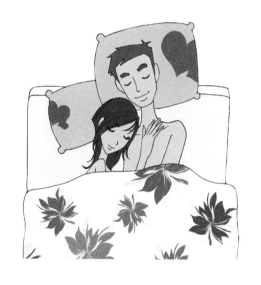

传承传统体位

现在男女生活追求变式，连最私密的性爱也不例外。其实在讲究刺激享受的同时，秉承传统的男上女下的姿势，对怀上健康的宝宝更有利。科学证明，性生活时男上女下姿势对受孕最为有利。这种姿势使阴茎插入最深，因此能使精子比较接近子宫颈。要加强效果，女性可以用枕头把臀部抬高，使子宫颈可以最大限度地接触精子。

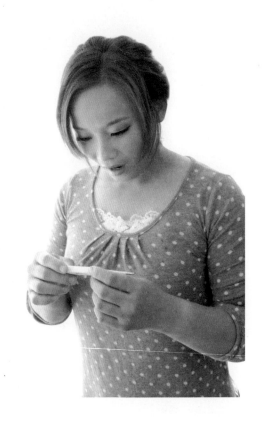

基础体温判断法

基础体温是指经过较长时间睡眠（8小时以上）清醒后，在尚未进行任何活动之前，所测得的体温。正常生育年龄女性的基础体温，是随月经周期而变化的。排卵后的基础体温要比排卵前略高，上升0.4℃左右，并且持续12～14天，直至月经前1～2天或月经到来的第一天才下降。月经期过了，怀疑受孕的可以测量基础体温。夜晚临睡前，将体温计的水银柱甩低于35℃，为避免起床活动，放于随手可取之处。次日清晨醒后，在未开口说话、未起床活动前，立即取体温计测口腔体温5分钟，连续测试3～4天，即可判断是否已经怀孕。

妇科检查判断法

孕期，生殖系统尤其是子宫的变化非常明显。但是，月经刚过几天时进行妇科检查，意义不大。这是因为，由怀孕引起的生殖器官变化，大多在怀孕6周后才开始显现。如果检查发现阴道壁和子宫颈充血、变软、呈紫蓝色；子宫颈和子宫体交界处软化明显，以致两者好像脱离开来一样；子宫变软、增大、前后径增宽而变为球形，并且触摸子宫引起收缩，则可断定已经怀孕。

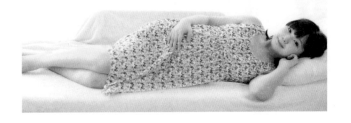

黄体酮试验判断法

如果体内孕激素突然消失，就会引起子宫出血。对于以前月经有规律，而此次月经过期，疑为早孕的女性，可以用黄体酮试验辅助诊断早孕。给受试者每日肌内注射黄体酮（即孕激素）10～20毫克，连用3～5日。如果停药后7天内不见阴道流血，则试验阳性，基本上可以确定怀孕。

血、尿液检查判断法

是指检测母体血液或尿液中有无绒毛膜促性腺激素。如果有，说明体内存在胚胎绒毛滋养层细胞，即可确定怀孕。

B超检查判断法

若受孕5周时，用B型超声显像仪检查。显像屏可见怀孕囊，孕6周时出现胎心搏动。

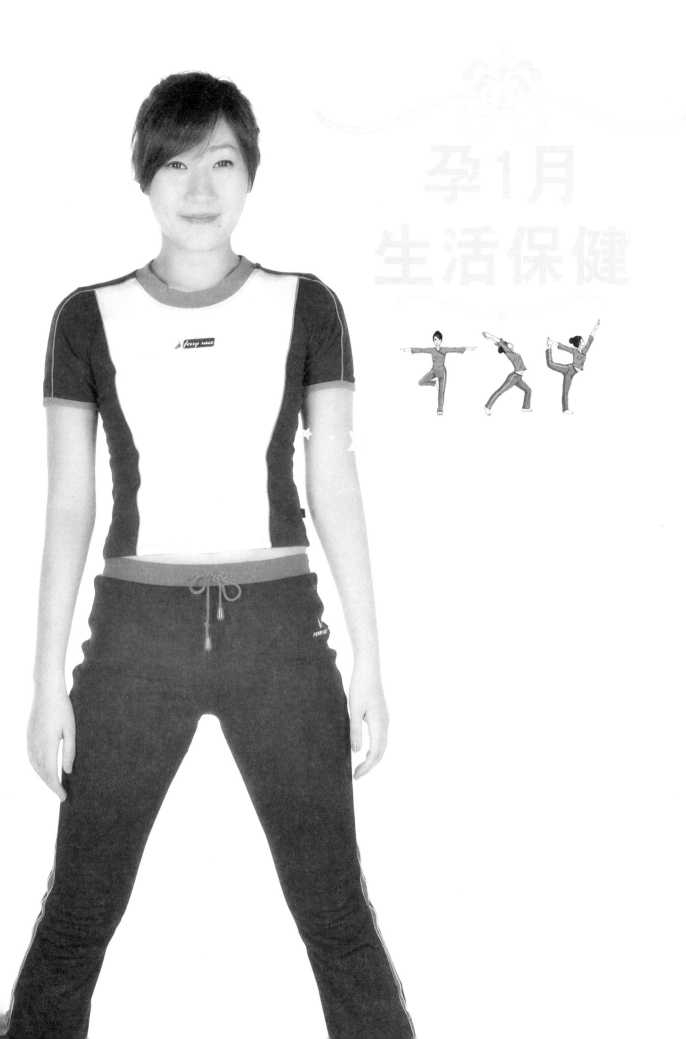

孕1月
生活保健

妈妈 宝宝的变化

怀孕第1个月的时候，大多数的准妈妈还不知道自己体内已经有了一个新生命，这阶段并无明显的妊娠反应，所以准妈妈也不会太在意。但孕早期的三个月，对胎宝宝而言，是一个非常重要的阶段。

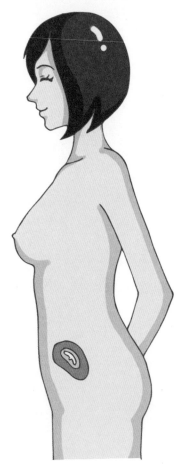

妈妈身体的变化

计算怀孕时间，如果是28天月经周期的话，应从最后一次月经开始日算起。刚刚受孕时腹中还没有胎儿。怀孕真正开始于受精卵在子宫内膜受孕的第三周左右。怀孕第1个月身体是没有明显变化的。

第2周

在怀孕第2周，孕妈妈往往还不知道自己已经怀孕了。女性的子宫每个月都有月经周期为受孕做准备，月经来潮的第一天就是月经周期的第一天。由于排卵通常发生在月经周期的第14天，所以如果两周后月经没有按时来，说明你已经怀孕二周。

第3周

到了这周，孕妈妈才算是真正怀孕，此时，受精卵已经进入子宫并且开始发育。受精卵在转移到子宫的过程中，有时会有轻微的流血现象，这是属于正常的现象。

第4周

也许孕妈妈并没有感到与平时有什么不同，但此时受精卵已经悄然在子宫里着床了。现在孕妈妈的子宫内膜受到卵巢分泌激素的影响，变得肥厚松软，血管轻轻扩张，水分充足。受精卵不断地分裂，移入子宫腔后，形成一个实心细胞团，称为"桑胚体"，这时的受精卵叫"胚泡"。当胚泡外的透明带消失后，它会与子宫内膜接触，并深埋于子宫内膜里，这就是"着床"。

第1周

这时的孕妈妈，身体没有发生任何变化。一个成熟的卵子从卵巢中排出，开始朝着子宫出发。

宝宝的发育

第1周

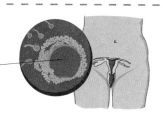

卵子

一枚卵子率先发育成熟，在输卵管内等待着精子的到来。

在本周，有1个卵子在妈妈的卵巢内率先成熟，它迈着缓慢的步伐迎接着属于自己的另一半。

第2周

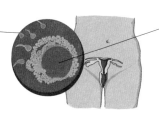

精子

男子一次射精能排出高达2亿个左右精子，但是这些精子中的大部分会在女性阴道的酸性环境中失去活力而死亡，经过重重险阻，最后仅有1~2个精子能有幸与卵子结合。

卵子

成熟的卵子在输卵管里等待精子，卵子在输卵管中的寿命为12~36个小时。

第3周

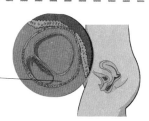

受精卵

一个精子率先与卵子结合，形成受精卵。

在那场翻云覆雨的亲密接触中，一个健硕又幸运的精子冲破重重关口，率先与卵子结合了，于是一颗种子悄悄萌芽，这颗种子就是受精卵。

第4周

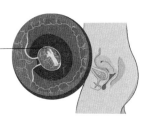

受精卵

受精卵不断地分裂，变成球形细胞团，它沿着输卵管进入子宫腔，开始"着床"。

这枚承载着无数爱与期待的受精卵以飞快的速度加剧分裂着，它变成了一个球形细胞团，沿着输卵管游进子宫腔内，并深深地植埋于子宫内膜里，这一过程就是"着床"。这一伟大使命要等到下一周才能完成。这时受精卵的长度只有2.5毫米，肉眼几乎看不见它。

生活指导

怀孕了，作为准妈妈的你就要开始在生活的各个方面加以小心了，饮食也应格外讲究一些，那么到底哪些该做哪些不该做呢？你心里一定要有个谱。

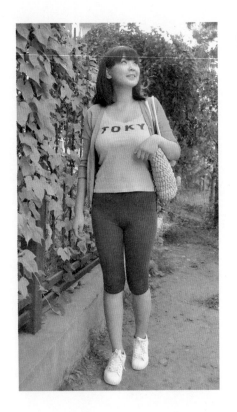

🌼 准妈妈的生活起居

出行安全

计划怀孕后，准妈妈就要注意自己的出行安全了。如果你还在上班，很幸运地公司离家很近，就少了很多烦恼，可以坚持每天步行上下班，既锻炼了身体，又不会影响工作。如果离家很远，你就要想办法使自己更加安全、更加便利地上下班，保证母子出行安全。

如果公司到家的路程实在太远，不如考虑在公司附近租房子吧，这样就可以把路上的时间争取为休息时间。或者征求住在自己家旁边的、热心的有车同事，搭个顺风车，你友情赞助油钱，互惠互利，大家都开心。

生活规律

准妈妈应该保持有规律的生活起居，不能因为出现嗜睡、疲劳现象，就终日躺在床上。睡眠时间可以比平时延长1~2小时，早睡早起。有条件可以午睡，午睡的时间约1小时为宜，时间太长，会导致晚上不易入睡，扰乱生活规律。

预防放射线危害

禁止做X线检查、CT检查，避免长时间计算机操作以及看电视。

坚持口服叶酸片（从怀孕前的1个月至妊娠后3个月）每天0.4毫克，以防胎儿神经管畸形。

准妈妈要随时称体重

准妈妈的体重变化对胎儿的影响很大。有资料表明，准妈妈体重增加10.9～12.3千克者，围生儿死亡率很低；体重增加超过12.3千克者，围生儿难产率增加。所以，准妈妈要合理地控制和调整体重。

在妊娠期间，准妈妈要多摄取高热量、动物高蛋白营养物质。妊娠末期，因母体组织间液体存贮量增多，表现为体表可凹性水肿（显性水肿），或仅表现为体重增加（隐性水肿）。怀孕晚期准妈妈体重一般每周增长不应超过0.5千克，体重增长过多过快，大多因体内液体潴留过多所致。严重水肿常常是妊娠高血压疾病、低蛋白血症的初期表现，所以，准妈妈要随时注意自己体重变化情况。

不要洗热水浴

因为在怀孕的最初几周内，处于发育中的胎儿中枢神经系统特别容易受到热的伤害。如果洗热水浴或做蒸汽浴都可妨碍胎儿的大脑细胞组织生长。有调查显示：凡妊娠早期（2个月内），洗热水浴或蒸汽浴者，所生婴儿的神经管缺陷（如无脑儿、脊柱裂）比未洗热水浴或蒸汽浴者大约高3倍。水温在35℃左右最佳。

怀孕后的早孕反应有哪些

停经

停经是怀孕的第一信号。所有的有性生活的女性都应该记住自己的月经日期，可用日历做记号。

一般来说，如果月经过了1周，就应该怀疑是否怀孕，到医院做尿液检查以确定是否怀孕。如果过期1个月，医生大致能查出怀孕征象，怀孕就比较容易肯定了。

有极少数女性，虽然已经怀孕了，但是在该来月经的时候，仍然行经一两次，不过，来的经血比平常要少，日期也短些，这在中医上称为"漏经"，真正原因尚不十分清楚。

乳房出现变化

在停经之后，乳房发胀、痛，而且逐渐增大，乳头感到刺痛，乳晕变大，并出现褐色结节，乳房皮下可见静脉扩张。这种乳房发胀不会伴有发热，也不会有其他异常现象，仅仅是一种正常的生理反应。

小便增多

怀孕初期，许多准妈妈有尿频的情况，有的每小时一次，这是增大的子宫压迫膀胱引起的。在怀孕3个月后，子宫长大并超出骨盆，症状会自然消失。这种尿频，没有尿痛、尿急的感觉，更没有疼痛的症状，与尿路感染有本质的区别。并且怀孕后的小便增多，并不是非常明显。

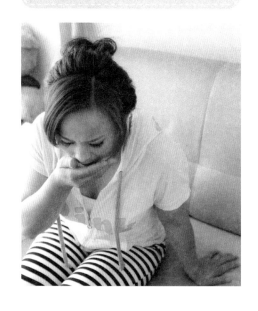

发生倦怠嗜睡

总是精力充沛的你，是否突然感觉疲惫不堪？黄体酮的大量分泌，会让你觉得筋疲力尽。几乎所有怀孕的女性都深受这种症状之苦，你可以再观察其他的症状，以确定你的怀疑。

基础体温升高

正常情况下，育龄女性的基础体温是月经自来潮到中期（下次月经前2周）低体温、之后高体温（比前段体温升高0.4℃左右）的典型双向型体温，如果后段时间的体温一直处于高温，并超过21天月经仍不来潮，则属于早孕。这是衡量怀孕与否的重要标志。假若体温高低不平，而且悬殊较大，胎儿往往发生危险，多属于黄体功能障碍，必须及时治疗。

恶心呕吐

一般发生在停经40天左右，大部分准妈妈都会出现恶心呕吐，尤其是在早晨空腹时更为明显。多数人会有食欲不振、消化不良等症状，轻的感觉厌油腻，重的表现为厌食。

有些准妈妈还会突然特别厌恶某种气味，甚至觉得不可忍受；有些则表现出对某种食物的特别偏爱，如喜欢酸、辣的食物等；也有的准妈妈在某一时期特别想吃某种食物，但真正吃到，又可能不想吃了。

如何克服早孕反应

许多女性在怀孕期间都会发生或多或少、程度不同的早孕反应，并出现诸多病理性或生理性的常见症状。其中大部分属于正常现象，适当休息、调节饮食或少量用药、分娩过后便可症状减轻乃至消失，但有些异常的反应，如不及时诊治，可能会危及母婴健康。面对痛苦的早孕反应，应如何消除或者缓解呢？

恶心呕吐吃不下

日常饮食可采用少食多餐的办法，吃了吐，吐了还要吃。注意多吃一些对胎儿发育特别是胎儿大脑发育有益的食物，如蛋、鱼、肉、牛奶、动物肝脏、豆制品、海带、牡蛎以及蔬菜、水果等，以确保蛋白质、维生素、无机盐等各种营养素的充分摄入。食物清淡，尽量不吃太咸、过于油腻或有特殊气味的食物；饼干、面包以及苏打饼等食物可降低孕吐的不适程度。吃完点心后，1个小时左右再喝水。

有些准妈妈对特定食物的气味相当敏感，一闻到便有想吐的感觉。所以，对那些食物最好就敬而远之，不要有所接触，例如：油烟、鱼腥味等。

四肢无力易疲倦

疲倦感的产生，主要由于体内黄体酮水平增高，而黄体酮恰恰有镇静的作用。另外，怀孕早期新陈代谢速度加快，这样就可能感到非常疲惫，有时甚至控制不住自己，想要马上睡觉。这时要少吃或不吃冰冷、不易消化的食物；适当减少运动量和工作量，怀孕初期应该充分休息；多补充电解质可减轻头晕及四肢无力的症状。

失眠

增大的子宫使准妈妈翻身困难，睡觉容易疲劳。另外，害怕分娩带来的痛苦而过于紧张和恐惧等都是失眠的原因。准妈妈可以白天进行适当的锻炼，睡前散散步、听听音乐，用温热水洗脚，睡前喝杯牛奶等，学会调整好睡眠，切记不要滥用镇静剂和其他药物，以免影响胎儿智力、身体发育。每天晚上10点钟左右，用温热水浸泡双足，促进入睡，逐渐建立身体生物钟的正常节奏。

胸口灼烧感

妊娠早期的准妈妈出现胃灼热感是一种常见的生理现象，约半数准妈妈会发生，一般至妊娠20周后症状逐渐消失，个别准妈妈可在妊娠晚期才出现，一直持续到临产前。在妊娠早期出现胃灼热感，一般不需治疗，只要饮食上注意少食多餐，吃易消化的高纤维食物，少吃甜食及高脂肪食物，并适当进行户外活动，保持精神上的轻松愉快，症状明显时喝杯牛奶或吃点食物，则多可使胃灼热感减轻或消失。

推算预产期

如果是28天型的月经周期，通常是从怀孕前末次月经第一天开始算，满280天（满40周）的日期作为预产期。

月数	第1月	第2月	第3月	第4月	第5月	第6月	第7月	第8月	第9月	第10月
周数	1 2 3 4	5 6 7 8	9 10 11 12	13 14 15 16	17 18 19 20	21 22 23 24	25 26 27 28	29 30 31 32	33 34 35 36	37 38 39 40 41 42
	流产 可进行人工流产					早产 胎儿能够在母亲体外存活的期间			正常 产期	
	末次月经 开始的第1天					体重约 500克	体重约 1 000克		预产期 （第280天）	

准妈妈怀孕期间慎用药

准妈妈怀孕期间最担心的事情就是自己生病，因为母体是胎儿最有利的保护，一旦母体有了问题，身体的各项机能都会明显滞后，这样往往由于营养物质供给不足，影响到腹中胎儿的正常发育。特别是怀孕期间的用药问题，一定要遵照医生的嘱咐进行，这样才能做到万无一失。

只有医生的指示才是唯一可以相信的

许多准妈妈认为用药只要看看说明书就可以了，但并不是所有的说明书都具有百分之百的可信度，况且有些专业的医学术语准妈妈也未必能够知晓，因此与其盲目相信药品的说明书，不如老老实实听从医生的指示。此外，有些药物是准妈妈怀孕之前医生开给自己的，但是怀孕后情况发生了变化，没有医生的指示同样不能使用，此时积极征求医生的建议才是最明智的做法。

遵照医生的嘱咐定量服用

就像高楼不是一天建成的一样，病情也有自己的好转周期，药物对病情的缓解作用需要时间，并不是吃很多药或者每天不停地吃药就必然对病情有帮助。如果准妈妈一意孤行，不仅对自己的身体非常不利，对腹中的胎儿更是没有半点好处。

饮食营养

确定怀孕后，准妈妈更需摄入多种充足的营养素，来确保胎儿生长发育和准妈妈自身身体的需要。

孕1月的饮食要点

妊娠早期是胎儿脑细胞形成数目能否达到正常的关键期。胚胎所需的营养是直接从子宫内膜储存的养料中取得的，而子宫内膜所含营养的状况是在孕前就形成的，它的营养也自然影响着胚胎发育的质量，可以说准妈妈早期的营养和补充是宝宝发育的关键。因此在怀孕第1个月，要结合受孕的生理特点进行科学的饮食安排。

高蛋白不可少

受孕前后，如果碳水化合物、脂肪供给不足，准妈妈会一直处于饥饿状态，可能会导致胚胎大脑发育异常，影响胎儿的智力。尽量选择易消化吸收、利用率高的蛋白质，如鱼类、乳类、蛋类、肉类和豆制品，每天应保证摄取150克以上的主食。

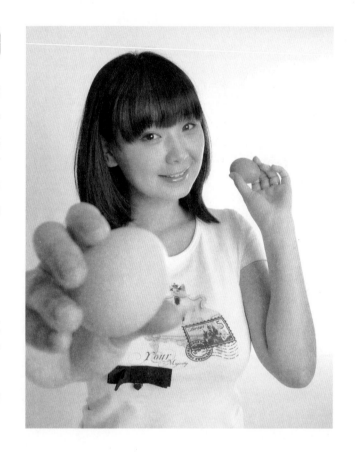

少食多餐

因为多数准妈妈有早孕反应，恶心、呕吐及食欲不振是常见的现象，适当调节饮食，最好不要拒食，选择符合准妈妈口味的食物，少食多餐，多吃新鲜蔬菜和水果、豆类及豆制品和动物肝脏等。

平衡合理的营养

食物品种应当杂一些，注意荤素搭配、粗细结合、饥饱适度、不偏食、不挑食、不忌口，并根据个人活动量、体质及孕前体重决定摄入量和饮食重点，养成好的膳食习惯。

🌸 每日应摄取的食物

豆制品、蛋类 ▼

每日最基本的需求量：豆制品50克，蛋1个。

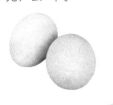

谷物 ▼

米饭3.5碗，面包2片，土豆1/2个。

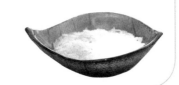

蔬菜 ▼

黄绿色蔬菜100克，淡色蔬菜200克，就可以保证营养的均衡。

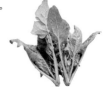

肉、鱼 ▼

尽量选取脂肪含量少的肉或鱼60～70克，可以加上肝10～20克。

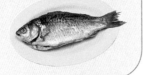

乳制品 ▼

准妈妈在怀孕初期开始就要增加1瓶。对牛奶过敏的人可以通过鱼类等食物补充钙质。

水果 ▼

以苹果1/2个为基准。要注意不要摄取过多糖分。

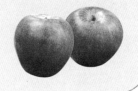

🌸 饮食禁忌

孕妇饮食宜细嚼慢咽

在怀孕初期，由于孕期反应较强，食欲不振，食量相对减少，这就更需要在吃东西时引起注意，尽可能地细嚼慢咽，使唾液与食物充分混合，同时也有效地刺激消化器官，促使其进一步活跃，从而把更多的营养素吸收到体内。这对孕妇的健康和胎儿的生长发育都是有利的。

近年来还有人认为孕妇的咀嚼与胎儿的牙齿发育有密切的关系。有专家发表文章说："胎儿牙齿的质量与母亲咀嚼节奏和咀嚼练习的关系很大。"这种说法是有一定道理的。因此，如果你吃饭时习惯于"速战速决"，为了你和孩子的健康，最好从现在开始吃饭细嚼慢咽。

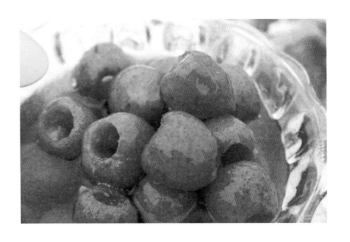

孕妇饮食不宜过酸

妊娠早期母体摄入的酸性药物或其他酸性物质，容易大量聚集于胎儿组织中，影响胚胎细胞的正常分裂增殖与发育生长，并易诱发遗传物质突变，导致胎儿畸形发育。妊娠后期，受影响的危害性相应小些。因此，孕妇在妊娠初期大约两周时间内，不宜吃酸性药物、酸性饮料和过多酸性食物。

饮食营养Q&A

Q 如果孕妇不喜欢吃肉，宝宝的营养可以保证吗？

A 可以通过食用鱼和蛋、豆类、乳制品等补充蛋白质。不喜欢吃的东西就不要勉强自己去吃，但是不管喜不喜欢，做饭时准备好，逐渐去适应食品也是克服的一种方法。不管喜欢或不喜欢都能够去吃，这对于宝宝的成长能起到很好的作用。

Q 食物中毒对胎儿发育有影响吗？

A 没有影响。但是，下痢可能导致体内水分不足，要通过水充分补给。

Q 妈妈和宝宝科学合理的营养摄取，具体来说应当如何去做呢？

A 应当积极摄取富含铁、钙、食物纤维的食物。肝：50克猪肝中含有6.5毫升铁；乳制品：牛奶和奶酪中钙质含量丰富；豆类、豆制品：富含优良的蛋白质和食物纤维。

Q 很喜欢吃甜食，但怀孕后不吃甜食是不是更好呢？

A 适量吃是可以的。怀孕期间可以1次吃含800千焦热量的食物。但相比之下，还是分2次，1次吃400千焦更好。

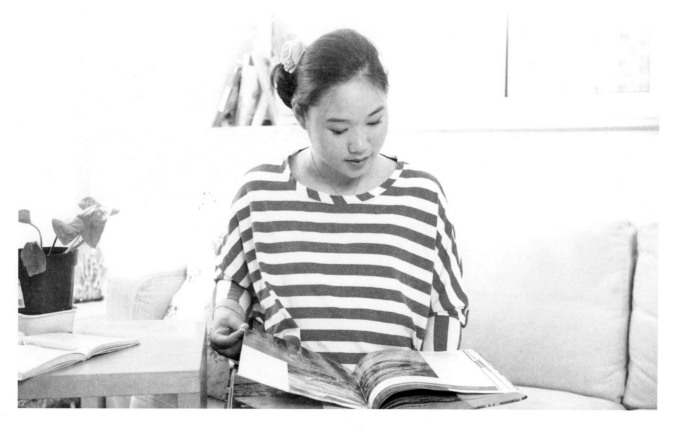

🌸 孕1月营养开胃食谱

🍚 什锦菠菜

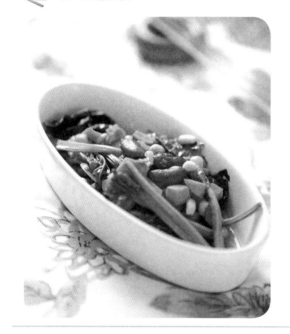

✔ 食材

菠菜300克，玉米粒、火腿、胡萝卜、腰豆、松子仁各适量，姜末少许，盐1小匙，水淀粉、植物油各1大匙。

✔ 做法

1 将菠菜洗净，切段，在沸水中焯一下，捞出装盘；腰豆煮熟；火腿、胡萝卜切丁。

2 炒锅烧热，加植物油，六成热时下姜末爆香，下入火腿丁、胡萝卜丁、玉米粒、松子仁、腰豆翻炒，炒熟后加盐，出锅前用水淀粉勾芡，浇在菠菜上，即可。

🍚 青瓜炒虾仁

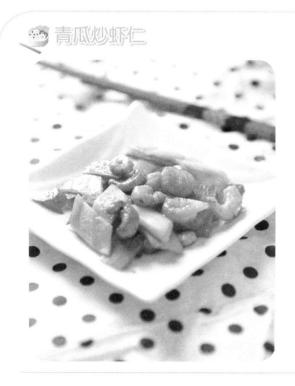

✔ 食材

黄瓜250克，腰果50克，虾仁150克，胡萝卜1根，葱花适量，盐1小匙，植物油1大匙。

✔ 做法

1 黄瓜洗净，去皮，切成片；胡萝卜洗净，切成同黄瓜片大小相仿的片；虾仁用沸水焯一下，捞出控水。

2 炒锅烧热，加植物油，六成热时将腰果下入锅中炸熟，捞出沥油。

3 锅中油至八成热时，放葱花爆香，倒入黄瓜片、胡萝卜片、腰果、虾仁翻炒均匀，最后加盐调味，即可食用。

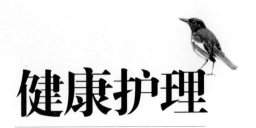

健康护理

当你发现自己已经怀孕时，就应该开始计划做一些早孕检查，这些常规的早孕检查是非常重要的，对准妈妈和胎儿有很大的影响。

孕期检查计划单

良好和持续的孕期保健是必不可少和至关重要的。如果确定自己已经怀孕了，一定要适时去医院做孕期检查，确保安全。定期的产前检查，可以检测准妈妈的身体变化和胎儿的发育状况，是保证宝宝健康的第一步。

按照胎儿发育和母体生理变化特点制订的定期检查，目的是为了查看胎儿的发育和母体的健康状况，有问题及早诊治，让母子顺利地度过孕期。按照时间表执行检查计划对准妈妈来说至关重要。

妊娠12～28周
每4周检查1次，重点为产科，检查宝宝的发育情况
妊娠28～36周
每2周检查1次，以防有高危情况发生
妊娠36周后
每周检查1次，为分娩做准备

有哪些必要的检查项目

如果已确定是怀孕，为了要知道是否患了其他的疾病，应接受下列的诊断和检查：

1	胸部X射线照射，特别是曾患过结核病的人
2	血型和血液的梅毒反应——此仅限于初诊的人
3	有无贫血的检查——在初诊、妊娠期、妊娠终中期、分娩后1个月时，接受检查
4	尿蛋白、尿糖的检查——在接受诊断时检查此项
5	检查血压——为了早期发现妊娠高血压疾病，必须在诊断时加以测定
6	测定身高、体重——在初诊时量身高，每次诊断时均要测量体重
7	有无水肿现象——水肿现象为妊娠高血压疾病的预兆，但正常孕妇也会出现水肿
8	骨盆大小的测定——初诊时测定骨盆大小
9	其他——牙齿的检查和大便的检查（有无寄生虫）。曾经患过心脏病或肾脏病的人，必须接受此项检查

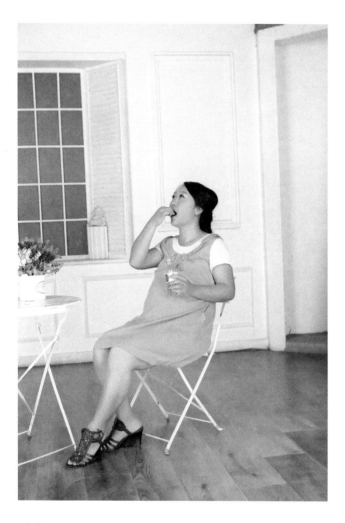

不要忽视这些怀孕征兆

在你怀疑自己怀孕时，你的身体会自动验证是否正确。看看我们的身体是如何告诉我们已经怀孕了。但这些早期的征兆因人而异。

月经没来

这是最明显的征兆，但有些与怀孕无关的原因也会导致月经不规律，比如紧张、疾病、体重波动较大。

阴道微量出血

胚胎着床时可能会造成轻微出血，多数女性常常会误以为是月经来了。

盆腔和腹腔不适

腹部可能会出现微胀等不舒服感。下腹到盆腔都感到不舒服，但如果你只是一侧剧痛，就必须在产检时请医生仔细检查。

恶心和呕吐

恶心、呕吐可能会误以为是感冒，有的孕妈妈在怀孕3周后就感到恶心，大多数会在怀孕5~6周时才感到恶心。这种现象被称为"早孕反应"，在一天的任何时间都可发生，有的是轻微作呕，有的是一整天都会干呕或呕吐。早孕反应会在怀孕14~16周后自行消失。

疲倦

不再有足够的精力应付习以为常的活动。典型的表现就是下班后或在上班的时候，你最想做的事就是睡觉。

情绪不稳

怀孕早期大量的孕激素使孕妇的情绪波动大，有时会情不自禁地流泪。

胎教保健

准妈妈的情绪可以通过内分泌的改变影响胎儿的发育，准妈妈在怀孕早期的不愉快心情，会对胎宝宝造成巨大的影响。因此，怀孕早期保持健康而愉快的心情是这一时期胎教的关键。

怡情胎教

此时是胚胎腭部发育的关键时期。导致胚胎的发育异常和新生儿腭裂或唇裂的原因之一，就是准妈妈长期情绪过度不安或焦虑。因此，准妈妈保持豁达和轻松的心情，是保证宝宝健康的基础。

你的情绪和宝宝神经系统的发育虽然没有直接联系，但有血液物质及内分泌的交流，你的情绪变化会引起某些化学物质的变化。当准妈妈生气、焦虑、紧张不安或忧郁悲伤时，会使血中的内分泌激素浓度改变，胎儿会立即感受到，表现为不安和胎动增加。而且，胎宝宝也是有记忆的，他对外界有意识的激动行为、感知体验，将会长期保留在记忆中，直到出生后，只有保持愉快、平和、稳定的心态，才能为胎儿大脑的全面发展打下有利基础，才能促进胎儿记忆的发展。因此，始终保持平和、宁静、愉快和充满爱的心情，是整个本月胎教计划的主要内容。

音乐胎教

音乐是胎教的良好选择，要根据怀孕的不同阶段选择不同的音乐曲目。妊娠早期，孕妇情绪容易波动，还可能产生不利于胎儿生长发育的忧郁和焦虑情绪，因此，这个时期孕妇适宜听轻松愉快、诙谐有趣、优美动听的音乐，使准妈妈不安的心情得以缓解，精神上得到放松。

在开始进行音乐胎教前，先选择让自己觉得特别放松和愉快的音乐。由于巴洛克音乐或类似巴洛克音乐的慢节拍，最接近胎儿从子宫中听到的准妈妈在休息状态的心跳声，所以专家建议采用这类的音乐。要是准妈妈不喜欢古典音乐，那么任何可以令你心情放松的音乐——除了热摇滚或迷幻摇滚以外都可以。孕妇要利用听音乐的时候多和宝宝沟通。

TIPS

准妈妈可以为自己准备一个漂亮、温馨的笔记本，开始记录你的孕期日记。从怀孕的最初到10月怀胎中的每一个细微的变化，各个时期不同的心情和身体变化、感受、胎教方法、宝宝的反应等，一点一滴地写下来，让它成为你孕育生命的最好记录。随时翻看这些宝宝成长的点滴，母爱油然而生，那爱的情绪一定会感染腹中的胎宝宝。

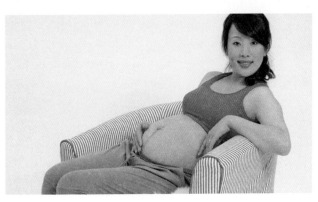

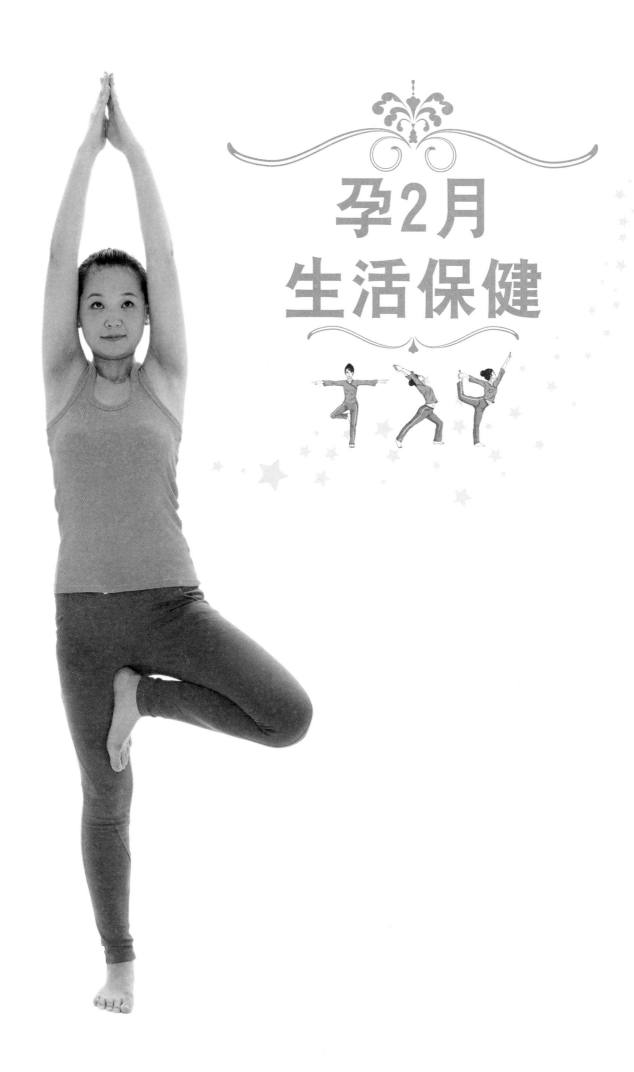

孕2月
生活保健

妈妈
宝宝的变化

怀孕第2个月时面临的一个主要问题就是妊娠呕吐，这是胎儿向你发出的信息，他（她）想告诉你："妈妈，我已经在这里了。"为了胎儿，母亲要积极克服困难，让胎儿能有一个良好的生长环境。

🌸 妈妈身体的变化

月经延迟，同时出现胸闷、恶心、浑身无力、乳房肿胀、去厕所次数增加等身体变化。月经延迟2周，就有可能是怀孕了，应当去妇产科进行检查。

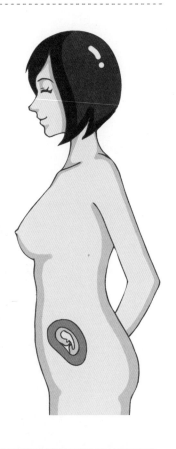

第5周

怀孕第5周，绝大部分孕妈妈没有怀孕的主观感受。可能会有轻微的不舒服，出现类似感冒的症状，如周身乏力、发热、发冷、困倦思睡、不易醒、疲劳等。

第6周

此时，孕妈妈的体重会增加400～750克，子宫略为增大，如鸡蛋般大小，子宫质地变软。这期间，孕妈妈怀孕后心理和生理上的变化交织在一起，形成了孕妇特有的行为心理应激。体内除了雌激素发生改变外，其肾上腺激素分泌亢进，这可能会使孕妈妈心理比较紧张。

第7周

生命的种子在体内生根发芽，让孕妈妈觉得十分充实。同时，孕妈妈开始变得慵懒，在白天也时常昏昏欲睡。现在最好不要外出旅行，过量的运动和劳累有可能导致流产。

第8周

在本周内，胚胎开始有第一个动作，遗憾的是孕妈妈感觉不到。现在孕妈妈的情绪波动很大，有时会很烦躁，但必须要注意，孕早期6～10周是胚胎腭部发育的关键时期，如果你的情绪过分不安，会影响胚胎的发育。在怀孕前3个月，你一定要坚持补充叶酸，并且食用富含微量元素的食物。

宝宝的发育

第5周

卵黄囊
卵黄囊为宝宝制造红细胞、供应各种营养物质。在胎盘发挥功能之前，它承担胎盘的任务。

羊膜囊
下周结束的时候，这个空腔就会包裹住胚胎并且在你的整个孕期成为胎儿的家。

胚胎
宝宝的所有器官和身体各部分，都是由胚胎的外胚层和内胚层这两层细胞群发育而成的。

大脑
脑与脊髓开始形成。

在本周，我还只是一个胚胎，但是我这个圆形的细胞团已经开始伸长，头尾可辨就像一根小绿豆芽。我的中枢神经系统也开始发育了，脑与脊髓开始形成。还有我的肝脏和肾脏也开始发育，肌肉和骨骼开始形成。

第6周

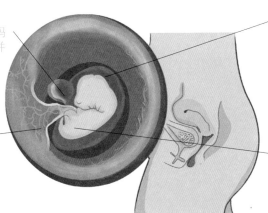

最初的胎盘
最初的胎盘上的微小突起从妈妈的血液中获取养分和氧，并将其输送到宝宝体内。

胚胎
胚胎正在你的子宫深处迅速生长，他的心脏开始有规律地跳动。不过你还无法感觉到。

卵黄囊
卵黄囊很快就将停止向发育中的胎盘输送养料了。

神经管
神经管由胚胎最上层的细胞形成，将会发育成宝宝的大脑、脊髓和神经。

我正在妈妈的子宫里飞速地成长着，我已经有了大脑，头部也开始形成。肾脏和肝脏等器继续发育，神经管开始连接大脑和脊髓。我原始的消化道及腹腔、胸腔、脊椎开始形成，胳膊和腿也有了小小的芽儿。现在的我已经拥有了自己的血液，并在心脏的怦然跳动中开始循环。

第7周

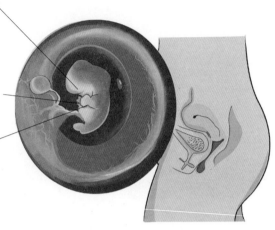

下颌
宝宝的小嘴巴里面开始形成舌头和声带。

臂芽
胎儿已经长出像船桨似的小手，正在发育的手指间长有厚厚的蹼。

心脏隆突
宝宝的心跳速度几乎是妈妈的两倍，他的心脏开始分化成左右两个心室。

现在的我就像一颗豆子那么大，尾巴基本消失，已经是一个"小人儿"了。我的头特别大，在眼睛的位置上有两个黑黑的小点，开始有了鼻孔，而且腭部也开始发育了，耳朵的位置明显突起。我的手臂和腿开始变长，手指也开始发育。我的心脏开始划分成心房和心室，每分钟的心跳可达150次。

第8周

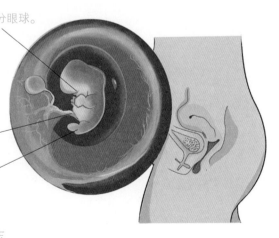

眼睑
此时宝宝的眼睑盖住了部分眼球。

脐带
胎儿正在发育的肠道有一段会膨出进入脐带。

尾骨
胎儿身体上状似尾巴的东西，其实是延伸出来的尾骨，几周后就会消失。

我依然被称作胚胎，但是我已经有了舌头和鼻孔，甚至鼻尖也出现了，腭部融合成了嘴巴，眼睛和内耳也到了发育的关键时期。我的心脏开始正常跳动，各个内脏器官初具规模。我的骨头开始变硬，胳膊、腿变长且开始形成关节。本周我可以在羊水中自由自在地活动了，这时我才不到3厘米长，我多厉害啊！

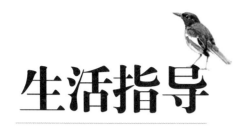

生活指导

很多人因为没有明显的早孕反应，直到怀孕两个月才发现自己怀孕，因为害喜严重、需要很长的睡眠时间，加上知道自己怀孕，还要好好保护腹中的胎儿，生活可不能像怀孕前一样自由自在，怀孕两个月的准妈妈在生活中需要注意很多问题。

🌸 准妈妈的生活起居

避免在早孕期做X射线检查

在妊娠5~6月前的胎儿，尤其在妊娠胚胎期，胚胎正处于分化、发育、形成的旺盛时期，对射线最敏感。妊娠中后期，随着胎儿的发育，对X线的敏感程度逐渐下降。

准妈妈在做射线检查时应尽量避免在早孕期的时候做X线检查，在做胸部、头部、四肢等部位X线检查时，应尽量做好准妈妈腹部的有效防护工作，减少不必要的X线损伤。

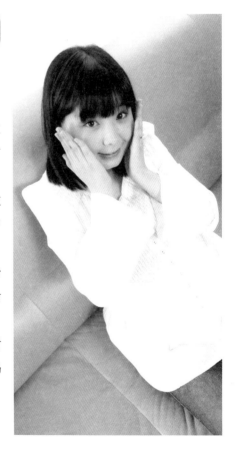

如果准妈妈在不知道自己怀孕的时候，做了X线或放射性同位素的治疗和检查，是否继续妊娠或终止妊娠应征询放射治疗医师的意见，医师会根据剂量的大小、准妈妈的年龄、切盼程度等，考虑是否终止妊娠。

一般来说，准妈妈必须做的胸透应安排在孕28周以后进行，骨盆X射线测量或拍摄胸片，均须在妊娠末期进行。如果是从事放射工作的准妈妈，怀孕期间应暂时离开放射环境。

保持良好心态

这一时期准妈妈的情绪波动很大，身体不适也会造成准妈妈心情烦躁、心理压力增大，甚至会导致妊娠抑郁症。这时准妈妈一定要保持良好的心境，准妈妈要扩大支持你的朋友和家人的范围，让自己包围在爱和支持中。

在饮食上，应选择清淡可口和易消化的食品。此时，能吃多少就吃多少，不必太介意营养够不够的问题。注意不要缺水，让体内的有毒物质能及时从尿中排出。这一时期最容易发生先兆流产和自然流产，应避免用力的动作。

预防便秘

此时，因妊娠反应，许多准妈妈会很倦怠，懒得活动，再加上吃得也比较精细，极易引起便秘。一旦发生，不要使用泻药，而应采取饮食调理，或外用甘油润肠等办法。

避免冷水刺激

准妈妈在洗衣、淘米、洗菜时不要将手直接浸入冷水中，寒冷刺激有诱发流产的危险。

如果你家里没有热水器，最好准备几副胶皮手套。

避免观看刺激性节目

不要观看恐怖电影或带有大量暴力场面的电视剧，准妈妈心理及精神上的压力和紧张会影响胎宝宝的发育，而孕2月又是宝宝发育的关键时期，准妈妈一定要避免过度的精神刺激。

学会进行自我观察

注意自己是否有呼吸困难、心动过速、心胸疼痛等症状。一般来说，劳作后15分钟之内，心率可以恢复到劳作前的水平，则无心力衰竭的症状。如果准妈妈在工作或者劳动中，出现腹痛、阴道出血等，应及时卧床休息并去医院检查。有贫血、甲状腺功能亢进、多胎妊娠、习惯性流产史、妊娠高血压综合征、产前出血、早产史者，要特别注意休息，避免疲劳。

不要摔伤

我国北方冬季气温很低，地上常常结冰，准妈妈身体笨重，行动不便，极易摔跤和扭伤。因此，结冰季节，准妈妈尽量不要外出。外出时应特别小心谨慎，避开冰地，以防发生意外。

准妈妈应注意晒太阳

要经常开窗通风，以保持室内空气新鲜，但应避免大风吹。准妈妈还应经常晒太阳，以便身体对钙、磷等重要元素的吸收和利用。天气好时，可到室外去走动，接触阳光；天气不好时，也可在室内有阳光的地方接受日光照射。冬季每天至少应晒太阳半小时以上。

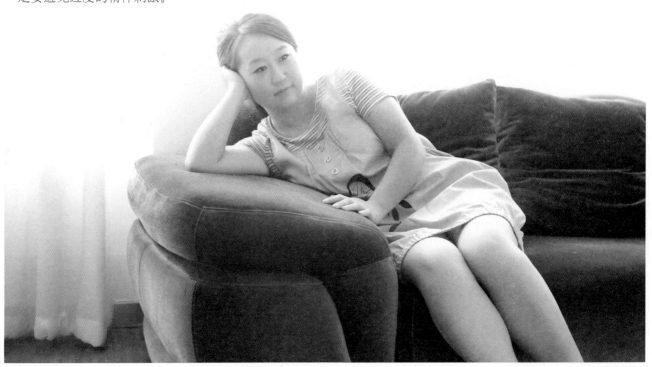

孕期的合理工作

边工作边孕育着胎儿，并不是一件容易的事情。得到周围人的理解，保持良好的人际关系是重要的前提。把怀孕作为理由，不知不觉中给周围人带来麻烦了吗？周围人都在协助你工作，自己更要做好自己的事情，不给大家添麻烦吧。

要尽早报告给上司

知道怀孕后，要尽早报告给上司。商谈好，什么时候停止工作，什么时候复职。做好之后的工作进程安排，自己产假时的继任者的安排等，绝对不要勉强工作。

交接工作

如出现因身体不适等原因而比预定时期提早休产假的情况，就要早早交代好工作，和后任同事做好充分的交接，保证在自己休假期间工作能够顺利进行。

日常生活中的动作姿势规范

移动重物

准妈妈在移动重物时，要量力而行，要注意不要将肚子顶在重物上，尽量使用身体的侧面挨着物体。另外也不要使腰部用力过大，避免抻到。除非是紧急状况，不建议准妈妈独自移动重物，避免危险发生。

上下楼梯

妊娠期，准妈妈上下楼梯时，要看清楼梯，一步一步地慢慢地上下，整个脚掌都必须踩在楼梯上，不可只用脚尖踩楼梯，也不要猫腰或过于挺胸腆肚，只须伸直背就行。妊娠后期，隆起的肚子遮住了视线，上下楼梯时，更要注意千万别踏偏或踏空，踩稳了再走，如有扶手，一定要扶着走。

蹲下拿东西

准妈妈将放在地上的东西拿起或将东西放在地下时，不要采取不弯膝盖，只弯腰的姿势和动作。要曲膝落腰，完全蹲下，或单腿跪下，把要拿的东西紧紧地靠住身体，伸直双膝拿起。

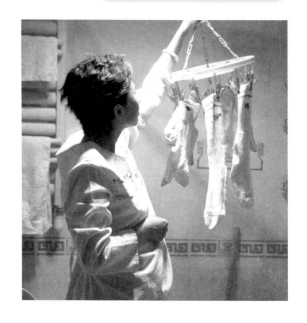

高处取物

准妈妈在高处取物时，要注意不要将双脚的脚尖点地，以防止因站立不稳而摔倒的情况发生。另外也不要过高地抬起手臂，避免抻到。如果是摘取晾晒的衣物，也要注意地面湿滑情况，防止滑倒。

如果在高处的物体过重，还是不建议准妈妈高处取物的。日常生活中的小细节是非常重要的，希望准妈妈们一定倍加小心。

正确的站姿

对身体有利的站姿 ▼

★ 视线斜向上45°

走路的时候眼睛不要看地面，视线应该呈斜上45°，这样一来，能使视野更加开阔，同时也能看到很多美丽的风景。

★ 下巴放松

★ 嘴巴闭合，用鼻子呼吸

★ 走路时扭动骨盆

感觉一下自己的双脚是直接长在胸部下面的，有了这样的感觉之后，走路的时候就能够自然扭胯。

★ 脖子伸直

★ 肩膀下沉，前后摆动

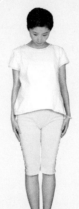

肩膀下沉，不要弓背，手臂前后摆动。在这种状态下，背部的肌肉就可以得到很好的放松。

★ 脚穿运动鞋

散步的时候，脚上一定得穿舒服的鞋，这样可以减轻脚和膝盖的负担。

对身体不利的站姿 ▼

★ 视线一直向下

如果视线一直向下，可能导致出现双下巴。

★ 下巴紧绷

这样会导致颈部血液循环不顺利，导致出现皱纹或是斑点。

★ 骨盆没有得到锻炼

走路时只是从大腿根部开始活动，即使很大幅度地走路，骨盆也得不到锻炼。

★ 肩膀往里窝会引起驼背

走路的时候完全没有使用背部的肌肉，因此肩膀就会往里面窝，背也挺不直，出现驼背现象。

★ 脚穿带跟的鞋子

即使不是高跟鞋，矮跟或是凉鞋也不可以，这样的鞋子都不合适长距离的步行，会引起脚或是膝盖的疼痛。

正确的坐姿

对身体有利的坐姿 ▼

★ 直接坐在地板上的时候应该盘腿坐

如果是直接坐在地板上的话，一般不采用容易导致背部和骨盆出现歪斜的横向姿势，建议盘腿坐。

★ 要坚持伸脖子

★ 下巴不要用力

★ 肩膀下沉，不要用力

★ 用腹肌的力量保持姿势

背部挺直，用腹肌的力量支持腹部，尽量使内脏都处在正确的位置。

★ 骶骨和地面垂直，骨盆呈左右对称

要保持骶骨（将中指的指尖放在尾骨上之后，手掌所覆盖的骨骼）和地面垂直，保持骨盆左右对称，不要出现歪斜。

对身体不利的坐姿 ▼

★ 横向坐

这样的姿势下，背部骨骼和骨盆都处于歪斜状态，时间一长的话就可能形成习惯。

★ 随意坐

臀部前倾，腿成内八字状，这样的姿势会使子宫和股关节受到压迫。

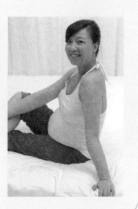

预防妊娠纹

妊娠纹的构造

怀孕前的皮肤构造 ▼

怀孕前的皮肤，由表皮、真皮、皮下组织等构成。

出现后的皮肤变化 ▼

真皮和皮下组织的一部分跟不上皮肤的急剧伸展，出现皲裂，产生波浪状花纹，即妊娠纹

预防妊娠纹的妙方

1	从怀孕初期即可选择适合体质的乳液、按摩霜，在身体较易出现妊娠纹的部位，勤加按摩擦拭，以增加皮肤、肌肉的弹性以及血流的顺畅
2	怀孕期间注意多吃一些富含胶原蛋白和弹性蛋白的食物，如动物蹄筋和猪皮等，也有一定的预防效果
3	将2粒美容用的维生素E胶囊剪开，滴入婴儿润肤油里，盖上盖子摇匀，让两者充分混合。怀孕期间，经常涂抹在容易长妊娠纹的部位就能有效地预防妊娠纹

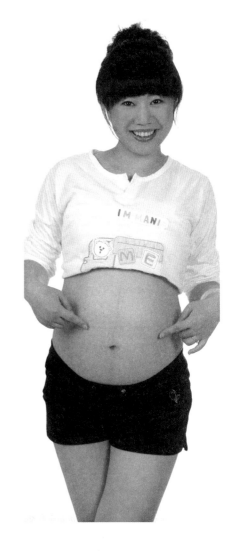

预防妊娠纹的有效按摩

大腿 ▼

从膝盖内侧到臀部进行按摩。
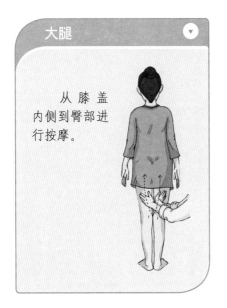

臀部 ▼

从大腿处由下向上，托起臀部。
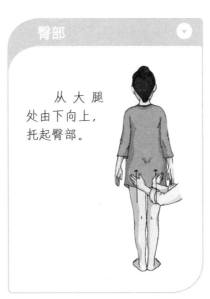

腹部 ▼

用手掌在腹部以画圆的方式轻轻按摩。
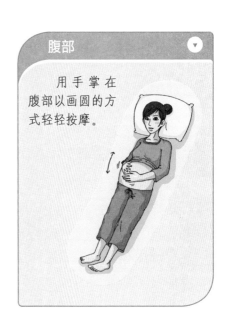

饮食营养

孕2月是胎儿器官形成的关键期，脑部开始发育，倘若营养供给不足，容易引起流产或胎儿畸形。因此，即使怀孕初期准妈妈的反应比较厉害，也要尽量多吃些有营养的食品，以此来保证自己和胎儿的健康。

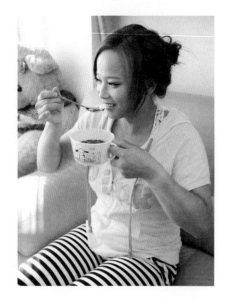

补充钙元素

含钙量高的食品包括奶制品、鱼、虾、蛋黄、海藻、芝麻等。对于有足量乳类饮食的准妈妈，一般不需要额外补给钙剂；对于不常吃动物性食物和乳制品的准妈妈，应根据需要补充钙剂，补钙的同时，还需注意补充维生素D，以保证钙的充分吸收和利用。

孕2月饮食要点

孕早期是妊娠反应最强烈的一个时期，常伴有呕吐、头晕、懒散等症状。所以这个时期的饮食是以口味清淡为主，多喝汤粥，来减轻妊娠反应。怀孕第2个月所需营养，除了注意补充叶酸和蛋白质，还要注意钙和维生素D的补充。

补充维生素D

维生素D能够促进膳食中钙、磷的吸收和骨骼的钙化，妊娠期如果缺乏维生素D，可导致准妈妈骨质软化，严重时可引起骨折等现象。可造成胎儿及新生儿的骨骼钙化障碍以及牙齿发育出现缺陷。准妈妈如果严重缺乏维生素D，还可使婴儿发生先天性佝偻病。

对于准妈妈来说，维生素D的每日摄入量为10～15微克。因为照射阳光可促进维生素D的吸收，准妈妈最好保持每日有1～2小时的户外活动。

继续补充叶酸

叶酸是胎儿神经发育的关键营养素，孕2月是胎儿脑神经发育的关键时期，脑细胞增殖迅速，最易受到致畸因素的影响。如果在此关键期补充叶酸，可使胎儿患神经管畸形的危险性减少。人体内叶酸总量为5～6毫升，但人体不能合成叶酸，只能从食物中摄取，加以消化吸收。孕妇每天补充400～800微克叶酸才能满足胎儿生长需求和自身需要。菜花、油菜、菠菜、番茄、蘑菇、豆制品、坚果中都含有丰富的叶酸。

小心这些易造成流产的食物

薏米

薏米味甘性微寒，有利水消肿、健脾去湿、清热排毒等功效，是一种药食同源之物，是补身药用佳品。中医认为其质滑利，药理实验证明，薏仁对子宫平滑肌有兴奋作用，可促使子宫收缩，因而有诱发流产的可能。

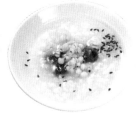

螃蟹

螃蟹味道鲜美，但其性寒凉，有活血祛淤之功，故对准妈妈不利，尤其是蟹爪，有明显的堕胎作用。

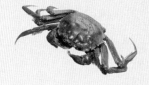

芦荟

中国食品科学技术学会提供的资料显示，怀孕中的女性若饮用芦荟汁，会导致骨盆出血，甚至造成流产。对于分娩后的女性，如果将芦荟的成分混入乳汁，会刺激婴儿，引起下痢。芦荟本身就含有一定的毒素，致毒剂量为9～15克。

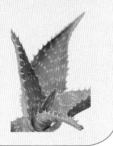

甲鱼

虽然甲鱼具有滋阴益肾的功效，但是甲鱼性寒味咸，有着较强的通经络、散淤血块的作用，因而有一定堕胎之弊。

马齿苋

其汁液会使子宫收缩次数增多、强度加大，易导致流产。

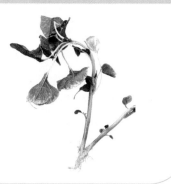

腌制食品

腌制食品虽然美味，但里面含有亚硝酸盐、苯并芘等成分，对身体很不利。

腊肉炒双笋

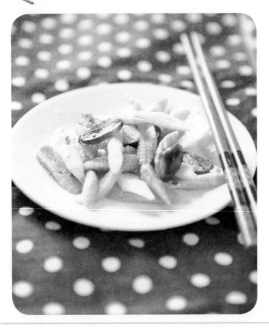

食材

腊肉50克，玉米笋罐头1罐，竹笋2个，尖椒1个。葱末、姜末各适量，盐1/2小匙，酱油1/2大匙，植物油1大匙。

做法

1 玉米笋、竹笋洗净，切片，分别用沸水焯一下断生，捞出控水；尖椒洗净，切条；腊肉切薄片。

2 炒锅烧热，加植物油，六成热时放葱末、姜末爆香，放入玉米笋片、竹笋片、腊肉片、尖椒条，加入盐、酱油调味，翻炒炒匀，即可食用。

方便南瓜汤

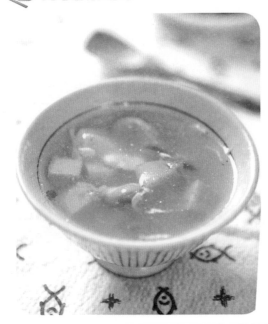

食材

南瓜1个，虾米50克，青蚕豆30克，葱花适量，高汤1/2杯，豆瓣酱、植物油各1大匙。

做法

1 将南瓜用水洗净，剖开两半，除去籽及瓤，切成块；虾米用清水泡软；青蚕豆洗净，用热水焯熟。

2 炒锅烧热，加植物油，放葱花爆香，加豆瓣酱炒出香味，再放入南瓜块、青蚕豆炒匀，倒入高汤。盖上盖，焖煮至南瓜软熟，即可食用。

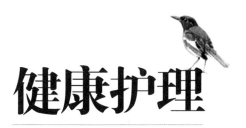

健康护理

此时的胎儿还不稳定，极易出现流产的现象，所以准妈妈在生活细节方面要特别注意。并且要在本月进行初次产检，以确保妈妈和胎儿的安全。

初次产检

一般来说，准妈妈都应该最晚在停经6~8周时去医院检查，以尽早确诊怀孕并准确推算预产期。有的心急的准妈妈在停经未满6周就到医院要求进行妊娠试验，以确定是否怀孕。其实此时不宜去医院做妊娠试验。因为此时胚胎还未发育成熟，检查结果的准确性不高。而有的准妈妈在经过早孕试纸测试为阳性后，迟迟不愿去医院确诊，这样做会耽误排查早期异常妊娠和推算预产期。

产前检查时的服装

上衣	与穿连衣裙相比，上下分开的衣服更方便。对襟毛衣和有扣子的上衣容易脱下，方便检查
化妆	为使医生看清脸色，尽量化淡妆或不化妆
指甲	通过指甲颜色可以了解健康状态，因而不要染指甲
发型	因为要上妇科诊察诊台，长发的妈妈要系成发髻，使诊察顺利进行
下衣	因为要上妇科诊察台，比起裤子，裙子更加方便。选择不束缚腹部的衣服是最好不过的
鞋	高跟鞋和带跟的拖鞋、凉鞋使身体不稳定，最好不要穿，应当穿大小适合的轻便运动鞋

本月B超检查显示

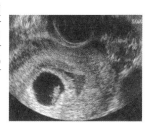

宝宝身高2~3厘米，体重约4克。可以分出头和身体，逐渐出现眼、鼻等的形状。脐带组织也已经开始发育。

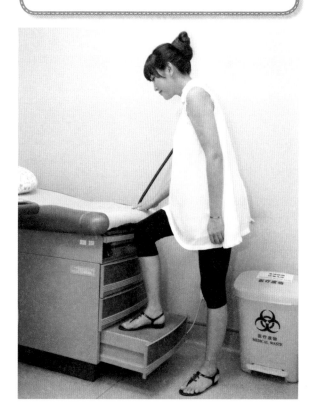

小心流产

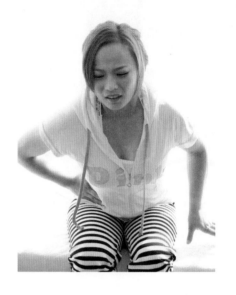

造成流产的原因

母体因素

准妈妈患有以下疾病可能导致流产：

1	患有急慢性疾病，比如贫血、高血压、心脏病的准妈妈容易流产
2	准妈妈受到病毒感染，或者准妈妈因为高热而引起子宫收缩导致流产
3	患有子宫畸形、盆腔肿瘤、宫腔内口松弛或有裂伤等生殖器官疾病

胚胎因素

胚胎发育不正常，是早期流产最常见的原因。

免疫因素

多吃些瓜果蔬菜，流产的危险会大大降低。据研究显示，怀孕早期每日服用维生素补品的女性流产率比不服用维生素补品的低50%。

内分泌功能失调

如准妈妈体内黄体功能失调及甲状腺功能低下。

外界因素

准妈妈受到含汞、铅、镉等有害物质或有毒环境的影响。受到外界的物理因素，如高温、噪声的干扰和影响，也可导致流产。

防止流产的方法

充分的休息

整个孕期，准妈妈要适当休息，避免剧烈运动，不要登高，不要长时间站立、用力或劳累，同时也不要长期蹲着，不要经常做举高、伸腰的动作，不要骑自行车。

不要做过重的体力劳动，尤其是增加腹压的负重劳动，如提水、搬重物。

保持心情愉快

鲜牛奶可以帮助准妈妈预防骨质疏松，还能帮你稳定情绪。橘子、芹菜等高纤维的蔬菜水果，既去火又补充维生素。

保持会阴部的清洁

生殖道炎症也是诱发流产的原因之一。怀孕期间，阴道分泌物增多，准妈妈每晚都应坚持清洗外阴，必要时一天清洗2次。

节制性生活

在孕早期最好避免过性生活，在性生活时腹部会受到的挤压和宫颈受到的刺激均会诱发宫缩，宫缩过于强烈，就会导致流产的发生。因为在孕早期，胎盘的附着尚不牢靠，宫缩非常容易导致流产，所以妊娠早期应禁止性生活。妊娠中期虽然可以有适当的性生活，但次数和幅度都应少于孕前，此时准爸爸们应该克制一下。

胎教保健

想象常常可以舒缓孕妈妈的情绪，例如心理学上就有一种放松的方法是通过引导词的作用让人想象森林、海洋、海岛，从而引导人们通过想象放松心情，孕妈妈可以利用这种方法进行想象胎教。

🌸 音乐胎教

从这个月的月末开始，可以给母亲和胎儿放一些优美、柔和的乐曲。每天放1~2次，每次放5~10分钟。这不仅可以激发孕妇愉快的情绪，也可以给胎儿的听觉以适应性的刺激作用，为进一步实施的音乐胎教和听觉胎教开个好头。

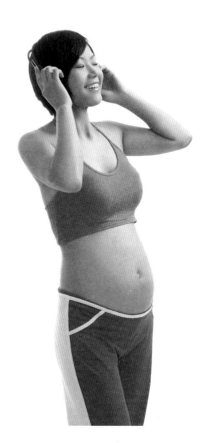

🌸 联想胎教

在怀孕的第2个月，正是胎儿各器官进行分化的关键时期，孕妇可用联想胎教的方法使胎儿发育得更加完善，最常用的是脑呼吸。脑呼吸胎教是与简单的基本动作一起冥想的，即从脑运动开始。

具体做法：首先熟悉脑的各个部位的名称和位置，闭上眼睛，在心里按次序感觉大脑、小脑、间脑的各个部位，想象脑的各个部位并叫出名字，集中意识，这样做可提高注意力，能清楚地感觉到脑的各个部位。刚开始做脑呼吸时，先在安静的气氛下简短做5分钟左右，在逐渐熟悉方法后，可增加时间。吃饭前，在身体轻快的状态下做脑呼吸更有效果。还可以通过脑呼吸和胎儿进行对话，想象一下肚子里的孩子，想象胎儿的各个身体部位，从内心感受孩子，如通过超声波照片来看的话，形象更容易想象。在我们日常生活中，看到许多相貌平平的父母却能生出非常漂亮的孩子，这与怀孕时母亲经常强化孩子的形象是有关系的。

准妈妈的情绪不仅可以影响到孕妇本人的身心健康，还对胎儿的发育产生着深刻的影响。怀孕第2个月应当继续树立"宁静养胎即教胎"的观点，在整个怀孕期间确保孕妇的情绪乐观稳定，切忌大悲大怒，更不应吵骂争斗，力求始终保持平和的心态。

怀孕两个月左右，孕妇会有早孕反应，除了恶心呕吐之外，还会出现口中发酸、头痛、肩膀僵硬、腰痛、倦怠、焦躁等现象。不同的孕妇，早孕反应也有不同的表现，有的孕妇反应很重，会觉得很不舒服，因此将怀孕视为很可怕的事情，从而影响了自己的情绪，再加上考虑到有关分娩的这样和那样的问题，有时会很烦躁。准妈妈千万不要无休止地烦躁下去，因为此时的胎儿已经能够感受到母亲的反应了，这种情绪会通过母体直接传递给体内的小生命，影响胎儿的正常发育，所以，孕妇要学会自我调节。

首先准妈妈应该认识到，早孕反应是为了让母亲准备一个让胎儿成长的环境所产生的正常生理变化。有了正确的认识，就会用正常的心态去看待这件事情，从而稳定自己的情绪。

其次孕妇应该学会自己调控心情，如凡事要往好处想，不要生气，不要着急。遇到不愉快的情境，试图转移注意力，尽量平和一些，逐渐使心情平静下来。把眼睛闭上几分钟，什么都不要想，全身放松，按摩头部和太阳穴，或到附近草木茂盛的宁静小路上散步，听听自己喜爱的乐曲、翻翻自己喜爱的书籍、想一想未来小宝宝的模样等。

总之，尽量做一些令自己愉快的事情，使心情舒畅，才会对宝宝有利。家人也应该理解和体谅孕妇，尽量为她创造一个良好的环境，解除其顾虑，丰富孕妇的精神生活，使其保持愉快的心情，这样有利于胎儿的健康成长。

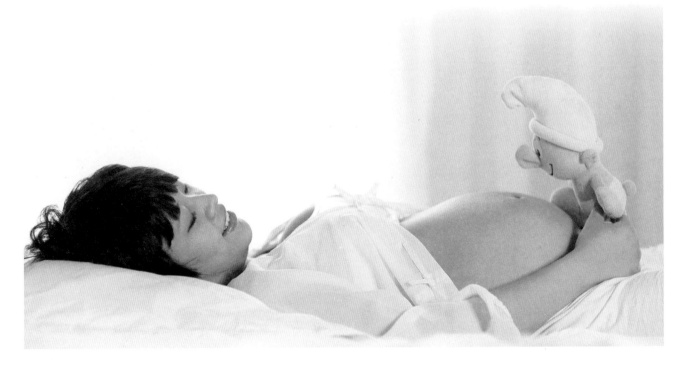

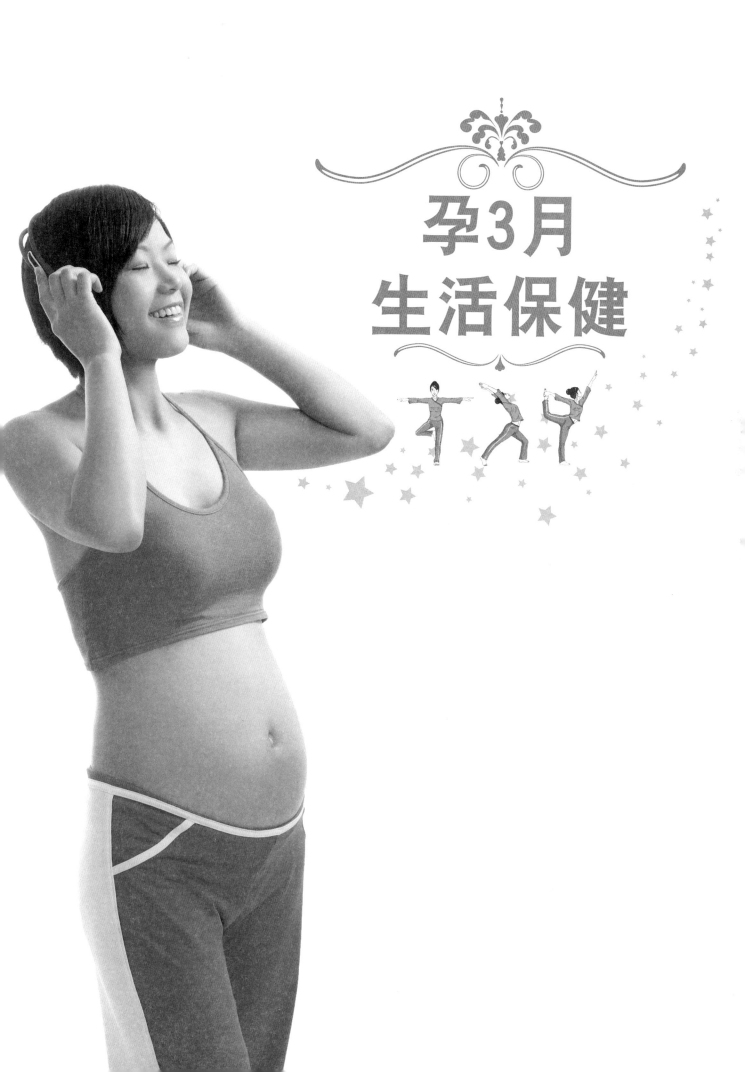

孕3月
生活保健

妈妈
宝宝的变化

准妈妈的身体产生了新的变化，胎宝宝已经长到了3个月大了，是各器官发育最旺盛的时期。

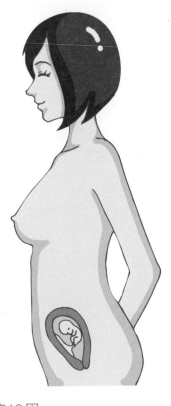

妈妈身体的变化

怀孕反应最为强烈的时期，会出现胃口差、恶心呕吐、食欲不振等症状。也有人因为长到拳头大小的子宫压迫着膀胱和直肠，而出现便秘及尿频现象。新陈代谢活跃，排汗多，乳白色的白带增多。

第9周

现在，孕妈妈是否已经逐渐适应了早孕反应呢？孕妈妈的子宫已经长到怀孕前的2倍大了，但是体重没有增加太多，从外形上也看不出来怀孕了。乳房更加膨胀，乳头和乳晕颜色加深，身体的血流量也在逐渐增加，到了怀孕晚期，会比孕前多出45%～50%的血流量，多出的血液是为了满足胎宝宝的需要。

第10周

这一周，孕妈妈会发现自己忽然间变得多愁善感了，常常为一些小事情伤心流泪，而且动不动就会情绪失控。其实，出现这种情况，主要原因是孕妈妈体内的激素变化和对怀孕的过度焦虑。大多数孕妈妈都会有这样的经历，所以不必为自己情绪变化而感到不安和愧疚。要放松心态，想办法调节，多和家人沟通。

第11周

在这周，有些孕妈妈的早孕反应开始减轻，子宫继续增大，如果你用手轻轻触摸耻骨上缘，就能摸到子宫。由于血液循环的加强，孕妈妈的手脚变得更加温暖。从怀孕到现在，孕妈妈的体重增加了1千克左右，但也有的孕妈妈，因为早孕反应体重没有增加，反而减轻了。

第12周

这一周，仍然持续的早孕反应马上就要结束了，孕妈妈感觉舒服多了。流产的可能性也大大降低，孕妈妈的天空仿佛一下子晴朗了许多，心情也不由得开朗起来。孕妈妈的好心情，胎宝宝也在享受着。

宝宝的发育

第9周

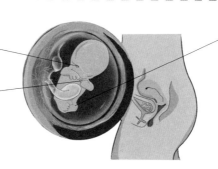

五官
胎宝宝的五官已经初具雏形，虽然还不能睁开眼睛，但是眼皮已经覆盖双眼，鼻子也在形成当中。

手指
胎宝宝的手指和脚趾都长出来了，只不过是连在一起的，就像鸭掌，手指的指垫也已形成。

腿
胎宝宝的腿正在变长，这周他的腿已经长到能在身体前部交叉了。

　　现在的我已经初具人形了，我的手、脚、四肢生长迅速。眼皮几乎覆盖了双眼，但还不能主动闭合或者睁开，鼻子也已经初具雏形。现在我的活动更加自如了，我像一条小金鱼一样，在我温暖的"小房子"里不断地动来动去。只是现在我还太小，只有几厘米长，所以妈妈还感觉不到我的活动。我的性别在一开始就确定了，虽然爸爸妈妈很想知道，可现在还看不出来。

第10周

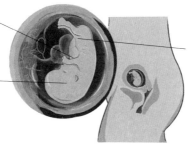

心脏
本周胎宝宝的心脏已经发育完全，并能够正常地发挥作用。

大脑
这周胎儿有一个重大的变化，就是脑部经系统开始有反应，他／她可以感受到外面的世界，也能按照自己的喜好对外面的刺激做出回应。

生殖器官
此时，胎宝宝的生殖器官开始形成。

　　本周结束，我就正式从胚胎变成胎儿了，身体的各部分都已经初步形成，内脏器官开始发挥作用，心脏已发育完全，肺也开始发育，大脑发育非常迅速。这时，我才只有一个金橘的大小——从头到臀的长度超过5厘米，重量不到7克，但我已完成了发育中最关键的部分，多么了不起！

第11周

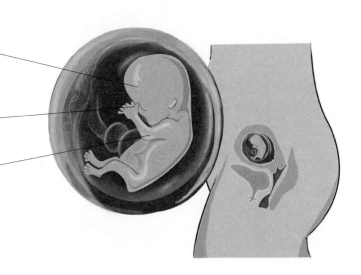

头部
胎宝宝开始出现很多细微的改变，头部开始长出绒毛状的头发。

手
胎宝宝开始长出小指甲来。

心脏
这一周，胎宝宝的心脏开始向所有的器官供血，并通过脐带与胎盘进行血液交换。

过了这周，我的生命就算度过了发育的敏感期，发生意外的风险小了许多。现在的我整天忙着伸伸胳膊、踢踢腿，不时还做着吸吮和吞咽的动作。在这周，心脏开始向所有器官供血，并通过脐带与胎盘进行血液交换。

第12周

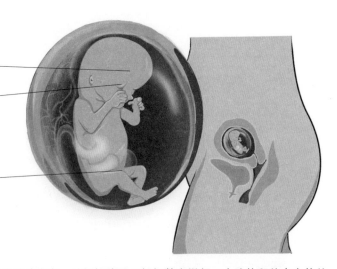

大脑
本周，胎宝宝的大脑发育飞速，神经细胞增长迅速，他／她变得越来越聪明。

眼睑
面颊、下颌、眼睑及耳郭已发育成形，颜面更像人脸。

生殖器官
已有输尿管，胎儿可排出一点点尿，外生殖器分化完毕，可辨认出胎儿的性别。

到这周末，我的器官，尤其是大脑在快速发育，神经细胞呈几何级数在增长，大脑体积约占身体的一半。我的身长还不及妈妈的手掌大，却更加聪明，更加淘气了，时而伸伸胳膊，时而踢踢腿，时而扭扭腰，时而又动动手指和脚趾。我的生殖器官也开始呈现出男女特征。

生活指导

怀孕三个月的时候，是一段令人兴奋的时光，但也要做好准备应付在这期间发生的问题。这个孕月保持良好心情非常重要。准妈妈不要忘记腹中正在发育的胎宝贝，要胸怀博大一些，尽量让自己保持平稳、乐观、温和的心境。

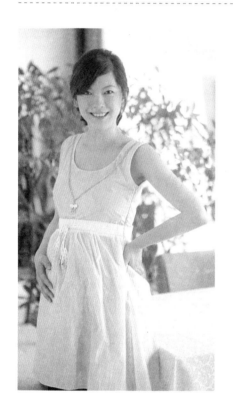

准妈妈的生活起居

保持愉快情绪

这时的胎宝宝不仅只是有了人样，而且还开始产生了内在精神。要知道，这种内在精神对于胎儿是否能正常地生长发育非常关键，它与准妈妈的情绪息息相关。因此，准妈妈要注意保持愉快情绪，避免体内经历"坏天气"，只有心灵安定，胎儿才能健康发育。

注意日常护理

要保证充足的睡眠，如果中午能够午休一会儿当然是最好的啦。在体内大量雌激素的影响下，从本月起，口腔出现一些变化，如牙龈充血、水肿以及牙龈乳头肥大增生，触之极易出血，医学上称此为妊娠牙龈炎。准妈妈要坚持早、晚认真刷牙，防止细菌在口腔内繁殖。

注意个人卫生

这个月，阴道分泌物增多，应注意经常清洁外阴，每天用清水擦洗，保持局部的卫生。此外，容易发生便秘或腹泻。这个月还容易发生流产。因此，日常生活中做事时不要劳累过度，防止腹部受到压迫。即便早孕反应较少，也不要逞强去做剧烈的体育活动。性生活应当避免。这个时候是胎儿最易致畸时期，怀孕的准妈妈们谨防各种病毒和化学毒物的侵害。如果胃口不好，要吃得精，多吃蛋白质含量丰富的食物及新鲜水果、蔬菜等。饮食上要清淡、爽口。如果呕吐得厉害，要去医院检查，可以采用输液治疗。如果感到腰酸、腰痛，可吃一些阿胶，如将10克阿胶与适量白糖加水蒸食。

不宜进行性生活

在怀孕前3个月，胎盘还没有分泌出足够的维持妊娠的激素，胚胎组织附着在子宫壁上还不够牢固，若在此期间性交可引起盆腔充血、机械性创伤或子宫收缩而诱发流产。妊娠4个月后，胎儿发育快，羊水量增多且张力加大，过多或粗暴的性生活可使胎膜破裂，羊水流出而流产。

准妈妈不要穿过紧的衣服

孕3月不要穿着腰部紧绷的裙子，也不能像平常一样穿着牛仔裤。不要认为这并不要紧，当你勉强拉上拉链，会使整个身体紧绷。怀孕并非普通的发胖，而是腹中的胎儿不断在成长。绝对不要勉强地穿着过紧的衣服。压迫腹部，会导致下半身水肿，而更严重的是影响胎儿的发育。

🌸 准妈妈的口腔卫生很重要

准妈妈如果有口腔疾病，不仅容易引发并发症，而且还会影响胎儿发育。为了妈妈和宝宝的健康，请妈妈们注意口腔护理。怀孕会引起生理上的一连串的变化，口腔部分也会因为内分泌及生活饮食习惯的改变而使准妈妈容易导致口腔及牙龈的病变。在怀孕1～3月期间因胎儿发育易受药物影响而导致畸形儿，这段时间尽量不要使用药物。一般的口腔手术，手术前后都须服用治疗药剂，如果需要手术治疗的，一旦时间过长或刺激口腔，会易致准妈妈流产。

保持口腔卫生

1	早晚必须各刷一次牙，餐后及时用漱口水漱口。刷牙可根据自己的情况来选择牙膏，如果有龋齿，要选用含氟或含锶的牙膏；齿龈出血、水肿者，宜选用会消炎止血的药物牙膏；若是由于吃酸性零食过多而引起牙齿过敏，可以嚼含川椒粒，或选用脱敏牙膏
2	去口腔科进行检查，彻底洗牙。如果牙齿有龋、牙龈炎、牙周炎，应及早进行治疗
3	如果患有口腔炎、口角炎，应充分摄取维生素B_2；牙龈出血，多吃富含维生素C的食物
4	当需要拔牙时，时间一定选择在怀孕的3个月以后，7个月以前的时间进行。因为在怀孕的前3个月拔牙，容易诱发流产并加重孕吐；而在怀孕7个月后，因身体笨重不便与医生配合，而且有引发早产的可能。不是治疗上必须，一定不要拍牙齿X光片。必须拍时，应在腹部围上铅橡皮围裙，以防放射线危害准妈妈和胎儿
5	平时可做上下叩齿动作。这样不仅能增强牙齿的坚固性，同时可增加口腔唾液分泌量，其中的溶菌酶具有杀菌、洁齿作用

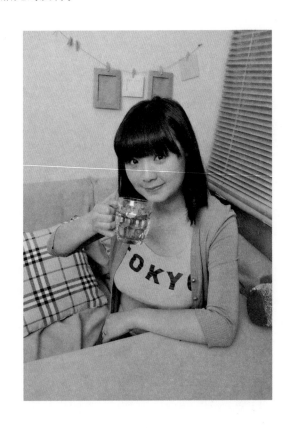

做好口腔检查

准妈妈除了要做常规的血常规检查、尿常规检查、肝肾功能检查、超声检查外，本月准妈妈最好还要进行口腔检查。当准妈妈进入妊娠期的时候，很容易发生口腔疾病。当准妈妈发生口腔疾病时，不仅容易引起并发症，而且还会影响胎儿的正常发育。另外，为了保护胎儿的发育，准妈妈还不能食用药物，这会加大口腔疾病给准妈妈带来的痛苦。为了妈妈和宝宝的健康，请妈妈们注意口腔护理。

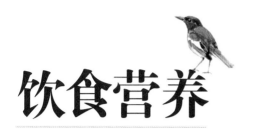

饮食营养

由于胎儿迅速成长和发育，营养的需求量也日渐增多，尤其需要蛋白质、糖和维生素较多的食物供给。但由于初期胎儿体积尚小，所需的营养物质不多。

孕3月饮食要点

有选择补充营养素

早孕反应严重的准妈妈，现在尤其要注意加强钙和维生素D的补充，每天钙的需求量应在800毫克左右。现在要多喝牛奶，因为它富含钙质，可以使尿液中的钠排泄增多，降低血容量以消除水肿，还可以防治妊娠高血压，并有益于胎儿骨骼的发育。这个时期是胎儿脑细胞发育非常活跃的时期，注意必需的脂肪酸及钙、磷、维生素E、铁元素等的摄入，还应大量摄取有益于大脑发育的含维生素E和叶酸的食物，保证胎儿正常发育。

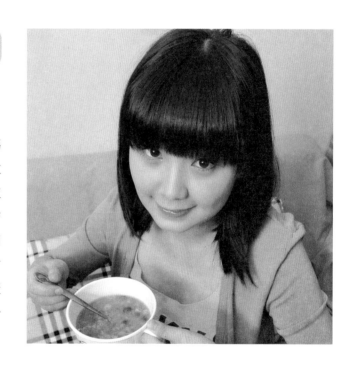

要保证优质蛋白质的供给

怀孕三个月虽然胎儿体积很小，但它是胚胎发育的关键时期。若此时准妈妈缺乏蛋白质和氨基酸，会引起胎儿生长迟缓、身体过小等现象，造成胚胎畸变，出生后无法弥补。

准妈妈在妊娠早期，一定要保证摄入足够的蛋白质，至少不应低于孕前的蛋白质摄入量。要选取易于消化、吸收和利用的优质蛋白质，如奶类、蛋类、畜禽肉类等食品，这样才能确保妊娠早期准妈妈和胚胎发育所需的蛋白质。

要增加能量的摄入

妊娠早期基础代谢增加不明显，准妈妈组织变化不大，因此能量需求量不多，但仍要适当增加，保证胎儿所需的能量。孕妇可增加面粉、大米、糖、红薯、土豆等碳水化合物类食物的摄入。这些食物易于消化，而且能缓解早孕反应。

引起过敏的食物有哪些

引起过敏的食物范围很广，鱼、肉、蛋、奶、菜、果、面、油、酒、醋、酱等都会引起过敏。但一般来说，常见的也是最易引起过敏的物质主要是蛋白质，包括牛奶、花生、虾、螃蟹、豆类、坚果、海产品等。

目前，食物过敏尚无有效根治办法，但生活中加以注意是可以防止的。

1	发生过敏现象的食物，在怀孕期间应禁止食用
2	不要吃过去从未吃过的食物，或霉变食物
3	在食用某些食物后如发生全身发痒、出荨麻疹或心慌、气喘，或腹痛、腹泻等现象，应考虑到食物过敏，立即停止食用这些食物
4	不吃易过敏的食物，如海产鱼、虾、蟹、贝壳类食物及辛辣刺激性食物
5	食用异性蛋白类食物，如动物肉、肝、肾、蛋类、奶类、鱼类应烧熟煮透

食物过敏的症状及危害

食物过敏，其实是一种体质上的异常，对别人可能无害的东西在过敏者身上变成了有害的东西。从医学角度讲，有过敏性体质的人胃肠功能较差，肠壁的通透性较高，容易将食物中未被消化分解的蛋白质直接吸收进入体内，于是这些异体蛋白就成为一种抗原物质，刺激人体产生抗体，当抗体物质——过敏性物质再次进入人体时就会发生过敏。

食物过敏最常见的临床表现为出现皮肤症状，并可见呼吸道症状和消化道症状。如皮肤瘙痒、湿疹、荨麻疹、头晕、恶心、呕吐、腹泻，甚至少数人还会发生过敏性休克。据美国学者研究发现，约有50%的食物对人体有致敏作用，只不过有隐性和显性之分。有过敏体质的准妈妈可能对某些食物过敏，这些过敏食物经消化吸收后，可从胎盘进入胎儿血液循环中，妨碍胎儿的生长发育，或直接损害某些器官，如肺、支气管等，从而导致胎儿畸形或罹患疾病。

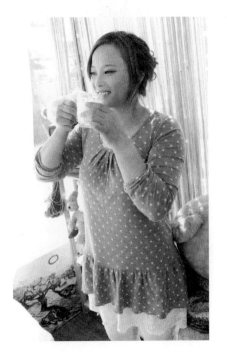

忌饮含咖啡因的饮料

有的准妈妈会喜欢喝咖啡、可乐等饮品，但是这些饮品都是有咖啡因的饮料，会通过胎盘影响胎儿的心跳及呼吸，同时容易刺激胃酸分泌、加重肠胃不适症状。且咖啡、烟、酒易导致畸胎，所以准妈妈最好避免，或选择无咖啡因的咖啡或以牛奶、新鲜果汁来取代这些饮料。

忌饮浓茶

准妈妈可能会有喝茶的习惯，但是由于浓茶中的单宁酸会与铁结合，从而降低铁的正常吸收率。除此之外，大量的单宁酸亦会刺激胃肠，影响胃部的消化能力。久而之，不仅铁的吸收发生障碍，亦会影响其他营养素的吸收，容易造成缺铁性贫血，所以准妈妈还是少喝茶为妙！

忌食生冷或不新鲜的食物

勿食生鱼片、螺肉等未经加热处理的食物。而买市售的熟食，热食应保持在65℃以上，冷食则应控制在冷藏温度。常见有菜市场贩卖的熟食，通常无法得知制备时的流程及时间，如果吃了已遭细菌污染、不新鲜的熟食，发生食物中毒则将损害母亲及胎儿的健康。

忌食过油腻的食物

太油腻的食物不易消化，加重怀孕初期肠胃不适、孕吐的症状。刺激性的食物及调味料，容易刺激胃黏膜，加重怀孕末期的胃灼热感。

忌食辛辣调味料

茴香、花椒、辣椒粉、胡椒等调味品性热且具有刺激性，准妈妈的肠蠕动本来就在减缓，若再食用此类食品，易造成便秘。而在平时的膳食中，准妈妈也不要摄入过多的盐分，避免水钠潴留引起水肿或者高血压等。

 饮食营养Q&A

忌食发霉的食物

避免食用那些外观看来发霉的蔬菜、水果。仅仅将发霉部分去掉是不够的，因为霉菌所产生的有害物质可以渗入到更深，而且即便烹调加热也不能破坏掉发霉物质。

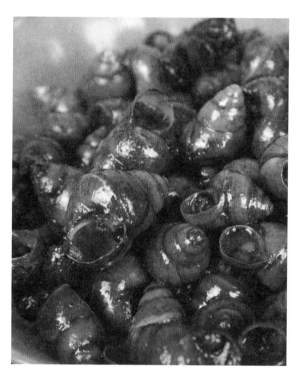

Q 准妈妈是否能吃巧克力？

A 有的准妈妈担心患上妊娠期高血压、糖尿病，从怀孕开始就拒绝吃糖、巧克力等。其实，这是出于对妊娠期糖尿病发病原理的误解。在妊娠期间，胎盘可以分泌物质对胰岛素进行抵抗，以保护胎儿获得充分的糖供应。

据研究报告说，准妈妈如果每天都吃巧克力的话，巧克力中所含有的令人感觉良好的化学物质就可以通过母亲传递给肚中的小宝宝。这样，在宝宝出生之后，他们将会比一般的婴儿笑得更多，更愉快。该项研究还显示，那些容易紧张的准妈妈，如果在妊娠期间能经常食用巧克力，其所生的宝宝不怕生人。

Q 准妈妈怎样吃酸味食物？

A 怀孕后的女性在一个时期内，常常想吃酸味食物，这往往与生理变化有一定的关系。在我国民间祖祖辈辈流传着"酸儿辣女"的说法，甚至有的人愚昧地认为，只要多吃酸，即使是怀的女胎，也可借助酸的力量转为男胎，其实这些错误的做法很可能毁了胎儿。正确的做法是根据准妈妈的喜好选择食品，但要保证营养丰富、易于消化、清淡可口，切不可偏食，避免酒、葱、蒜等刺激性物品。

菜叶包饭

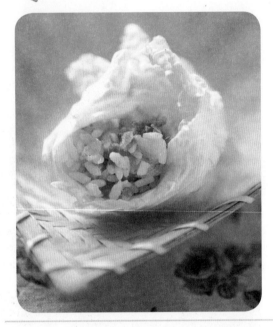

❤食材

大米150克，腊肠、瘦猪肉、香菇、虾仁各适量，大白菜叶1张，植物油1大匙，酱油、盐各适量。

❤做法

1 将大米用清水淘洗干净，焖成米饭；大白菜叶洗净。

2 将腊肠、瘦猪肉、香菇、虾仁切成细末，加酱油、盐炒熟。倒入焖好的米饭，翻炒均匀后，用大白菜叶包好，即可食用。

鸡肉炒三丁

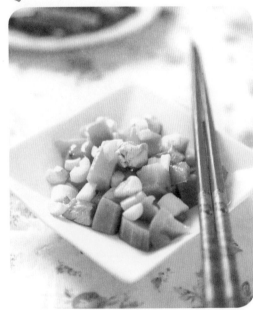

❤食材

鸡胸脯肉200克，笋、莴笋各1根，青辣椒、鸡蛋各1个，酱油、醋各1小匙，泡辣椒末1大匙，盐2/5小匙，姜末、蒜泥、葱花、水淀粉、盐各适量，高汤5大匙，植物油500克（实耗30克）。

❤做法

1 鸡蛋取蛋清；鸡胸脯肉切小块，用盐、蛋清、水淀粉抓匀上浆；笋、莴笋削去外皮，切丁；青辣椒洗净，去蒂、去籽，切丁。

2 盐、酱油、醋、高汤、水淀粉调成芡汁。

3 炒锅烧热，加植物油，四成热时放入鸡块滑散，放入笋丁、莴笋丁炸熟，捞出沥油。

4 锅中留少许底油，放入泡辣椒末爆香，再加姜末、蒜泥炒出香味，然后放入鸡肉丁、笋丁、莴笋丁、青椒丁、葱花翻炒均匀，即可食用。

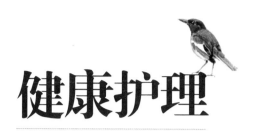

健康护理

和孕2个月时一样，此时准妈妈也容易流产，生活细节上尤须留意一些事项：应避免尝试剧烈运动，也不宜搬重物和长途旅行。

建立围产保健手册

一般情况下，医生都不会在准妈妈第一次产检时要求准妈妈马上建立孕妇保健手册，而是在妊娠3个月后，在准妈妈确定了产检和分娩医院后再办理相关事宜。

准妈妈在办理保健手册(卡)时，应带好户口本、准生证在户口所在地办理。在建立孕妇保健手册(卡)时，应进行一次包括血常规、尿常规、肝功能、肾功能、B超、体格检查等项目的全面检查。准妈妈在办理好孕妇保健手册后，可到选定的医院进行产检。

本月B超检查显示

宝宝的身长为4.5～6.3厘米，体重约为14克。可以看清手指、脚趾，并生成指甲。眼睑、嘴唇、脸颊都可以辨认，脸型已经可以分辨。

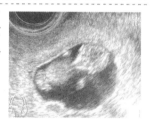

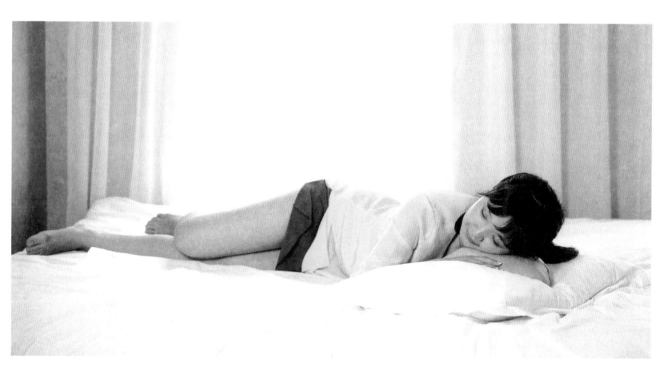

感冒了怎么办

胚胎期是宝宝各器官分化发育的时期，许多导致畸形的因素都非常活跃。如果准妈妈不小心感冒了，且症状较重，会对胎儿造成严重的影响。准妈妈一定要注意预防感冒。不过，即使感冒了也不要惊慌，可以按以下方法进行。

依靠免疫力

轻度感冒仅有鼻塞、轻微头痛者一般不需用药，应多饮开水，充分休息，依靠自身免疫力对抗病毒。

积极采取降温措施

如出现高热，即体温达39℃以上，可用温湿毛巾擦浴或用30%的酒精擦拭颈部、两侧腋窝，反复擦拭20～30分钟后测量体温，直至体温降至38℃以下，并注意卧床休息，多饮水，严重时要到医院就诊，在医生指导下用药，切不可盲目用退热剂之类的药物。

及时检查

如果准妈妈在采取以上措施后，体温并没有下降，或者感冒还没有好转，就不应该再采取保守治疗，应该去医院积极治疗。如果持续高热达3天以上者，就不应该再等待，应该积极治疗，当病情痊愈后要对宝宝和准妈妈进行全面的检查，确诊胎宝宝是否正常。如发现胎儿或羊水有异常，甚至出现死胎时应及时终止妊娠。

日常生活应注意

这个月，孕妈妈的阴道分泌物往往增多，应注意外阴清洁，每天用清水擦洗，保持局部的卫生。此外，还容易发生便秘或腹泻。这个月最容易发生流产，因此，日常生活中做事时不要劳累过度，防止腹部受到压迫。即便早孕反应较少，也不要逞强去做激烈的体育活动。这个时候是胎宝宝最易致畸时期，孕妈妈们谨防各种病毒和化学毒物的侵害。如果胃口不好，要吃得精，饮食上要清淡、爽口，多吃蛋白质含量丰富的食物及新鲜水果、蔬菜等。如果呕吐得厉害，要去医院检查，可以采用输液治疗。如果感到腰酸、腰痛，可吃一些阿胶，将10克阿胶与适量白糖加水蒸食。

孕妈妈应注意晒太阳

要经常开窗通风，以保持室内空气新鲜，但应避免大风吹。孕妈妈还应经常晒太阳，以便身体对钙、磷等重要元素的吸收和利用。天气好时，可到室外多走动，接触阳光。天气不好时，也可在室内有阳光的地方接受日光照射。冬季每天至少应晒太阳半小时以上。

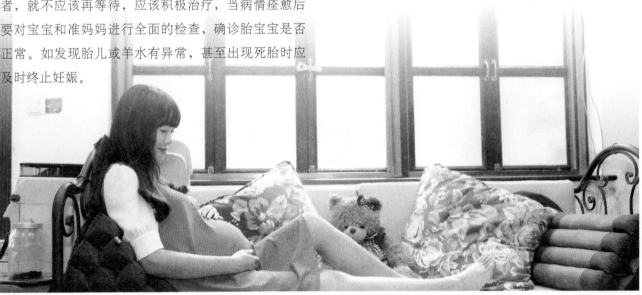

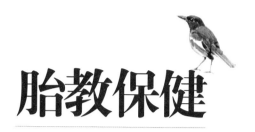

胎教保健

胎儿已经长到了3个月大，是各器官发育最旺盛的时期，可采用音乐进行胎教。选择一些较有节奏但又不太强烈的音乐来播放，让自己和腹中的胎宝宝一道享受音乐大餐，以刺激胎宝宝脑细胞的成长。

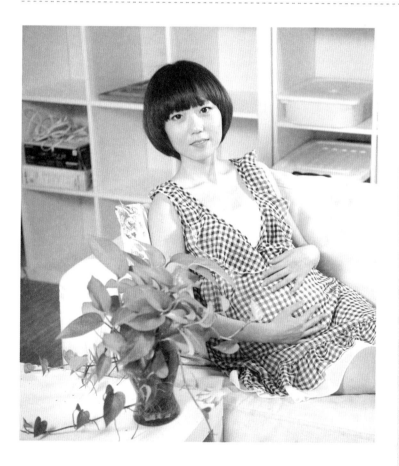

TIPS

在抚摸宝宝时，准妈妈可以一边和准爸爸谈心，一边和宝宝轻轻地说话，好似一家三口围坐在一起，其乐融融。说话时胎宝宝会通过皮肤的震动感受器来"听到"声音呢，所以千万不要忽略他。

抚摸胎教

这个月的胎宝宝开始活动啦，踢腿、吃手指，当隔着母体触摸胎宝宝的头部、臀部和身体的其他部位时，胎宝宝会做出相应的反应。通过在腹壁上轻轻地抚摸胎宝宝，以刺激胎宝宝的触觉，促进宝宝感觉器官及大脑的发育。每天睡觉之前准妈妈仰卧在床上，全身放松，将双手放在腹壁上捧住胎儿从上至下，从左至右地抚摸。反复10次后，用食指或中指轻轻抚压胎儿，然后放松。也可以在腹部松弛的情况下，用一个手指轻轻按一下胎儿再抬起，来帮助胎儿做"体操"。有时胎宝宝会立即有轻微胎动以示反应；有时则要过一阵子，甚至做了几天后才有反应。这个抚摸体操适宜早晨和晚上做，每次时间不要太长，5~10分钟即可。

需要注意的是，抚摸胎教要定时进行，开始时每周3次，以后逐渐增多，每次5~10分钟。抚摸时动作要轻柔、舒缓，不能用力太强。如果胎儿反应太过强烈，如用力挣脱蹬腿，应立即停止抚摸。

音乐胎教

这个阶段胎儿原始的耳朵已经形成，虽然内耳的发育尚需一段时间，但从宫内观察，胎儿对声音已经有了一些反应。因此，在为孕妈妈播放乐曲时，对胎儿的听觉发育也是一种良性刺激，有利于整个听觉系统的发育和完善，为以后积极的听觉训练打下基础。

音乐胎教应该是贯穿整个孕期始终的一种胎教方法。音乐的曲调、旋律、节奏和强度不同，对孕妇和胎儿产生的情感和共鸣也不同。有些乐曲令人舒心愉快，有些乐曲则有镇静作用。

乐曲的类别必须根据不同阶段的需要来选择。鉴于这个时期的孕妇易有情绪波动，常常会因此影响胎儿的发育，所以，这段时间孕妇适宜听轻松愉快、优雅温馨、诙谐有趣的音乐，使早孕反应的不安心情得以放松，精神上得到安慰。

切勿播放那些过分激烈、声音刺耳、旋律嘈杂的乐曲，更不宜听那些过分激烈的现代摇滚音乐，因为这些音乐的音量较大、节奏紧张激烈、声音刺耳嘈杂，听这样的音乐会使准妈妈心跳加快，使准妈妈处于兴奋状态，这会使胎儿烦躁不安，对神经系统和消化系统产生不良的反应，促使一些有害物质的分泌，对胎儿和孕妇都有不好的影响。

联想胎教

怀孕3个月时，是胚胎发育和各器官形成的重要时期，胚胎迅速成长，人体的主要系统和器官逐渐分化出来。但是孕妇由于生理功能的变化，很容易心情烦躁，不能很好休息。联想胎教使孕妇的心情平和，也可使胎儿向理想的方面发展。孕妇应多接受文学和艺术的熏陶，除了多听音乐外，还可欣赏美丽的风光，以及阅读优美的散文、童话等，还可以观赏动画片，以此陶冶情操，并对腹中胎儿的形体起潜移默化的作用。孕妇还要适度修饰自己，这样不仅可以弥补因怀孕而引起的形体、肤色的缺陷，还可以对胎儿进行美感的熏染。

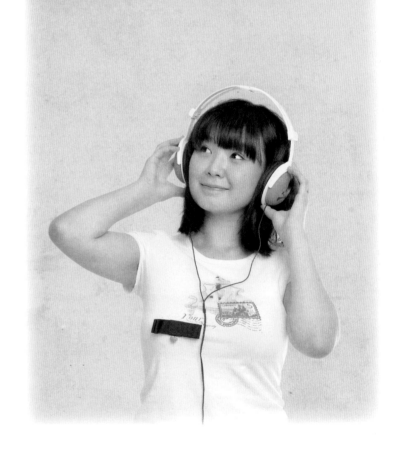

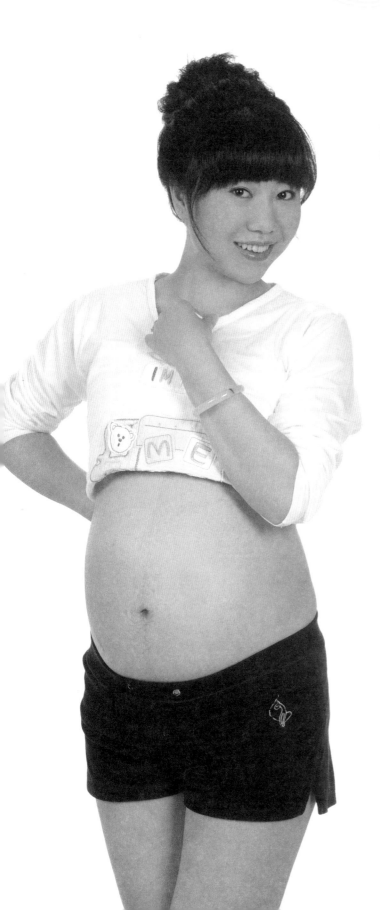

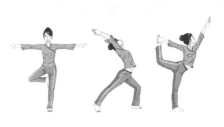

妈妈 宝宝的变化

到怀孕4个月时，准妈妈则进入了相对的稳定期，胎儿的内脏等器官越来越接近完成阶段，外表和构造逐渐呈人形，也已经产生了最初的意识。

妈妈身体的变化

这时，痛苦的怀孕反应逐渐减轻，进入安定期。子宫长到新生儿头的大小，这一时期结束后，胎盘完成，不用再担心流产问题。

第13周

随着早孕反应的结束，极易造成流产的危险期也基本结束，孕妈妈流产的风险也降低了很多。胎宝宝已经完成了其大部分关键性的发展，所以也是比较安全的。孕妈妈脸上和颈部会出现褐色的斑点，乳房开始变大并产生了刺痛感。到了孕中期，乳头能挤出乳汁，如同分娩后的初乳。

第14周

此时，孕妈妈的阴道分泌物增加，白带增多。孕妈妈应选择纯棉内裤，并坚持每天清洗外阴，不要为此感到担心。早孕反应这时烟消云散，孕妈妈越来越适应怀孕的状态，心情也变得平稳，食欲也跟着好转。现在，孕妈妈可以尽情享受怀孕的美妙和幸福了！

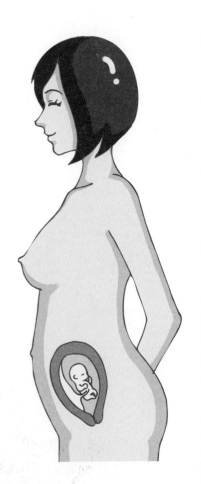

第15周

在这周，随着子宫的增大，支撑子宫的韧带会增长，孕妈妈会感觉到腹部和腹股沟疼痛。孕妈妈不要因此而抱怨胎宝宝哦，因为胎宝宝已经能听到你说话了。孕妈妈乳晕颜色变深，乳头增大，成暗褐色，乳房中已经形成了初乳，随之乳头也能分泌出白色乳汁，那么，孕妈妈从这个时候起要多吃点营养食物，做好乳房卫生，为肚子里的胎宝宝做好喂乳准备。

第16周

随着宝宝一点点长大，孕妈妈的腹部、臀部和其他部位会堆积脂肪，体重开始增加。应注意调节体重，以免对自身和胎宝宝都产生不良影响。大多数孕妈妈从这周开始，会感觉到胎动。对于初次怀的孕妈妈来说，她所感受到的胎动就像是肚子里咕噜咕噜冒气泡。第一次胎动，往往是在不经意间进行的，因为宝宝的动作很轻柔，容易被孕妈妈忽视。

🌸 宝宝的发育

第13周

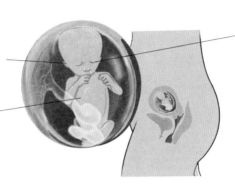

听觉
耳朵向正常位置移动，虽然他／她的耳朵发育得还不是特别完善，但是对声音刺激开始有反应。

眼睛
眼睛正转向头的正面。

皮肤
此时胎宝宝的皮肤逐渐变厚不再透明。

本周我身长大概有7.6厘米，相当于一只大虾的大小，重量大约28克。虽然我还很小，但是我已经完全成形了，只是还有一些细节还有待发育完善。我已经能够通过皮肤震动感受器来听见外界的声音，如果妈妈轻轻抚摸腹部，我就会轻微地蠕动作为回应。

第14周

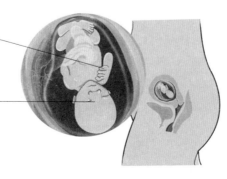

手指
现在能够抓握，有时候还会吸吮自己的手指。

面部
头渐渐伸直，脸部已有了人的轮廓和外形，还长出一层薄薄的胎毛，头发也开始长出；下颌骨、面颊骨、鼻梁骨等开始形成，耳郭伸长。

我现在的生长速度可谓，我的身长有8~9.3厘米，相当于一个柠檬那么大，体重达42.5克。我的皮肤上长出了一层细细的绒毛，不过这层绒毛在我出生后就会消失。我的手指、手掌、手腕、双腿和脚趾都已经能弯曲和伸展了，还会调皮地动。

第15周

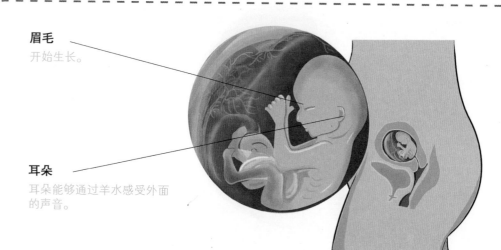

眉毛
开始生长。

耳朵
耳朵能够通过羊水感受外面的声音。

　　我的身上覆盖了一层细细的胎毛，看上去就像披着一层薄毯，这能帮助我调节体温。我的眉毛开始生长了，头发也在继续生长着，我的听觉器官仍在发育中。游弋在羊水中，我能通过羊水的震动感受到外面的声音，我能听到妈妈的声音和心跳声。

第16周

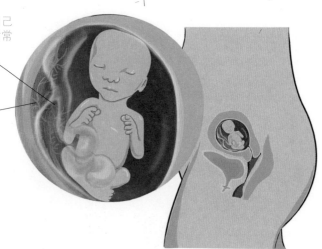

四肢
宝宝的四肢已经发育完善，在自己的小房子里表现得异常活跃，时常翻身、翻跟头、乱踢一通。

有液体的羊膜囊
通过羊膜穿刺术取出羊水样本，检测羊水中胎儿脱落的细胞和分泌的化学成分，可以知道胎宝宝的健康信息。

　　本周我居然能在妈妈的子宫里打嗝了，不过遗憾的是，妈妈可能听不到我打嗝的声音，主要是因为我的气管中充斥的不是空气，而是流动的液体。到了16周末，我的胳膊和腿发育完成，各关节也开始慢慢活动。

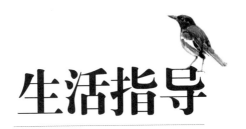

生活指导

进入本月，孕妈妈的情况已经大有改善，早孕的不适反应基本消失，流产的危险也变得很小，但是对于生活细节的关注则丝毫不能放松。内衣要选择通气性、吸湿性好的纯棉织品，每天换洗。有实验证明，化纤乳罩是产后乳水不足的重要原因。

准妈妈的生活起居

准妈妈要加强头发护理

女性在怀孕后如果忽视了头发的护理，很容易造成产后脱发的后果。所以，准妈妈要认真护理好自己的头发。

饮食上要注意多样化，不要偏食。尤其是要注意较多地食用维生素，包括各种B族维生素。还应遵照医嘱合理地服用铁剂，纠正贫血。

怀孕后要经常洗头，但是洗后不要用强风吹干，更不要用卷发器卷发，洗后发型也任其自然，避免过多地梳理和用过热的风来吹干。

妊娠期的头发常比一般情况下干燥些。因此，准妈妈要按干发型来护养。为了避免头发断裂，可换用干性头发的洗发水和护发素，尽量减轻对自身头发的损伤。

要注意手足抽搐

母体补充的钙、维生素B_1这两种物质无法满足胎儿急速生长的需要，胎儿就要夺取母体本身维持代谢所需的钙质和维生素B_1，如果母体缺乏到一定程度，就会出现手足抽搐。因此，准妈妈怀孕期间要多吃含钙较多的食物。鱼、虾、蛋类和各种动物类食物含钙较多，米、粗面、豆类、动物肝和瘦肉含维生素B_1较丰富，还可服用鱼肝油、钙片等。

工作期间的安全战略

工作的准妈妈不要在办公室里坐摇椅，可能导致失去平衡继而跌倒。准妈妈背部下方和骨盆的肌肉会拉紧，长时间工作会出现酸痛现象，所以做做运动非常有必要。

改善颈痛

颈部先挺直前望，然后弯向左边并将左耳尽量贴近肩膀；再将头慢慢挺直，右边再做相同动作，重复做2～3次。

改善肩痛

先挺腰，再将两肩往上耸贴近耳朵，停留10秒钟，放松肩部，重复动作2～3次。改善"腹"荷：将肩胛骨往背内向下移，然后挺胸停留10秒钟，重复动作2～3次。改善手腕痛及手肘痛：手部合十，将手腕下沉至感觉到前臂有伸展感，停留10秒钟，重复以上动作2～3次；接着再将手指转向下，将手腕提升至有伸展的感觉，亦重复动作2～3次。

孕中期可以计划去旅游

度过前3个月的紧张期后，准妈妈的不适已渐消失，准爸爸可以松一口气了。在准妈妈身体沉重之前，不妨带着自己的妻子来一次快乐出游吧，但切忌不要忘了妻子的身体状况，那些比较劳累的日程计划还是尽量避免，要选择真正是轻松休息的旅游方式，逗留期为2～3天的旅行比较理想，以放松身心为目的。

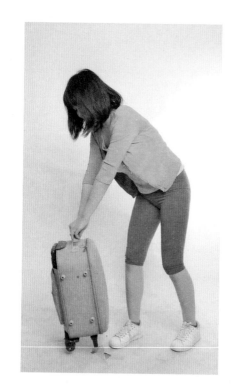

🌸 准妈妈的衣服选择

觉得腹部变大后，只能穿着孕妇服装的妈妈有很多，但事实并非如此。只要保证不束缚腹部，不受凉，穿什么衣服还是可以自由选择的。

但是，内衣还是要准备孕妇专用的。孕期比怀孕前的胸围大出5厘米左右，腰围大出20厘米左右。孕妇专用内衣不只适合这时的体形，还是采用不刺激准妈妈们日益敏感的皮肤的材料制作而成的，因而是必须的购买项目。也要选择不束缚，能够适应逐渐变大的腹部的孕期专用短裤。

衣物要舒适

短松紧裤 ▼

在腹部开始变大后穿着腰部有松紧力的裤子也是很方便的。

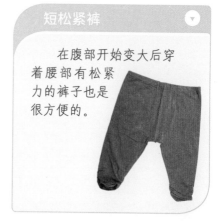

柔软舒适的上衣 ▼

用伸缩性好，不刺激肌肤的材料制作成的衣服，在产前产后都适合。

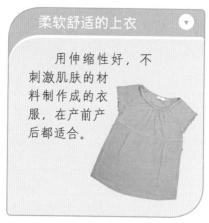

连衣裙 ▼

1 穿着连衣裙是很方便的，也便于打理。

2 腰部可配上一些装饰，可以把日益突出的腹部隐藏起来。

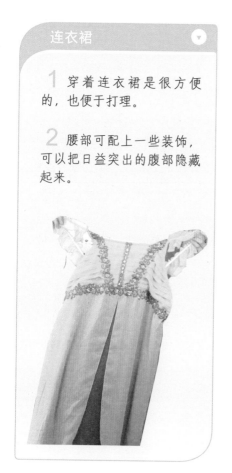

七分裹腿裤 ▼

为了方便运动，准备素色的或带图案的裹腿3～4个就可以了。

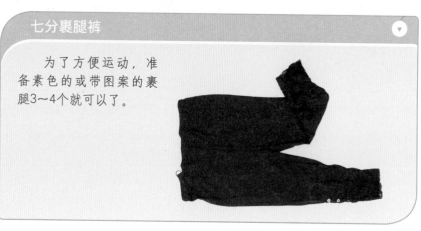

选择专门的鞋、内衣

鞋

不要穿高跟鞋，这样会很容易使孕妈妈腰酸背痛的，再有孕妈妈的下身还容易水肿，所以穿肥些的鞋子是最好的。孕妈妈所穿的鞋子应该是轻便、舒适，易于行走。最好穿平跟鞋，有牢固宽大的鞋后跟支撑身体，鞋底最好有防滑纹，以免跌倒；由于孕妈妈弯腰扎鞋带不方便，尤其是怀孕后期足部常有水肿，应穿有松紧带的稍宽大的轻便鞋。

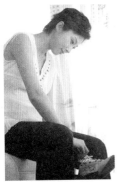

孕期内裤

孕期，由于内分泌的变化，孕妇的皮肤会变得特别敏感，所以选择内裤的质料要以密度较高的棉质料为佳，以防皮肤不适。

怀孕初期：怀孕1~3个月，由于胎儿的身长约9厘米，没有明显的变化。这期间一般的孕妇还可穿普通的内裤。

怀孕中期：当怀孕进入4~7个月时，孕妇的腹部明显地鼓起，外观开始变化。穿着以不压迫腹部为宜，同时由于臀部增大，内裤也要求包附性好。在肚子相当大的时候，为了防止肚子着凉，最好选用能把肚子完全遮住的、适于孕妇穿的短裤。孕期易出汗，阴道中的分泌物增多，所以要选用良好的通气性和吸湿面料的内裤，质地最好是纯棉的。

怀孕晚期：怀孕进入8~10个月时，腹部会有很大的重量感，内裤应选择一些有前腹加护的内裤较为舒适。随着怀孕周期渐渐增加，孕妇的体态也逐渐变化，因此，胸罩和内裤也要相应增大。一般情况，每个阶段至少要有两套内衣，或者更多，以便换洗，每个阶段为两个月左右。

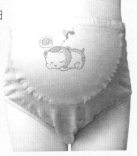

孕期胸罩

怀孕初期（三个月以内）可以用以前的胸罩，怀孕后半期就要用尺码加大的胸罩，为乳房的迅速发育留有空间，所以，最好每隔一个月左右测量一次。例如，孕前胸围是75厘米，使用A罩杯胸罩，知道怀孕时可能就接近B75了，臀围由孕前85厘米变到88厘米或90厘米了。从怀孕14周起，要选用不压迫乳房的大号胸罩，并选用肩带宽，以便有效拉起乳房重量；选择全罩杯包容性好的款式，最好有侧提，可以将乳房向内侧上方托起，防止外溢和下垂。孕期内衣的洗涤一定要手洗，以免细小丝毛堵塞乳管，影响日后哺乳。

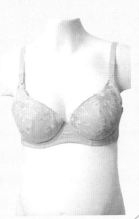

孕期腹带

一般不主张用腹带，只有下列情况才考虑使用腹带：

1 已经生育多胎，腹壁非常松弛。

2 双胎、胎儿过大，站立时腹壁下垂较严重的孕妇。

3 连接骨盆的各条韧带发生松弛性疼痛时，腹带可起到支撑作用。

4 胎位为臀位，经医生做外倒转术转为头位后，为防止其又回到原来的臀位，包上腹带加以限制。为了不影响胎儿发育，腹带不可包得过紧，晚上睡眠时解开即可。

饮食营养

从这时开始，胎儿的器官组织开始迅速生长发育，要补充足够的热能和营养素，才能满足自身和胎儿迅速生长的需要。这时准妈妈的妊娠反应也已经减弱，为了胎儿的健康成长，你要全面地摄取各种营养，吃各种你平时喜欢但因为担心发胖而不敢吃的东西，饮食均衡，注意用量就可以。

孕4月饮食要点

粗细搭配

大米和面食可以提供胎儿生长需要的能量，而且面食中含铁多，肠道吸收率也高。同时搭配一些小米、玉米面、燕麦等杂粮，不但有利于营养的吸收，还可以刺激胃肠蠕动，缓解便秘症状。

控制食量

准妈妈合理饮食的关键是营养，而不是食物过多的摄入，要做到全面、均衡是最重要的，乳、肉、蛋以及蔬菜和水果都要涉及到。同时准妈妈可以不拘泥于一日三餐，做到少食多餐，根据胃口决定用餐时间，通过胃部感觉控制食量，不可以吃得太饱也不可以太饿。只有提供的营养均衡、充足，腹中的胎儿才能够健康成长。

控制脂类摄入

避免进食过多的油炸、油腻的食物和高热量垃圾食品，防止出现自身体重增加过快。

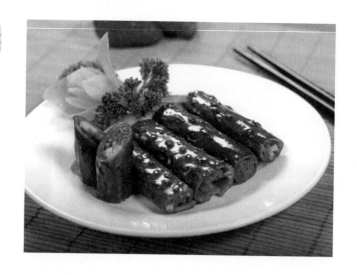

荤素兼备

不要整天大鱼大肉，要注意蔬菜中维生素的摄取。美国医学科学家的一项新研究显示，如果在孕前多摄取蔬菜、水果和蛋白质食物，有助于预防新生儿白血病。

多吃益智类干果

经常吃一些核桃、松子、葵花子、杏仁、榛子、花生等干果类食物，这些食物富含大脑发育必需的脂肪酸，在胎儿大脑发育关键期，孕妈妈可以当零食多吃点，对胎儿大脑的发育有很好的促进作用。

控制油脂的摄入

经常食用的食物却含有较多油脂，在孕期要适当的控制这些油脂食物的摄取。

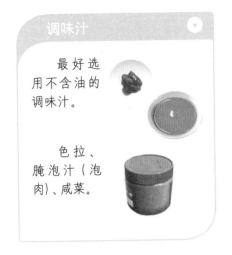

调味汁

最好选用不含油的调味汁。

色拉、腌泡汁（泡肉）、咸菜。

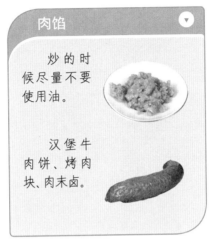

肉馅

炒的时候尽量不要使用油。

汉堡牛肉饼、烤肉块、肉末卤。

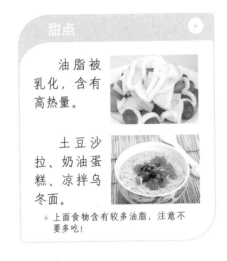

甜点

油脂被乳化，含有高热量。

土豆沙拉、奶油蛋糕、凉拌乌冬面。

★ 上面食物含有较多油脂，注意不要多吃！

❀ 饮食禁忌

孕妈妈不能偏食

有些孕妈妈平时偏食、挑食，营养本就缺乏，怀孕之后，妊娠反应较重，进食更少，有的孕妈妈偏食鸡、鸭、鱼、肉和高档的营养保健品，有的只吃荤菜，不吃素菜，有的不吃内脏如猪肝等，有的不喝牛奶、不吃鸡蛋等，造成营养单一，愈加缺乏营养，不但不能保证孕妈妈自身的营养需要，更不能满足胎儿生长发育的需要了。不少孕妈妈由于营养不足，不仅体重轻，往往导致早产，还会使胎儿机体功能低下，或者发育不良、畸形，甚至流产或胎死宫内。有的即使足月生产，宝宝的体重也较同龄儿轻。据对几十名生畸胎的女性的头发进行微量元素测定，发现她们头发中的锌、铜、铁、锰、钙、硒等微量元素的含量都明显低于同龄健康女性。经调查，这些女性平时多以素食为主，或偏食，或挑食。我们要提醒偏食、挑食的孕妈妈，为了你的宝宝的健康，一定要改掉偏食、挑食的不良习惯，合理调整自己的饮食。

少食山楂

大部分女性怀孕后有怀孕反应，而且爱吃酸甜之类的东西。但要注意的是山楂果及其制品，孕妇以不吃为宜。现代医学临床证实：山楂对女性子宫有收缩作用，如果孕妇大量食用山楂食品，就会刺激子宫收缩，甚至导致流产。因此，孕妈妈多吃山楂是不适宜的。

忌食咸鸭蛋

味美可口的咸鸭蛋，是造成孕妇水肿的罪魁祸首。一只咸鸭蛋所含的盐已超过孕妇一天的需要量，加之除咸鸭蛋外，孕妇每天还要食用含盐食物，这样便使盐的摄入量远远超过机体需要量。在人体内，盐和水分是一对孪生姐妹，食盐过多会产生口渴，必然大量饮水，水、盐积聚在体内超过肾脏排泄能力，从而导致孕妇高度水肿。

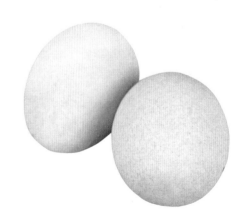

简易朝族拌饭

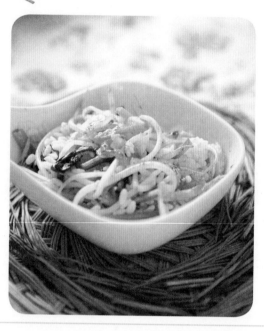

▼ 食材

大米150克，鸡蛋1个，蕨菜、豆芽、菠菜、辣白菜各适量，韩式辣椒酱1大匙，盐、香油、葱末、姜末、蒜末各少许。

▼ 做法

1 将大米用清水淘洗干净，焖成米饭；辣白菜切条；将蕨菜、豆芽、菠菜择洗净，切段，用沸水焯烫熟，捞出沥净水分；鸡蛋打散，摊成蛋皮，切成丝。

2 将米饭铺在大碗的底部，盖上蕨菜段、豆芽段、菠菜段、蛋皮丝、辣白菜，然后撒上韩式辣椒酱、盐、香油、葱末、姜末、蒜末，拌匀即可食用。

羊肉枸杞粥

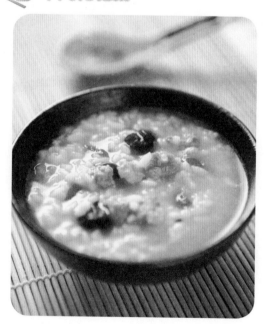

▼ 食材

大米150克，羊肉100克，枸杞子30克，炙附片10克，大枣15枚，冰糖适量。

▼ 做法

1 先将羊肉切细碎，待用。

2 大米洗净与炙附片、枸杞子、大枣一同放入锅内，加水适量煮熟成粥。

3 待粥煮至熟烂时，再放入羊肉和冰糖，继续煮至粥浓稠状即可。

🍲 香菇炒栗子

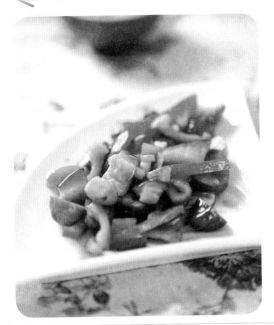

ˇ食材

香菇50克，生栗子6个，葱花、姜末、蒜末各少许，盐1/2小匙，蚝油1小匙，植物油1大匙，青辣椒丝、红辣椒丝各适量。

ˇ做法

1 香菇用清水洗净，切成块；栗子蒸熟，剥去外皮，栗子肉用刀切成两半。

2 将香菇和栗子分别用沸水焯一下，捞出控水。

3 炒锅烧热，加植物油，六七成热时放入葱花、姜末、蒜末爆香，放入香菇、栗子，再放入青辣椒丝、红辣椒丝、盐、蚝油翻炒均匀入味即可。

🍲 油菜炒虾仁

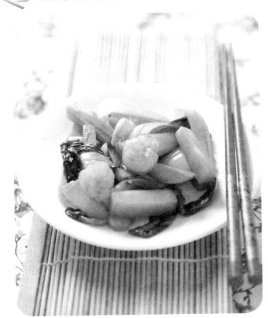

ˇ食材

虾仁200克，油菜250克，胡萝卜50克，莴笋150克，葱花适量，盐1小匙，植物油1大匙，水淀粉2小匙。

ˇ做法

1 将胡萝卜、莴笋洗净，切成长条；虾仁挑去虾线，洗净；油菜择净，用清水洗净。

2 将胡萝卜条、莴笋条、虾仁、油菜用沸水焯3分钟，捞出投凉。

3 炒锅烧热，加入植物油，六成热时放葱花爆香，加入胡萝卜条、莴笋条、虾仁、油菜，加盐翻炒均匀，出锅前用水淀粉勾芡，即可食用。

健康护理

此时孕妈妈进入一个相对较平稳的时期，妊娠反应也会减轻，但是也会出现一些小症状，所以此时孕妈妈要进行第二次产检，以确保孕妈妈的健康和胎儿的发育。

准妈妈第二次产检

从第二次产检开始，准妈妈必须做基本的例行检查，包括：称体重、量血压、问诊、检查子宫大小及听宝宝的胎心音等。如果准妈妈年龄在35周岁以上，建议在18周后可抽血做唐氏综合征筛检（16~18周最佳）。胎儿颈部透明带大于3.0毫米，抽血结果概率大于1/270者，有唐氏征的可能性，应安排做羊膜腔穿刺检查。至于施行羊膜腔穿刺的时间，原则上是以16~20周开始进行，主要是看胎儿的染色体异常与否。

本月B超检查显示

宝宝长到身高约12厘米，体重约50克。眼的部位开始出现凹陷。胎盘最终完成，通过脐带摄取营养。

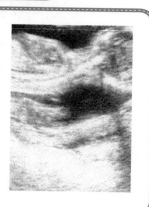

TIPS

此时的胎儿长约9厘米，重约20克。虽然准妈妈腹部只是有了微微的突起，但是身体内部的变化却是翻天覆地的。仅仅从腹部的变化来看准妈妈和胎儿的健康状况还是不合理的，准妈妈腹部的变化会因为个体的差异而不同。虽然正常状况下4个月时腹部应该有所突起，但是有的女性怀孕5个月时，才能够看出腹部的变化，所以准妈妈不要着急，只要按照医生的要求定期复查就可以了。

准妈妈小腿水肿的防治

准妈妈进入孕中期以后，小腿开始水肿，这是肾负担加重的表现。足量喝水可以缩短代谢废物在体内停留的时间。由于小腿水肿的另一原因，是体重增加带来的负荷，可在办公室放一张小凳或一个木箱，用来搁脚，帮助脚部的体液回流，减少水肿可能。每工作两小时后，可稍做伸展，并按摩小腿部位，这也可以减少水肿。另外，孕期穿柔和宽大的平跟鞋，不要穿袜口收紧的袜子，也可以帮准妈妈克服水肿带来的沉重感。如果发现小腿水肿出现在早晨，或者水肿趋势有扩大的征兆，蔓延到膝盖以上或脸部，一定要看医生，千万不可掉以轻心。

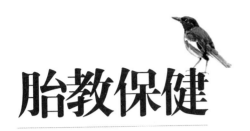

胎教保健

妊娠第4个月的胎儿，已经产生最初的意识，父母要把胎儿当做一个懂事的孩子，经常呼唤他和他聊天或唱歌给他听。另外，准妈妈需要保持一个好的心情，这才是对宝宝最好的胎教。

对话胎教

妊娠第4个月的胎儿，已经产生最初的意识，不仅母亲胸腔的振动可以传递给胎儿，而且母亲的说话声也可以被胎儿听到。但胎儿此时还没有记忆声音的能力，只能判断声音的规律以及高低起伏，因此，孕妇要特别注意自己说话的音调、语气和用词，以便给胎儿一个良好的刺激印记。

对话胎教要求父母双方共同参与，父母可以给胎儿起一个中性的乳名，经常呼唤，使胎儿牢牢记住。如此，婴儿出生后哭闹时再呼其乳名时，婴儿便会感到来到子宫外的崭新环境并不陌生，而有一种安全感，很快地安静下来。同时，

父母要经常和胎儿说话、聊天或唱歌谣给他听。这样，不仅能增加夫妻间的感情，还能把父母的爱传递给腹中的胎儿，对胎儿的情感发育具有莫大益处。

对话的内容不宜太复杂，最好在一段时间内反复重复一两句话，以便使胎儿大脑皮质产生深刻的记忆。男性的低音是比较容易传入子宫内的，而且，研究发现胎儿比较喜欢这种低沉的声调，因此，爸爸要经常给胎儿唱歌、讲故事、同他说话。通过这种声音训练的胎儿出生后会很快适应新的生活环境。

营养胎教

4个月后，由于胎儿的运动开始增大，因此也就需要更多的从母体摄取营养，此时，饮食必须"重质量"，如果吃得很多，可是营养不均衡，吃进去的食物就不容易被消化吸收。

均衡营养，指的是蛋白质、碳水化合物、脂肪、无机质、维生素等营养素搭配合理，不能只吃荤食，要充分食用蔬菜、水果、海带等食物，不要因为喜欢吃某种食物，而养成偏食的习惯。

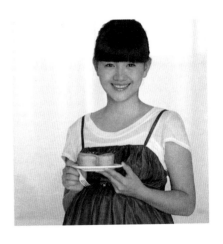

光照胎教

从妊娠第4个月起，胎儿对光线已经非常敏感。科学工作者在对母亲腹壁直接进行光照射时，采用B超探测观察可以见到胎儿出现躲避反射、背过脸去，同时有睁眼、闭眼的活动。因此，此时可进行视觉功能训练。这说明在胎儿发育过程中，视觉也在缓慢发育。

操作方法：可用一号电池的手电筒，一闪一闪地直接放在母亲腹部进行光线照射，每日3次，每次30秒钟，并记录胎儿的反应。进行视觉训练可促进视觉发育，增加视觉范围，同时有助于强化昼夜周期，即晚上睡觉，白天觉醒，并可促进动作行为的发展。

注意：在用光照射时，切忌用强光，也不宜照射时间过长。

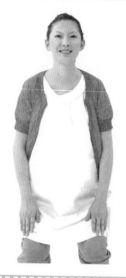

运动胎教

准妈妈的健康是最好的胎教。准妈妈的健康直接关系着胚胎的成长、发育，如果准妈妈的身体出现疾病、损害，就谈不上胎儿的健康成长。因此，保持适当舒缓的运动，强身健体，增强身体免疫力，防止被病菌感染，避免孕期并发症的发生都非常有效。适当的锻炼可使全身肌肉得到增强，有助于日后顺利分娩。准妈妈可以根据自身的特点，选择柔韧性和灵活性较强的锻炼方法，如健美操、瑜伽、游泳、散步等。运动时听点音乐，可以提高兴趣，将锻炼坚持下去。

情绪胎教

研究发现，夫妻吵架，相处不好，对胎儿产生的不利影响是非常大的。可见母亲情绪对胎儿的影响有多大。妊娠4个月时，胎儿大脑中枢内控制本能、欲望、心理状态的间脑或旧皮质部分已经形成，夫妻吵架时，如果用超声波来观看胎儿，可发现胎儿会有一些异常行为。因为当孕妇情绪不稳定时，间脑的激素就会变化，这时会通过母亲血液，经由胎盘流入胎儿血液中，再进入胎儿间脑，间脑受到刺激，就会让胎儿的行动产生变化。

这种刺激对出生后的宝宝影响甚大，一般来说，脾气较暴躁的孩子，其在母亲体内孕育时的家庭环境，特别是父母关系往往都不是很和谐。

为了腹中胎儿安全，丈夫应尽量避免让妻子做吃力的家务劳动，减少妻子的负担。近来很流行怀孕期间多看可爱的婴儿照片，会生出漂亮宝宝、听听音乐可让将来的宝宝具备音乐天赋等说法。如果这样做能使孕妇高兴，那也不失为一种良好的胎教。如果心情平静开朗，身体情况便能维持良好状态，同时也能减少妊娠期间的负担，这样胎儿才能在舒适的环境中健康地发育成长。

TIPS

幽默是对付消极情绪的"良药"。制造幽默的方法很多，如给孕妇提供幽默画刊、音带、说个笑话、讲些幽默故事等。幽默主要来自于亲人的机智诙谐。

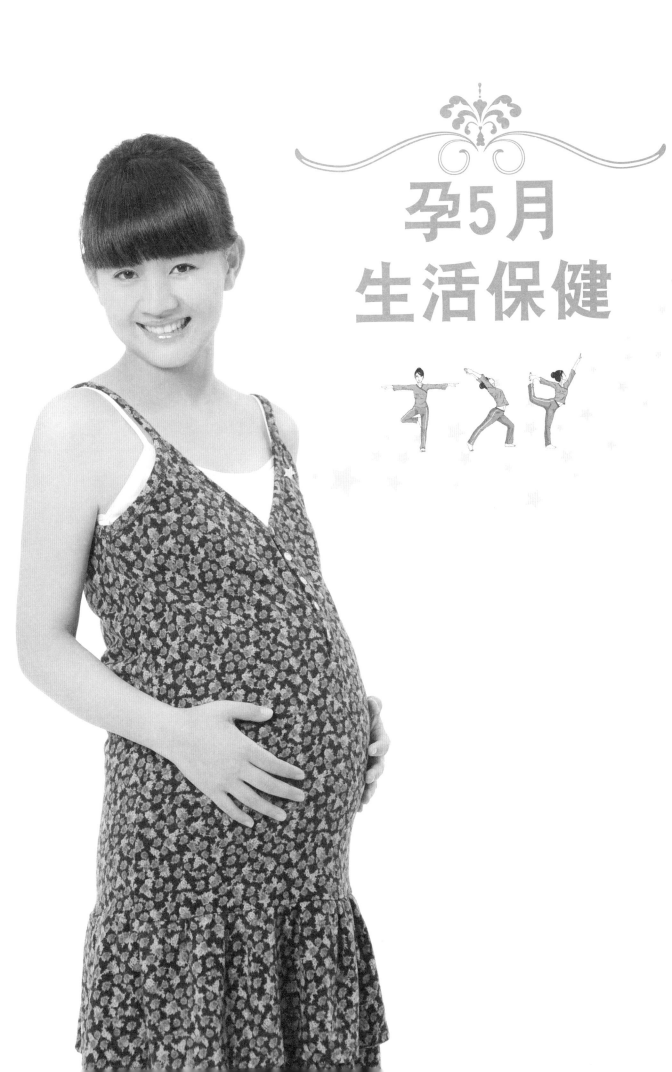

孕5月
生活保健

妈妈 宝宝的变化

准妈妈的肚子已经明显大了许多，乳房与臀围变大，皮下脂肪增厚，体重增加，全身出现水肿现象。而胎宝宝也能听、看到各种感觉，对于外界的各种刺激十分敏感，这时的准妈妈有足够的精力与胎宝宝进行交流，此时胎宝宝已具备了听音乐的条件，但一定要注意选择合适的音乐。

妈妈身体的变化

准妈妈的腹部逐渐变得明显，乳腺的发育使得乳房变大，呈现出怀孕体型。这一时期能够真切感受到宝宝的成长。作为安定期阶段之一，这时食欲旺盛，身心状态良好，情绪稳定。

第17周

现在孕妈妈的体重大约增加了2~5千克。子宫开始变得更大，子宫周围组织的负荷也更重。当孕妈妈正常运动时，子宫两侧的韧带会随之抻拉，从而使孕妈妈产生疼痛的感觉。当突然改变姿势时，就经常会有这种痛楚感，这种韧带痛是妊娠期的一种常见症状，孕妈妈不要误认为是伤风。

第18周

在本周，有的孕妈妈会出现鼻塞、鼻黏膜充血和出血的状况，这与孕期内分泌变化有关，孕妈妈不要滥用滴鼻液和抗过敏药物，孕妈妈不要为此过于担心，即使不治疗，这种症状也会逐渐减轻。如果情况越来越糟，就要到医院就医。

第19周

怀孕使得孕妈妈的身体承担着额外的负担，所以孕妈妈特别容易感到疲倦和乏力，这无形中就拉长了夜晚的睡眠时间。即使这样，孕妈妈还不时会感到疲惫，甚至是白天都会觉得困倦。在这种情况下，孕妈妈不要做太多工作，尽可能想睡就睡，保持高质量的睡眠。此外，孕妈妈也可以通过聊天、听胎教音乐、散步等方法来恢复精力。

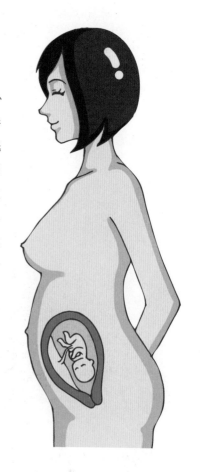

第20周

到了这周，孕妈妈已经能够明显地感觉到胎动、感受到宝宝的生命力了。孕妈妈的子宫约在肚脐的位置，腹部变大，已接近典型孕妇的体型。变大的腹部破坏了整体的平衡，使人很容易感觉疲劳。此外，还伴有腰痛、失眠、小腿抽筋等不适。在日常生活中，孕妈妈要注意休息，多出去呼吸些新鲜空气，活动一下筋骨。

 宝宝的发育

第17周

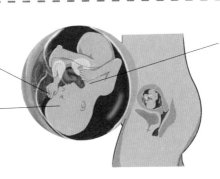

手指
手指、脚趾长出指甲，并呈现出隆起，胎儿还会用口舔尝吸吮拇指，那样子就像在品味手指的味道。

面目五官
此时胎儿的头已占全身长的1/3，耳朵的入口张开；牙床开始形成；头发、眉毛齐备。

器官
肾脏已经能够制造尿液，感觉器官开始按照区域迅速地发展。

现在我大约有142克重，12.7厘米长，大小像一只香瓜。我那像橡胶一样的软骨开始变硬成为骨骼，连接胎盘的生命纽带——脐带，长得更粗壮了。现在的我跟婴儿一样可爱，皮肤变得红扑扑的。我非常顽皮，最喜欢用手抓住脐带玩，有时候会抓得特别紧，以至于只有少量氧气输送。

第18周

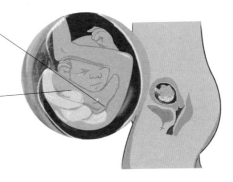

心脏
随着心脏跳动的活跃，利用听诊器可以听到胎儿的心跳声音，而且利用B超检查可以查出心脏是否有异常。

四肢
这时是胎儿最活跃的阶段，胎儿不时地以脚踢妈妈肚子的方式来表达自己的存在。

这周开始我进入了最活跃的阶段，不停地翻转着、扭动着并且拳打脚踢着，一刻也不闲着。这充分表明我很健康。我的心脏运动也变得活跃起来，借助听诊器，妈妈能够清楚地听到我的胎心音。如果我是小公主，我的阴道、子宫、输卵管都已经长成了；如果我是小王子，已经能够看清楚我的生殖器官了。

第19周

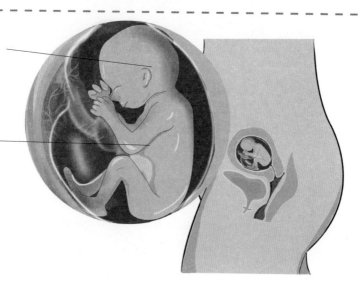

大脑
胎儿的大脑开始划分出专门的味觉、嗅觉、听觉、视觉和触觉区域，并在这些区域里迅速发育。

皮肤
胎儿皮肤的腺体分泌出一种黏稠的、白色的油脂样物质，称为胎儿皮脂，有防水屏障的作用，可防止皮肤在羊水中过度浸泡。

现在的我，身长大约有15厘米，体重约240克，约相当于一个小南瓜大小。我的胳膊和腿现在已经与身体的其他部分成比例了。我的肾脏已经能够产生尿液，头发也在迅速生长。本周是我感官发育的重要时期：我的大脑开始划分出专门的味觉、嗅觉、听觉、视觉和触觉区域，并在这些区域里迅速发育。现在是爸爸妈妈对我进行感官胎教的最佳时期，一定不要错过。

第20周

器官
本周胎宝宝胃内开始出现制造黏膜的细胞，肠道内的胎便也开始聚集。

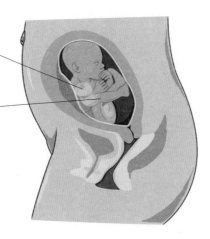

四肢
胎宝宝的四肢和脊柱已经开始进入骨化阶段，此时的胎儿完全具备了人体应有的神经系统，神经之间已经互相连接，而且肌肉比较发达，所以胎儿可以随意活动。

本周我消化道中的腺体开始发挥作用，胃内开始出现制造黏膜的细胞，肠道内的胎便也开始聚集。我的骨骼发育在本周开始加快；我的四肢和脊柱已经开始进入骨化阶段。这就需要妈妈补充足够的钙，才能保证我骨骼的正常生长。

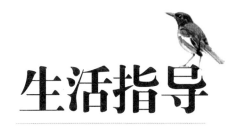

生活指导

这个时期，准妈妈一般都会开始感觉胎动。下腹部的隆起开始明显。这时子宫底的高度15～18厘米。大多数准妈妈在怀孕第5个月时会感到舒服多了。这个时期准妈妈要注意预防患贫血，多吃绿色蔬菜、海参、海藻等。同时准妈妈要注意乳房的呵护。

准妈妈的生活起居

怀孕到了第5个月，之前有的小症状会缓解许多，感觉进入了"稳定期"。这个时候胎儿宝宝的内脏器官都已经发育完成，大部分都可以分辨性别。在此阶段中，宝宝变得越来越好动，而且他已经可以控制自己的动作了。而这些胎动的现象，通常初产妇要在怀孕20周时才会察觉到，而经产妇则是比较容易感受到这些轻微的胎动。刚出现胎动时好像肠子在蠕动，这时的胎动不很活跃，而且不一定每天都能感觉到，不必由于有一天没有感到胎动就惊慌失措。

外阴部的清洗

准妈妈除了清洗全身以外，最重要的是外阴部位的清洗。因为怀孕后阴道分泌物增多，有时会感觉痛痒，所以一定要每天清洗。此部位最好用清水洗，尽量少用洗剂，避免坐浴，也不要冲洗阴道，否则会影响阴道正常的酸碱环境而引起感染。洗完澡后，别急着穿上内裤，可穿上宽松的长衫或裙子，等阴部风干后，再穿上，这样可以有效地预防阴部瘙痒。

发生腿抽筋现象主要是因准妈妈血液中缺钙造成的。面部出现蝴蝶形"妊娠斑"的准妈妈外出时应戴遮阳帽。因为胎儿的发展已经稳定，准妈妈害喜、疲倦的现象缓和，再加上激素分泌的变化，所以，怀孕中期的性生活频率往往会提高。

睡眠缓解准妈妈疲劳

准妈妈最好的休息形式即是睡眠，通过适当的睡眠解除疲劳，使体力与脑力得到恢复。如果睡眠不足，可引起疲劳过度、食欲下降、营养不足、身体抵抗力下降，增加准妈妈和胎儿感染的机会，造成多种疾病发生。但睡眠时间长短，因人而异，有的仅睡5～6小时即可恢复体力与精力，有的则需更多的时间。一般正常人需要8小时的睡眠，准妈妈因身体发生一系列特殊变化，易感疲劳，可适当延长1小时为宜，一般至少应在8小时。妊娠晚期，为保持精力充沛，还应在中午坚持1小时左右的午睡。如无条件者，至少也应卧位休息半小时。准妈妈每日工作时间不应超过8小时，并应避免上夜班。工作中感到疲劳时，在条件允许的情况下，可稍休息10分钟左右，也可到室外、阳台或楼顶呼吸新鲜空气。长时间保持一种工作姿势的准妈妈，中间可不时变动一下姿势，如伸伸胳膊动动脚，以解除疲劳。

注意准妈妈的体重

妊娠中的女性体重平均要增加10～12.5千克，孕妈妈肥胖容易诱发糖尿病、妊娠高血压综合征等，还会对胎宝宝的发育造成影响。有条件的话，在家中备体重计，1星期称1次。怀孕中期，每周体重增加不超过500克，别让自己胖得太快。不要每餐进食过多，尤其是不要感到很饥饿才去吃东西。从第2个孕月起，体内孕激素逐渐增多，使食管下段控制胃酸返流的肌肉松弛，加之逐日加大的子宫对胃的挤压，使得胃内容物排空减慢，胃液很容易返流到食管下段，刺激损伤食管下段黏膜。

预防皮肤瘙痒

由于怀孕后体内激素的变化，可能会发生皮肤瘙痒。准妈妈皮肤瘙痒是妊娠期较常见的生理现象，不需要特殊治疗，宝宝出世后就会消失。经常洗澡、勤换内衣、避免吃刺激性食物、保证睡眠充足、保证大便通畅，都有助于减轻皮肤瘙痒。每次沐浴的时间不要过长，最好是10～20分钟，因为洗澡时间过长，不仅皮肤表面的角质层易被水软化，导致病毒和细菌的侵入，而且准妈妈容易产生头昏的现象。另外，洗澡频率应根据个人的习惯和季节而定，一般来说3～4天1次，有条件的话，最好是每天1次。

❤ 注意孕期性生活

很多准妈妈对于孕期的性行为有不少疑问与困惑，但只要不过于激烈的话，孕中期的性行为是没有问题的。只是，为防止流产、破水、细菌感染等症状，要注意准备好避孕套。此外，尽管理论上可以进行性生活，但还是不能和怀孕前一样。孕期阴道充血导致易出血，所以要避免将手指伸入阴道的激烈爱抚和结合时插入过深的体位。

在腹部发胀时、出血时，都要节制性行为。在性生活时出现腹部发胀，就要中止，并安静地休息。

正确的体位

前侧位

腿交错着互相抱着。不进行腹部的压迫，结合较浅，以使妈妈的腹部安全。

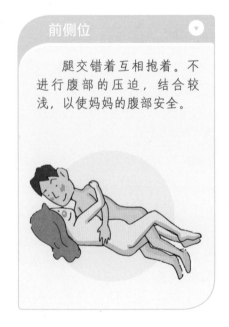

侧卧位

侧卧着，从后面抱住的体位。妈妈的身体伸展着，不用担心出现压迫腹部的情况发生。

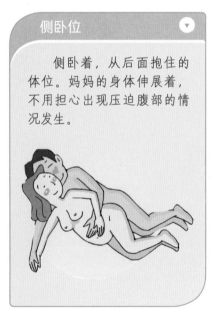

前坐位

相对坐着的体位。可以调节结合的深浅程度，是对于妈妈来说是更舒适的一种体位方式。

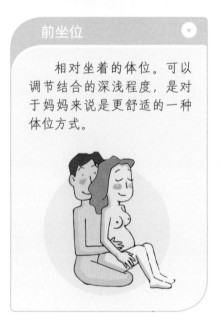

错误的体位

后背位

后背位结合较深，也容易对腹部产生压迫，要避免这种体位。

骑乘位

妈妈在上面的体位，结合较深，会对子宫口产生刺激，要避免这种体位。

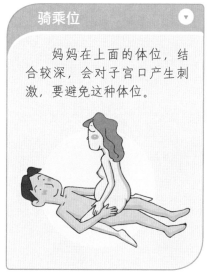

屈曲位

腿放在爸爸肩上的体位，对腹部产生压迫，要避免这种体位。

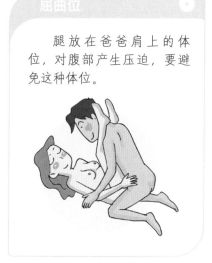

🌸 准妈妈要呵护好脚

脚被称为人体的第二心脏，怀孕后负担最重的是心脏，但是脚的负担也不轻。要支持增加10～14.5千克的体重，脊椎前弯、重心改变，怀孕末期由于松弛素的分泌，颈、肩、腰、背常常酸痛，脚更不堪重负，足底痛时有发生。

怀孕后准妈妈会大量额外地补充水分以补充身体所需，这多少会有液体累积现象，多余的水分会累积在比较薄的组织下方，这就会造成脸的肿胀，而由于地心引力的作用，手、腿、足等部分液体滞留相对严重也会造成肿胀现象。生活中注意以下方面，可以有效减轻肿胀的不适感。

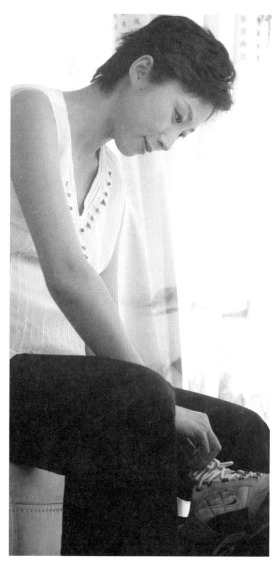

1	避免长时间坐着或站立，坐的时候避免交叉双腿，因为这样会阻碍下肢的血液循环
2	尽量避免仰躺睡姿，因为侧睡可以解除沉重的子宫对主要血管所造成的压力
3	穿着上，准妈妈要穿有助于血液流回心脏的长裤和袜子；要穿宽松、舒适的鞋，前后留有1厘米余地，避免对于血液循环的妨碍。鞋底要注意防滑，最好选择柔软天然材质的软皮或布鞋，可有效减少脚的疲劳
4	准妈妈最好每天用温热水足浴，能缓解准妈妈双脚的肿胀

准妈妈的胸部保养方案

乳房是宝宝的粮食仓库，是准妈妈性与美的象征。但怀孕以后，由于体内孕激素水平增高，乳腺组织内的腺泡和腺管不断增生，乳房的皮下脂肪渐渐沉积，使乳房的外形有了很大的变化。准妈妈从怀孕起就要开始呵护自己的乳房，以保证乳房的健美挺拔。

乳头的形状

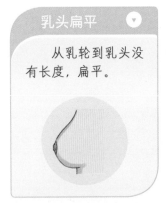

乳头扁平 ▼

从乳轮到乳头没有长度，扁平。

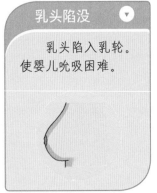

乳头陷没 ▼

乳头陷入乳轮。使婴儿吮吸困难。

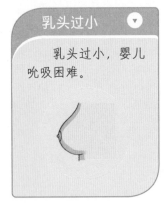

乳头过小 ▼

乳头过小，婴儿吮吸困难。

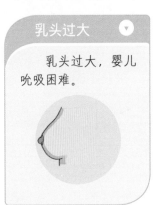

乳头过大 ▼

乳头过大，婴儿吮吸困难。

乳头保养

准妈妈要注意对乳头的保养，可以经常用清水擦洗乳头；清洗完后在乳头部位涂一些冷霜膏或橄榄油等，并用拇指和食指按顺时针方向轻轻做按摩乳头及乳晕的动作，直到乳头突出来。这样会有助于产后哺乳，如果乳头结痂难以清除时，还可先涂上植物油或橄榄油，待结痂软化后再用清水清洗，擦洗干净后涂上润肤油，以防皲裂。

乳房按摩

从妊娠中期开始，乳腺真正发达起来，乳房明显变得丰满。持续按摩乳房有利于乳房的血液循环，使分娩后排乳通畅。因此，准妈妈最好从大约20周开始进行乳房按摩。每天有规律地按摩一次，也可以在洗澡或睡觉前进行2～3分钟的按摩。动作要有节奏，乳房的上下左右都要照顾到。按摩的力度以不感觉疼痛为宜，一旦在按摩时感到腹部抽搐，应立即停止。方法如下：

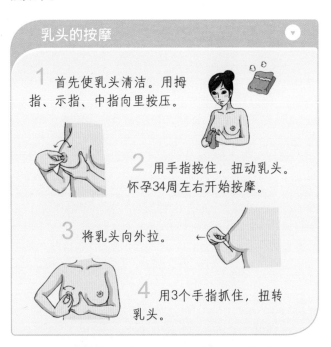

乳头的按摩 ▼

1 首先使乳头清洁。用拇指、示指、中指向里按压。

2 用手指按住，扭动乳头。怀孕34周左右开始按摩。

3 将乳头向外拉。

4 用3个手指抓住，扭转乳头。

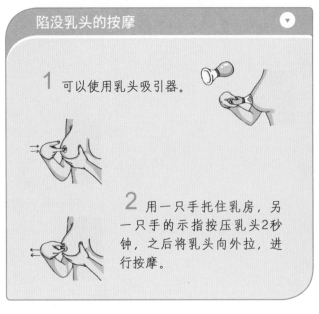

陷没乳头的按摩 ▼

1 可以使用乳头吸引器。

2 用一只手托住乳房，另一只手的示指按压乳头2秒钟，之后将乳头向外拉，进行按摩。

饮食营养

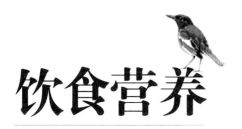

孕5月的胎儿开始形成骨骼、牙齿、五官和四肢，同时大脑也开始形成和发育，胎儿的大脑开始划分专门区域，嗅觉、味觉、听觉、视觉以及触觉都开始发育。为适应孕育宝宝的需要，体内的基础代谢也会增加，子宫、乳房、胎盘迅速发育，需要适量的蛋白质和能量。因此，保证准妈妈对营养素的足量摄取至关重要。切忌饮食过量，以免造成分娩时的困难和痛苦，饮食过量还容易造成高血压、糖尿病等症状，同时对胎儿的发育也没有什么好的作用。

🌸 孕5月饮食要点

多吃鱼有利于宝宝大脑发育

鱼肉含有丰富优质蛋白质，还含有2种不饱和脂肪酸，即二十二碳六烯酸（DHA）和二十碳五烯酸（EPA）。这两种不饱和脂肪酸对大脑的发育非常重要。这两种物质在鱼油中含量要高于鱼肉，而鱼油又相对集中在鱼头内。所以，孕期准妈妈适量吃鱼头，有益于胎儿大脑发育。

补充钙质

这个阶段除了保证蛋白质、维生素、碳水化合物、矿物质的基本供给外，还要特别注意补充含钙食物。必须注意多食含钙丰富的食物，如小鱼、虾皮、牛奶、奶制品、芝麻酱、鸡蛋、豆腐、海带等，其中，乳制品里含有大量的钙。多晒太阳，促进钙的吸收，及时补充钙质，确保胎儿骨骼生长的需要。

怎样喝牛奶更健康

准妈妈爱喝牛奶，可是你知道怎么喝牛奶才更健康吗？

早上喝牛奶时，切忌空腹。最好先吃点东西，比如吃点面包、饼干等，然后再喝牛奶。而且，只以一杯牛奶作早餐，热量也是不够的应配一些其他食物。

晚上喝牛奶，可以安神助眠。晚上喝牛奶可在饭后2小时或睡前1小时，这对睡眠较差的人可能会有帮助。因为牛奶中含有丰富的色氨酸，具有一定的安眠作用。

牛奶可以喝冷的，也可以喝热的。牛奶煮沸后，其营养成分会受到一定影响，比如蛋白质含量会有所减少，但总的损失不会很大。

不要拒绝大豆食品

豆浆和豆乳

豆浆和豆乳所含的亚油酸、亚麻酸、油酸等以及聚不饱和脂肪酸含量都相当多，可谓比牛奶更好的健脑食品。准妈妈应经常喝豆浆，或与牛奶交替食用。

豆腐

豆腐也是豆制品的一种，其蛋白质含量占35.3%，脂肪含量占19%，100克豆腐中含钙120毫克，维生素B_1、维生素B_2的含量也很高。因此，豆腐是非常好的健脑食品。其他如油炸豆腐、冻豆腐、豆腐干、豆腐片（丝）、卤豆腐干等都为健脑食品，可交替食用。

注意铁质的摄入

铁的摄取是一定不可缺少的，因为铁是生产血红蛋白的重要原料，而血红蛋白把氧运送给细胞，人体需摄取少量的铁，贮存在组织中，胎儿就从这个"仓库"中吸取铁，以满足自己的需要。

到了妊娠中后期，准妈妈的血容量增加，使红细胞相对不足。另外，母体除了本身对铁的需求之外，还要供给日益成长的胎儿对铁的需要。母亲贫血容易出现水肿、妊娠中毒症、心功能障碍，还会使胎儿发育不良、体重偏低、早产甚至死亡。

因此，此时准妈妈应该多吃一些含铁丰富的食物，如奶类、蛋类、瘦肉、豆制品、动物肝脏等，还需要多吃番茄、绿色蔬菜、红枣、柑橘等富有铁质的水果等。如果血红蛋白低于100克/升，则应遵医嘱补充各种铁剂药物及维生素，直到血红蛋白恢复正常为止。

TIPS

如果准妈妈下腹部突出，是因为体内热量过高或体力不足，加上胃肠功能也弱，所以要将少量营养价值高的食物，制成易消化的状态食用，不要吃生冷和酸味的食物。最好采取少食多餐的方式，一天分4～5次进餐，可达到收敛效果。饭后，一定要先躺下来休息10～30分钟，然后对耳朵做指压，并让眼睛得到充分的休息。

多吃核桃宝宝更聪明

怀孕进入第5月，眼看肚子一天天大了，营养师建议要注意膳食脂肪总量的摄入，保证脂肪酸的比例适宜。亚麻酸的摄入尤为重要。因为亚麻酸对胎儿的脑部、视网膜、皮肤和肾功能的完善很重要，长期缺乏亚麻酸会影响注意力和认知发育。核桃不但含有亚麻酸和磷脂，并且富含维生素E和叶酸，准妈妈不妨多吃一些。

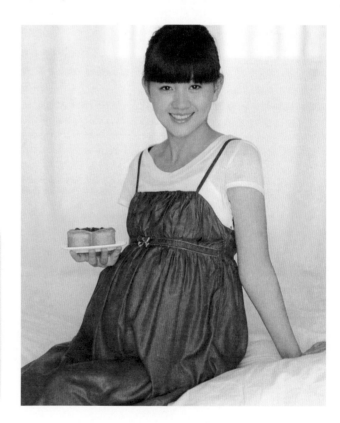

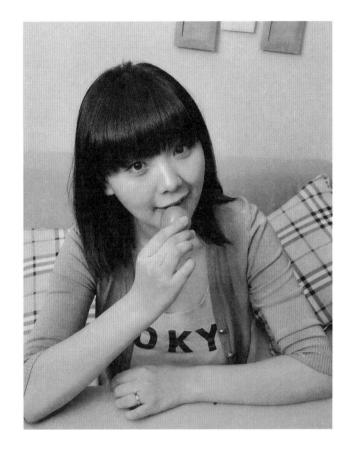

准妈妈不宜多吃味精

味精的主要成分为谷氨酸钠，当食用味精过多会出现眩晕、头痛、嗜睡、肌肉痉挛等一系列症状；有人还会出现焦躁、心慌意乱；部分体质较敏感的人甚至会觉得骨头酸痛、肌肉无力。还会导致血液中谷氨酸含量增高，限制人体对钙、镁、铜等必需矿物质的利用。

对有些准妈妈来说，吃多了味精对胎宝宝很不利。血液中的锌与谷氨酸钠结合后便从尿中排出。所以，味精摄入过多会消耗大量的锌，导致准妈妈体内缺锌。而锌是胎儿生长发育的必需品，锌缺乏，胎宝宝的生长发育势必受到影响。为了生一个聪明健康的宝宝，准妈妈们记得要少吃味精。

忌暴饮暴食

有些准妈妈存有一些错误概念，认为只要多吃高营养的食物就能使孩子身体强壮，因此不加节制地摄取高营养、高热量的食物，使胎儿过大，结果在生产时往往造成难产、产伤。其实胎儿过大并不一定健康，很多超重儿生下来就出现低血钙、红细胞增多症，进一步引起新生儿抽风、缺氧。

另外，由于营养过剩，母体血糖相对较高，使胎儿胰岛分泌也处于较高水平，如果孩子出生后不能及时哺乳，胰岛强烈的降糖作用可导致新生儿低血糖的发生，低血糖对婴儿大脑会造成不良影响。

吃得过多还会引发许多危险的并发症，如慢性高血压、先兆子痫、妊娠糖尿病、肾盂肾炎、血栓症、过期妊娠及胎儿过大和难产等。

当然剖宫产的比率也会相对增高，而手术及麻醉的困难度、麻醉后的并发症及手术后伤口的复原等都是问题，尤其是患有高血压、糖尿病的准妈妈，在生产前后所引起的心脏衰竭，更可威胁到产妇及胎儿的生命。

不宜多吃热性作料

有许多准妈妈，爱吃味道浓的饭菜。很多这样的饭菜都放了大量的热性作料，如小茴香、八角、花椒、胡椒、桂皮、五香粉等。准妈妈吃热性佐料容易消耗肠道水分，使胃肠分泌减少，造成肠道干燥、便秘。发生便秘后，准妈妈必然用力屏气解便，从而导致腹压增加，压迫子宫内的胎儿，易造成胎动不安、早产等不良后果。

所以，为了胎宝宝的安全，准妈妈们忍一忍吧，别多吃放了热性佐料的饭菜。

彩色蔬菜汤

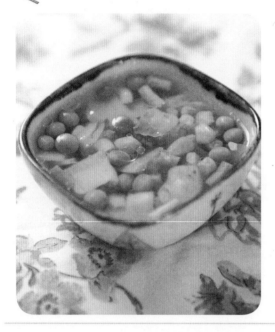

ˇ食材

胡萝卜1根, 豌豆、红腰豆、玉米粒各30克, 百合50克, 豇豆100克, 洋葱半个, 蒜末少许, 盐适量, 番茄酱、植物油各2大匙。

ˇ做法

1 胡萝卜洗净, 切成丁; 豇豆洗净, 切成段; 洋葱去皮、洗净, 切小块; 百合洗净, 切小块。

2 红腰豆洗净, 用清水浸泡一晚, 连泡豆子的水一起煮沸, 转小火煮至豆子熟软, 捞出控水。

3 炒锅烧热, 加植物油, 六成热时下入洋葱块、蒜末、番茄酱、豇豆段翻炒, 再加入清水, 放入豌豆、红腰豆、玉米粒、百合, 加盐调味, 再煮10分钟, 即可食用。

菜心炒牛肉

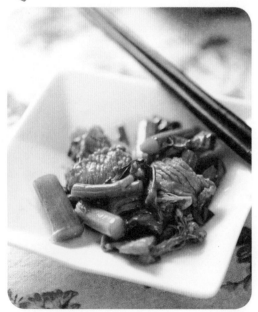

ˇ食材

牛肉150克, 菜心300克, 姜2片, 料酒、酱油、水淀粉、蚝油各2大匙, 植物油500克 (实耗30克)。

ˇ做法

1 牛肉洗净切薄片, 加料酒、酱油、少量植物油、部分水淀粉, 腌渍10分钟; 菜心洗净, 切小段, 用沸水焯一下, 捞出投凉。

2 炒锅烧热, 加植物油, 五成热时下入牛肉过油, 炸制八成熟时捞出控油。锅中留少许底油, 放入姜片爆香, 再放入菜心翻炒, 接着倒入牛肉, 淋入蚝油、水淀粉翻炒均匀, 即可食用。

健康护理

此时的产前检查中，医生要定期给孕妇测宫底的高度、腹围、监测胎位、听胎心。另外，还要密切监测孕妇血压、体重的变化，以便及时发现怀孕的并发症和怀孕前存在但不严重，而怀孕后变得明显及严重的某些内外科疾患。这些检查很重要，如有遗漏的项目或错过检查机会，均应补查，并记录好检查结果。

胎动的自行检查

怀孕满4个月后，即从第5个月开始母体可明显感到胎儿的活动，胎儿在子宫内伸手、踢腿、冲击子宫壁，这就是胎动。

健康的胎儿，虽然还没有问世，但他已活跃在腹中，别看他孕育在娘胎里，可从来都不是一个消极者，而时刻都在显示他新生命的活力。胎儿3个月时，他的器官系统便开始工作了，有时把羊水吞进肺里，再吐出来。有时还做出各种特殊的反应：他的腿、脚、拇指和头部都会动；他的小嘴会张开、闭上或吞咽；刺激他的眼睑，他就把眼睛眯起来；碰了他的小手，他便会握紧拳头；若是碰碰他的小脚丫，他便把脚趾张开呈扇形。

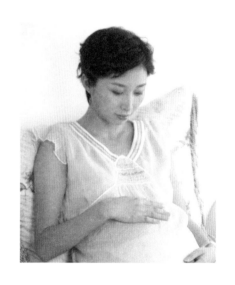

胎动是胎儿安危的信号

胎动的次数多少、快慢强弱等是胎宝宝安危的信号。正常明显胎动1小时不少于3～5次，12小时明显胎动次数为30～40次以上。但由于胎儿个体差异大，有的胎儿12小时可动100次左右，只要胎动有规律，有节奏，变化不大，即证明胎儿发育是正常的。胎动正常，表示胎盘功能良好，输送给胎儿的氧气充足，胎儿在子宫内生长发育健全，很愉快地活动着。

发现胎动12小时少于20次，或每小时少于3次，可能说明胎儿缺氧，小生命可能受到严重威胁。在缺氧初期，胎动次数会增多，胎儿烦躁不安。当胎儿宫内缺氧继续加重时，胎动逐渐衰弱，此时为胎儿危险先兆。

正确计数胎动，认真观察胎动

胎动，是胎儿向母亲发出安危的信号，所以，准妈妈要重视胎动，学会正确计数胎动，认真观察胎动。

胎动正常，表示胎盘功能良好，输送给胎儿的氧气充足，胎儿在子宫内发育健全。小生命在子宫内愉快地生存着。平常准妈妈在怀孕18～20周时，准妈妈可以自己感觉到胎动。早、中、晚各一次，每次1小时。测胎动时最好取左侧卧位，全神贯注，平心静气地体会胎动次数。每出现一次胎动，从胎儿开始动作到动作停止记录为一次，把3次计数的胎动数相加乘以4，即为12小时胎动的总数。胎动次数12小时在30～40次，说明胎儿情况良好。

胎教保健

胎儿生长发育到5个月时，胎动更加活跃，心跳也更加有力，感知功能明显提高，对外界传入刺激信号的接受能力大大提高。这时除了继续前几个月的胎教方式外，应该更进一步与宝宝互动。

抚摸胎教

此阶段，由于胎儿触觉功能逐渐发育起来，因此，触摸胎儿的方法进行胎教是十分必要的。

操作方法：孕妇仰卧在床上，头部不要垫高，全身放松，双手捧住胎儿，从上到下、从左到右反复抚摸10次，然后用食指和中指轻轻抚摸胎儿，如有胎动，则在胎动处轻轻拍打。要注意胎儿的反应类型和反应速度。如果胎儿对抚摸、推动的刺激不高兴，就会用力挣脱或者蹬腿。这时应马上停止抚摸。如果胎儿受到抚摸后，过一会儿才以轻轻蠕动的方式做出反应，这种情况可以继续抚摸，一直持续几分钟后再停止抚摸。

开展胎儿抚摸的理想时间是每天傍晚，因为这个时候的胎动最为频繁与活跃。抚摸后如无不良反应可增至早晚各1次。对有早期宫缩的孕妇，不可用触摸动作。

注意：在进行抚摸的过程中如配合语言和音乐的刺激可以获得更佳的效果。

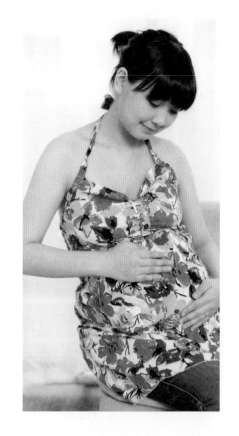

音乐胎教

音乐胎教，应选择在胎儿睡醒时，即有胎动的时期进行，也可以固定在临睡前。播放的设施及播放方法可根据条件自选乐曲。

胎儿有听觉，但毕竟不能唱。母亲还可以为胎儿选唱些歌曲，首先应选些轻灵抒情的歌曲或摇篮曲，唱歌时要心情舒畅，用慈母之心唱给胎儿听，从而达到心田的共鸣。

要坚持给胎儿放乐曲，每天放1~2次，多放些轻快活泼、柔和平缓的乐曲，每次放15~20分钟，用优美动听的音乐刺激胎儿的听觉感受器，使其得到训练。同时，还要用胎教磁带采用微型胎儿扩音器，置放在胎头的相应部位，将优美的歌曲源源不断地输送给胎儿。

音乐对孩子的作用是不可估量的。应当从胎儿还在母亲的子宫里就开始训练。

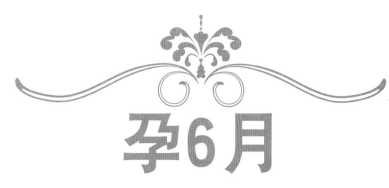

孕6月
生活保健

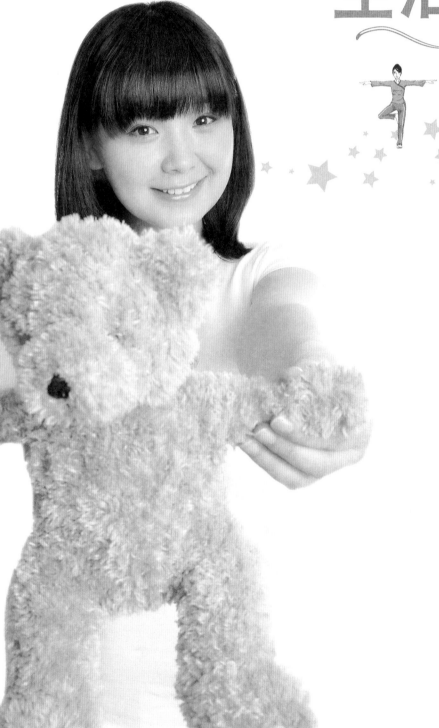

妈妈宝宝的变化

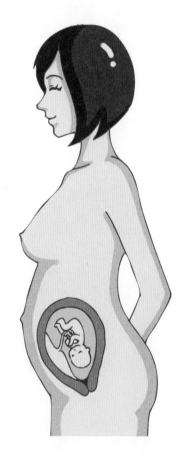

胎儿长到第6个月，已经比较安定了，所以准妈妈可进行简单的运动，既可避免肥胖，也使未来的生产过程更为顺利。适度的运动对胎儿非常重要，因此，除了继续音乐胎教外，准妈妈还应进行一定量的运动，对自己，对宝宝都是有好处的。

妈妈身体的变化

此时准妈妈处于安定期，每天都舒适地度过。子宫长到了成人头部那样大，腹部凸出明显。几乎所有妈妈都能感到明显的胎动，并感受到胎儿在腹中的位置。

第21周

随着胎宝宝的生长，孕妈妈的子宫日益增大，肺部就会受到压迫，所以孕妈妈时常会觉得呼吸急促，尤其是在运动后。此时，有些孕妈妈可能觉得自己的行动已经有些迟缓和笨重了，这是很正常的情况。

第22周

孕22周的孕妈妈，体重迅速增长，做稍微重点儿的劳动，就会感到呼吸困难。孕妈妈最好减少或避免过重的劳动，做些力所能及的事情，保持心情愉快。在孕激素的作用下，孕妈妈的手指、脚趾和全身的关节韧带都会变得松弛，因而会觉得不舒服。此时，孕妈妈应该多活动活动关节，缓解不适感。

第23周

到了这一周，孕妈妈的子宫不断增大，压迫到肠道，导致孕妈妈的肠道蠕动减慢，直肠周围血管受到压迫，从而引起便秘。如果孕妈妈体内缺少水分，就会从肠道中吸取，这会使便秘更加严重。所以，孕妈妈每天至少要喝2 000毫升水，同时，还要在饮食及生活细节方面多注意调节。

第24周

整个孕期，孕妈妈的乳房会发生一系列变化，怀孕前几周会感觉乳房发胀，有触痛感。怀孕2个月后，乳房会明显增大。到了第6个月，乳房越发变大，乳腺功能发达，挤压乳房时，会流出一些黏性很强的黄色稀薄液体，孕妈妈要注意勤换文胸，保持清洁，每天都要对乳房进行护理。

宝宝的发育

第21周

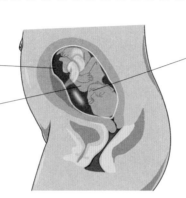

羊水
到了本月，孕妈妈的羊水越来越多，胎宝宝能够在充足的羊水中自由地穿梭，并且可以从羊水中吸取水和糖分。

皮肤
随着胎脂的增多，胎儿的皮肤处于滑润的状态。

口腔
胎儿舌头上的味蕾已经形成并开始工作，正在品味着羊水的味道。
胎儿会不时地吮吸自己的大拇指或摸脸蛋。

到目前为止，我在妈妈子宫里的旅程已经走完一半了！我的体重大约298克，从头到脚的长度约为25.4厘米。现在的我，几乎所有的器官和系统都完成了构造，只需再作一些细微的调整就行了。我在妈妈日渐增多的羊水中快乐地穿梭着，并且不停地吞咽羊水以练习呼吸。我会通过运动告诉妈妈我在子宫内生活得很好，如果感觉不舒服，我会通过剧烈的胎动、少动或者不动来给妈妈发出信号，让她知道。

第22周

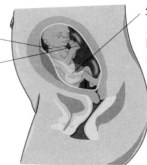

皮肤
胎儿现在有了汗腺，血管仍然可见，但皮肤不像以前那样透明了。

指甲
他的指甲完全形成并继续生长。

生殖器官
如果是个男孩，睾丸开始从骨盆向下降入阴囊内。原始精子在睾丸里已经形成。

从这周开始，我的大脑向更高级的层次发展，大脑皮质负责思维和智慧的部分已经发育起来，大脑面积逐渐增大，脑的沟回明显地增多，我表现出非常明显的高等智慧生物的智商。对于外界的不良刺激，我能够快速地做出反应，来保护自己，不被伤害。

第23周

耳朵
由于胎儿内耳的骨头已经完全硬化，因此他的听觉更加敏锐。他能分辨出来自宫外和孕妈妈身体内部的不同声音。

四肢
胎宝宝的肢体动作增多，他的手指清晰可见，长出了关节。他踢腿的幅度增加了，孕妈妈可以明显地感觉到，而且踢腿的次数、力量都有不同程度的增加。

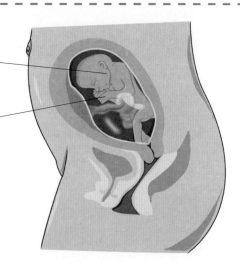

这周我的内耳的骨头已经完全硬化，所以我的听觉会非常敏锐。此时我能听到妈妈体内的所有声音，像胃里汩汩的流水声、怦怦的心跳声、全身血液的急流声。不仅如此，我还能分辨出妈妈体外和体内的声音。这周我的反应更灵敏了，在妈妈或者爸爸轻轻摸着肚子说话时，常常会以踢踹作为回应。

第24周

大脑
他的脑细胞形成，脑部和神经终端发育良好，能感受到触觉也越来越聪明。

皮肤
此时胎宝宝仍然很瘦，他的皮肤呈现出红色并起皱，覆盖的胎毛变成浓密的毛发。

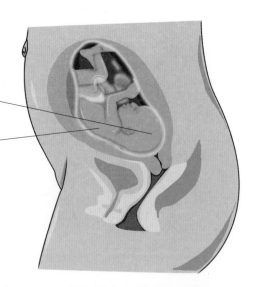

我的感觉器官每天都在发育，堪称日新月异，脑部和神经终端发育良好，我能感受到触觉了。此外，我除了能够吮吸自己的手指外，也经常用小手抚摸自己的脸蛋。我的皮肤呈现红色并起皱，胎毛变成了浓密的毛发。我的脑细胞形成，也就是说我越来越聪明了。

生活指导

怀孕6个月，宝宝的外观已经渐渐地成形了！它开始对外界声音和光线会有反应。因为肚子越来越大，腰酸背痛的感觉也会明显起来，而且越来越容易流汗，常常觉得还是待在家最好！

🌸 准妈妈的生活起居

避免做危险动作

如站在小凳子上够高处的东西、长时间蹲着做家务、双手抬重东西；做使腰部受压迫的家务。

住在高层建筑里的准妈妈，在没有电梯时应尽量减少上下楼的次数，爬楼梯易增加脊髓压力及膝关节损伤，尤其是下楼梯时。

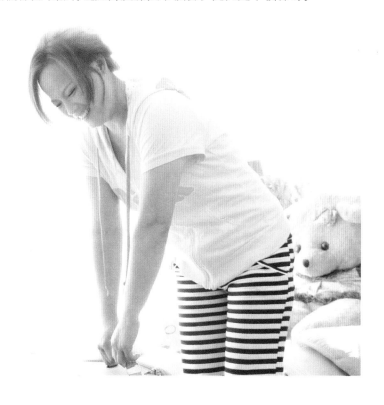

要养成定时排便的习惯

准妈妈孕中期肠蠕动减弱、肠管张力降低、妊娠子宫压迫直肠、运动量减少，很容易发生便秘。为防止便秘，准妈妈可多吃含纤维素的蔬菜、水果，如芹菜、韭菜、香蕉、梨等；还应适当进行户外活动，坚持每日做一些适量的运动，如散步、做广播体操；还要养成每天定时排便的习惯。

防止准妈妈疲劳过度

感觉到的胎儿心音和胎动更加清楚，甚至自己在腹部都可以摸到胎儿的位置。当胎儿睡觉时，两条胳膊弯曲地抱在胸前，双膝前踢靠近腹部。由于增大的子宫的压迫，使下半身血液循环不畅，因此格外容易引起疲劳，而且疲劳往往难以解除。这一时期由于子宫增大压迫盆腔静脉会使准妈妈下肢静脉血液回流不畅，可引起双腿水肿。

准妈妈如何睡个好觉

养成良好的睡眠习惯

有些准妈妈在孕前因工作或娱乐，已经习惯于半夜睡觉，以致怀上胎儿后一时还不能改变这个习惯，可这样做既损害自己的健康，也影响胎儿。

保证准妈妈充足睡眠

"红眼妈妈"的称呼是对很多睡眠不足的准妈妈的理解和疼惜。胎儿的一举一动牵动着妈妈的心，在照看好胎儿的同时，妈妈自己的睡眠问题也值得重视。因为，只有准妈妈睡眠充足、身体健康，才是对宝贝和家人的最好保障。

睡眠不足的危害

准妈妈最好的休息形式即是睡眠，通过适当的睡眠解除疲劳，使体力与脑力得到恢复。经常半夜才睡觉的准妈妈，会打乱生物钟的节律，使只有在夜间才分泌生长激素的垂体前叶功能发生紊乱，因而影响胎儿的生长发育，严重时会导致生长发育停滞。准妈妈也会因大脑休息不足引起大脑疲劳，使脑血管长时间处于紧张状态，出现头痛、失眠、烦躁等不适，有可能诱发妊高症。而且如果睡眠不足，可引起疲劳过度、食欲下降、营养不足、身体抵抗力下降、增加准妈妈和胎儿感染的机会，造成多种疾病发生。

孕期失眠怎么办

整个妊娠期间，准妈妈都有失眠的可能。胎儿踢你的肚子、不断上厕所、日益膨隆的腹部等因素，都会令你在床上感到不舒服，所以会失眠。你会发现入睡很困难，或者醒来后就无法再入睡。有些准妈妈还会围绕着分娩或胎儿做噩梦。你该怎么办呢？可以试用以下一些方法。

选择舒适的床上用品

床铺	准妈妈适宜睡木板床，铺上较厚的棉絮，避免因床板过硬，缺乏对身体的缓冲力，从而转侧过频，多梦易醒
枕头	以9厘米（平肩）高为宜。枕头过高迫使颈部前屈而压迫颈动脉。颈动脉是大脑供血的通路，受阻时会使大脑血流量降低而引起脑缺氧
棉被	理想的被褥是全棉布包裹棉絮。不宜使用化纤混纺织物做被套及床单。因为化纤布容易刺激皮肤，引起瘙痒

注意睡眠的姿势

为了保证睡眠的质量，还应该注意睡眠的姿势。那么什么样的姿势才算好的呢？应该说只要自己觉得舒服就可以。按下列方法可能较好些。怀孕初期，一般仰卧的姿势比较舒服，还可以在膝盖下垫一个小枕头或沙发靠垫，这样更容易入睡。

坚持晚饭后散步

准妈妈应该保持一定的运动，可以选择运动量小的活动，比如可以悠闲自得地散步，也是一种很好的休息形式，可以坚持晚饭后就近到公园、广场、体育场、田野、宽阔的马路或乡间小路散步。最好夫妻同行，同时说说悄悄话，除能解除疲劳外，也是调节和保持准妈妈良好精神状态的妙方。坚持散步对准妈妈和胎儿的身心健康均有好处。但行程要适中，还应避免着凉，否则会得不偿失。

准妈妈洗澡要注意

浴室的设备要注意安全

浴室地面经常很湿，非常容易跌倒，一不小心就会造成头部、尾椎及四肢受伤、骨折，非常危险；准妈妈跌倒更是危险，可能会造成流产或早产等不幸事件，所以准妈妈洗澡最重要的就是要预防跌倒。因此，浴室的安全防滑设备必须完善，可以在浴室地板铺上防滑垫，并定期清洗，以免隐藏太多污垢；墙壁四周要设置稳固的扶手；洗脸槽安装要稳固。

选购适当的沐浴用品

沐浴用品的选择，应该遵循中性、无刺激性、无浓烈香味、具保湿性质的原则，以免伤害准妈妈敏感的肌肤。否则可能会产生皮肤干燥、脱皮，甚至起疹子等过敏现象。

使用香味太过浓烈的沐浴用品，不但刺激性较强，闻起来也会不舒服，容易造成头晕；所以同理，浴室内也不要放置芳香剂，因为对准妈妈及胎儿都有刺激性，只需将浴室打扫干净、没有异味即可。

洗澡水的温度不能太高

据近代医学研究表明，过高的温度会损害胎儿的中枢神经系统。据临床测定，准妈妈体温较正常上升2℃时，就会使胎儿的脑细胞发育停滞；如果上升3℃，则有杀死脑细胞的可能。

而且因此形成的脑细胞损害，多为不可逆的永久性的损害，胎儿出生后可出现智力障碍，甚至可造成胎儿畸形，如小眼球、唇裂、外耳畸形等，有的还可导致癫痫病发作。

一般来讲，水的温度越高，持续时间越长，损害越重。所以，准妈妈沐浴时，水的温度应掌握在38℃以下，并最好不要坐浴，避免热水浸没腹部。

准妈妈洗澡不要太久

在浴室内沐浴，准妈妈容易出现头昏、眼花、乏力、胸闷等症状。这是由于浴室内的空气逐渐减少，温度又较高，氧气供应相对不足所致。加之热水的刺激，会引起全身体表的毛细血管扩张，使准妈妈脑部的供血不足。同时胎儿也会出现缺氧、胎心率加快，严重者还可使胎儿神经系统的发育受到不良影响。因此，准妈妈在进行热水浴时，每次的时间应控制在20分钟以内为佳。

不同情况下的洗浴方法

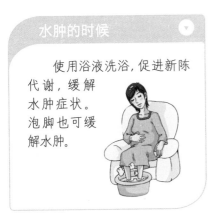

水肿的时候

使用浴液洗浴，促进新陈代谢，缓解水肿症状。泡脚也可缓解水肿。

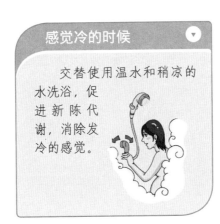

感觉冷的时候

交替使用温水和稍凉的水洗浴，促进新陈代谢，消除发冷的感觉。

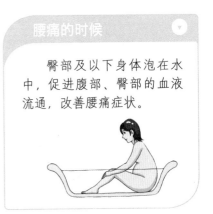

腰痛的时候

臀部及以下身体泡在水中，促进腹部、臀部的血液流通，改善腰痛症状。

饮食营养

6个月的准妈妈需要增加蛋白质和维生素的供给，特别是对B族维生素的需要量增加。准妈妈也会发现自己异常地能吃，很多以前不喜欢的食品现在反倒成了最喜欢的东西。好好利用这段时间，加强营养，增强体质，为将来分娩和产后哺乳做准备。

孕6月饮食要点

要做到规律饮食

即三餐定时、定量、定点。最理想的吃饭时间为早餐7~8点，午餐12点，晚餐6~7点，吃饭时间最好控制在30~60分钟。进食的过程要从容，心情要愉快。三餐都不宜被忽略或合并，尤其是早餐，而且分量要足够，每餐各占一天所需热量的1/3，或呈倒金字塔形——早餐丰富、午餐适中、晚餐量少。吃饭的时候最好固定在一个气氛和谐温馨的地点，尽量不被外界干扰而影响或打断用餐。

加大蛋白质的摄入量

准妈妈在孕中期，每日要增加优质蛋白质9克。而在你的膳食安排中，动物性蛋白质（即各种肉类）应占全部蛋白质的1/2，另1/2可以从大豆蛋白质和米、面中的蛋白质摄取。

注意补充其他微量元素

钙和铁的摄入量要充足，同时，微量元素如碘、镁、锌、铜等，对准妈妈及宝宝的健康也是不可缺少的。

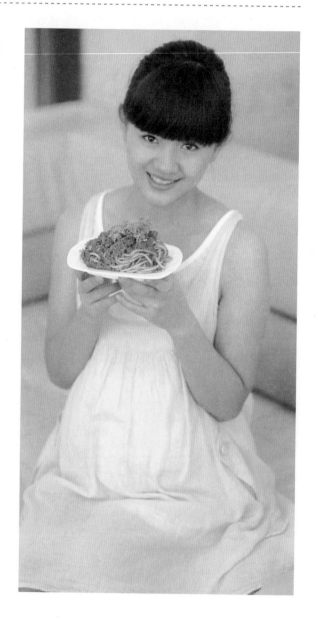

预防孕期贫血的饮食

准妈妈要多摄取铁

铁是身体所必需的营养素之一。铁负责向身体和脑供应酸素的血红蛋白，如果铁摄入不足，会导致头晕眼花、疲劳、心悸、气喘等症状。怀孕使得准妈妈胎盘处的血液蓄积，如果不摄取足够的铁，准妈妈很有可能出现贫血症状。即使准妈妈自身的铁不

足，血液中的血红蛋白含量少，但还是会首先供给胎儿，这样妈妈的贫血症状会越来越严重。

因而，为使母亲为胎儿供给充足的血液，丰富的摄取铁是极其重要的。而要做到这一点，从怀孕初期就应注意在饮食中适当地补充铁。

在摄入铁的同时摄入维生素C，可以提高铁的吸收率。此外，生成红血球的蛋白质也是预防贫血的重要营养素。还有维生素B_{12}和叶酸也可以促进红血球的生成。不只是铁，维生素C、蛋白质、维生素B_{12}和叶酸都要充分地摄取。

含有丰富铁元素的食物

菠菜 ▼

含有铁元素等多种营养素，和动物性蛋白质一起摄取效果更好。

猪肝 ▼

除了正价铁，还富含维生素A、B族维生素，可以称得上是万能食品。

羊栖菜 ▼

含铁极为丰富，每10克中含有5.5毫克的铁。可煮着吃或做成酱汤等，用法多种多样。

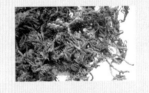

牡蛎 ▼

被称为"海洋牛奶"，营养价值极高，含锌丰富。作为正价铁，吸收率也很高。

沙丁鱼干 ▼

含有丰富钙质，建议作为小点心之类食用。沙丁鱼干比生的含铁量高出18倍。

准妈妈需摄取的维生素

维生素C ▼

虽说维生素C不会直接生成红血球，但一起摄取的话可以促进铁的吸收。在饭后吃水果即可摄取。

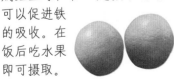

维生素B_{12} ▼

可以促进红血球生成，并在复制遗传因子时修复异常状况的维生素。在牡蛎和蛤蜊中含量较多。

叶酸 ▼

和维生素B_{12}一样，起着辅助生成红血球的作用。此外，还可以促进胎儿脑和神经的发育。

双色蒸蛋饼

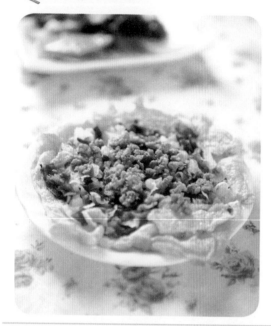

食材

猪肉馅儿200克,鸡蛋3个,干银耳、干木耳各20克,盐1小匙,料酒、胡椒粉、水淀粉各适量,植物油1大匙。

做法

1 鸡蛋磕入碗中,加水淀粉打散；干银耳、干木耳用清水泡发,去蒂,洗净后切成丁,分别与肉馅儿拌在一起,加入盐、料酒、胡椒粉拌匀,制成两色的馅儿。

2 炒锅烧热,加植物油,四成热时将蛋液倒入锅中,摊成蛋皮。蛋皮铺在盘子上,先铺银耳馅儿,再铺木耳馅儿,然后上热蒸锅蒸5分钟取出,切成菱形块,即可食用。

蔬菜沙拉

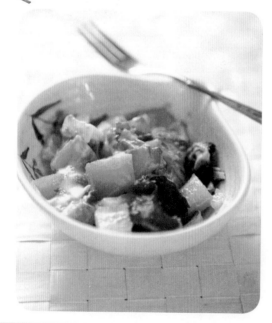

食材

卷心菜200克,番茄80克,黄瓜60克,青椒、白皮洋葱各30克,植物油、盐、柠檬汁、蜂蜜各适量。

做法

1 把所有材料洗净,卷心菜、番茄、黄瓜切片,青椒、洋葱切成环形片。

2 把切好的材料拌匀,放在盘子里。

3 把植物油、盐、柠檬汁、蜂蜜混合,搅拌均匀,淋在蔬菜上即可。

牛肉萝卜丝饼

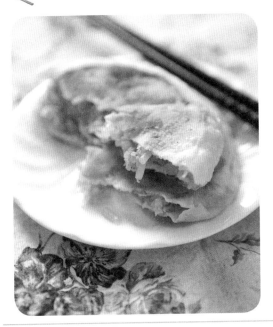

▼食材

白萝卜、面粉各150克，牛肉100克、姜、葱、盐、植物油各适量。

▼做法

1 白萝卜洗净，切丝，用油翻炒至五成熟，备用。

2 牛肉剁碎，加白萝卜丝、姜、葱、盐，调成牛肉白萝卜馅儿。

3 将面粉加水和成面团，揪成面剂，擀成薄片，包入牛肉萝卜馅，制成夹心小饼。

4 锅置火上倒油烧热，放入小饼烙熟即可。

牛肉炖海带

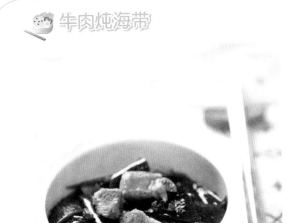

▼食材

牛肉300克，海带200克，料酒、酱油各2大匙，盐1小匙，花椒、大料、茴香、葱花各少许，植物油500克（实耗30克）。

▼做法

1 海带泡发洗净，切成菱形片；牛肉切成见方的块，放入七成热的油中冲炸至变色，捞出沥油。

2 锅中留少许底油，下入葱花、花椒、大料、茴香爆香，加料酒、酱油、盐调味，然后添适量清水烧开，下入炸好的牛肉块，盖上盖，小火炖至牛肉八分熟时放入海带片，继续炖至牛肉熟烂入味，即可食用。

健康护理

孕6月胎儿的发育逐渐加快，对孕妈妈的影响也越来越大，所需要的营养也越来越多，所以此时孕妈妈要进行多项检查以保证身体的健康。

本月要进行的检查

糖尿病检查

因怀孕患上糖尿病的准妈妈的比例是1：30，因此每位妊娠女性都要进行糖尿病筛查。妊娠糖尿病如不及时控制，不仅容易引发准妈妈感染、流产、早产、死产、羊水过多、妊娠高血压，还会造成胎儿巨大或畸形，且新生儿产伤、产后出血发生的概率增高。调查显示，有50%～70%的妊娠糖尿病准妈妈在产后数年会转变为2型糖尿病，其糖尿病发病率比普通人群高6倍，她们的子女也更容易患上肥胖甚至糖尿病。所以准妈妈们应在怀孕24～28周时到医院进行糖尿病筛查。对于有糖尿病家族史、年龄偏大或肥胖的糖尿病高危人群，怀孕后应尽早接受糖尿病的筛查，以便及早诊治。

本月B超检查显示

宝宝成长到身高约20厘米，体重约450克。从超声波上可以看到宝宝鼻梁已经生成。此时男孩开始生出精巢，女孩开始生出卵巢。

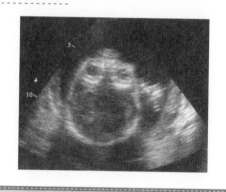

贫血检查

随着胎儿的生长，所需要的营养也越来越多，容易导致准妈妈贫血。即使准妈妈在怀孕前检测没有贫血，到怀孕期也会有贫血症状的产生。孕期缺乏铁、蛋白质、B族维生素、叶酸等都可造成贫血，而以缺铁性贫血最为常见。孕产期女性的总需铁量约为900毫克，而食物中的铁仅能吸收10%，一般人每日从膳食中摄取的铁尚能基本维持"收支平衡"，但对准妈妈来说，因胎儿生长发育和自身贮备的需要，需铁量必然增多。因而每日食物中的需铁量应为30～40毫克，一般饮食不可能达到此量，而且怀孕后胃酸分泌减少，影响铁的吸收。于是，准妈妈体内贮备的铁被动用，若未能及时补充，或者入不敷出，就会出现贫血。

所以准妈妈在孕期里应定期检查血红蛋白、红细胞计数，如果有贫血症状要及时发现，并且在日常生活中可以多吃一些含铁的食物以起到预防作用。

准妈妈远离腰痛的技巧

妊娠中晚期，腰酸背痛的感觉会一直困扰着准妈妈。这是因为，在此期间准妈妈的腹部逐渐向前凸出，为了保持身体平衡，身体的重心必须向后仰，脊柱过度前凸会造成背部肌肉持续紧张疲劳，从而造成腰背酸痛。胎儿在你的体内孕育成长，由此导致的身体重心的变化会给你的身体状况带来很多不便之处。而且子宫越来越大，压迫着脊柱，使其弯曲程度远远大于平时。与此同时，腰椎（从腰部到臀部区域）的脊髓也会慢慢减少，这都会引起腰部的过度疲劳。

在怀孕期间，为适应子宫和胎儿的变化，腹部肌肉也会随之伸展，最终一般会伸展20厘米左右。激素是造成腰疼的另一主要原因。受雌性激素、黄体酮和耻骨松弛激素的影响，韧带会变得更加柔软、有韧性，以便使盆腔能够伸张扩大，适应子宫的生长。然而，韧带的变化却使得你的腰部甚至其他部位倍感不适。激素的变化是孕期必然的，也就意味着腰疼是无法避免的。

保持正确的姿势

准妈妈走路时应双眼平视前方，把脊柱挺直，而身体的重心要放在脚后跟上，踏地时应由脚跟至脚尖逐步落地。上楼梯时，为了保持脊柱挺直，这时准妈妈的上半身应向前略为倾斜，眼睛看上面的第3~4节台阶。一开始可能会觉得很难做，但经过在家的反复练习，一定能熟练掌握正确走路姿势的。

如果在洗东西时发现水池过低，可以先用盆接点水，放在桌子上，然后自己坐在椅子上；如果要扫地，可以先去买把能伸缩长度的扫帚，然后把长度拉到合适的位置，这样就能有效防止准妈妈出现腰部酸痛。对于那些需要长时间弯腰的工作，最好还是请别人代劳比较好。

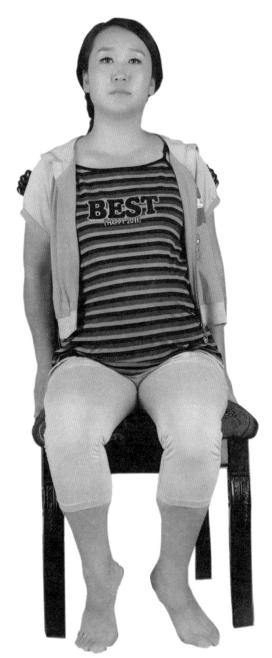

轻微的运动

虽然怀孕期间不宜做剧烈运动，但是一些非常轻微的运动却是有益于准妈妈保健的。例如做一些幅度较小的肢体运动、慢速游泳（请务必注意卫生，而且持续时间不可过长）等。

适时休息

如果你的工作比较繁忙或者要做家务活，就要学会忙里偷闲，不时地休息一会。适当的休息能有效缓解身体疲劳。尽管你的日程会安排得非常紧，但你会惊喜地发现，短暂的休息会给身体带来极大的舒适感。

饮食调节

腰痛者的饮食，一般与常人无多大区别。但要注意避免过多地食用生冷寒湿的食物，即使在夏天，也不宜多饮冰冻的饮料。对于性寒的水果，如西瓜，也不宜一次食用太多。对于慢性腰痛持续不断的，可常服一些固肾壮腰的中成药，如六味地黄丸、肾气丸、十全大补丸等，可根据体质和病情适当选用。

食疗	
1	猪腰或羊腰1对，黑豆100克，茴香3克，生姜9克。共煮熟，吃腰子和豆，喝汤，可常食。用于寒湿腰痛
2	乌龟肉250克，核桃仁100克。共煮熟服。用于慢性虚劳腰痛
3	桑寄生20克，猪骨250克。同煮汤。一般腰痛均可食
4	益母草30克，鸡蛋2个，加水适量同煮，蛋熟后去壳，再煮20分钟，吃蛋饮汤。每天或隔天1次，适用于经前后腰痛加剧或伴有痛经者

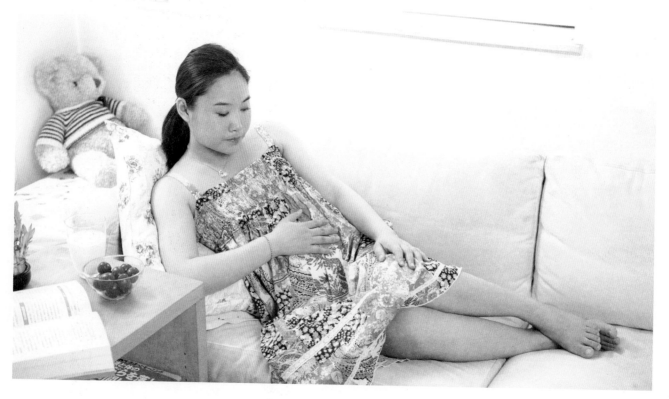

胎教保健

胎儿6月时对外界声音变得更加敏感，并具有了一定的记忆能力和学习能力，因为孕妈妈和胎儿是相连的，所以孕妈妈勤动脑多思考，对胎儿的大脑发育也具有一定促进作用。

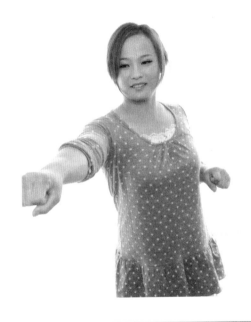

运动胎教

在这个月，胎儿状态较为安定，所以孕妇可进行简单的运动，可以促进血液循环，将身体内的毒素和废弃物排出体外，另外锻炼身体局部肌肉的力量，使未来的分娩过程更为顺利。适度的运动对胎儿非常重要，可以说，除了继续音乐胎教外，这个月母亲多运动可以避免肥胖，以帮助将来能顺利分娩。所以适量的运动应作为这个月的部分胎教内容。

妊娠中的运动，不仅对生产有帮助，也能有效地转变孕妇的心情。运动能充分地摄取氧气，胎儿的脑会因为充足的氧气而变得更加活泼。准妈妈多运动就能生出聪明的宝宝，这并不是夸张的说法。

求知胎教

这一时期是宝宝大脑发育的高速时期，准妈妈一定要以身作则，保持旺盛的求知欲，使胎儿不断接受刺激，促使大脑神经和细胞的发育。准妈妈与胎儿中间有着神奇的信息传递，胎儿能随时感知母亲的思想。准妈妈一定要勤于动脑，读一本好书，看一篇好的文章，使精神上获得一次净化，还能让人心情开朗，精神振奋。同时，也能对深居腹中的胎儿起到潜移默化的渗透作用。有条件的话，准妈妈可以看一些美术作品，去美术馆也是不错的主意。在准妈妈理解和鉴赏的过程中，美的体验同时也传达给了腹中的胎宝宝。

TIPS

在孕期用巧心思给肚子里的宝宝做一些你平时没有时间做的手工编织，会使腹中的宝宝心灵手巧。因为，手指的动作精细、灵敏，可以促进大脑皮层相应部位的生理活动，提高人的思维能力。准妈妈的编织活动，能够通过信息传递的方式，促进宝宝大脑发育和手指的精细动作。

此时胎儿的听觉器官已经发育得比较完善，对声音刺激变得敏感了，并且已经有了记忆和学习的能力。因此，孕妇要时刻牢记胎儿的存在，而且经常与之谈话，这是一项十分重要的行为。这一时期主要采用同胎儿谈话的方式，逐渐加强对胎儿的语言刺激，以语言手段来激发胎儿的智力。

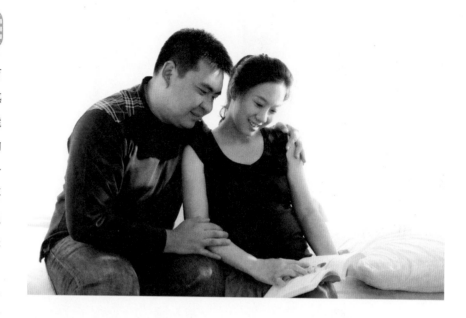

呼唤之前，先要给胎儿起个乳名，要经常呼唤胎儿的名字，和胎儿说话。这样做，一方面可以把父母的爱传递给胎儿，有利于母子感情交流的形成；另一方面还可以使胎儿记住自己的名字，出生后呼唤他时，他会感到熟悉、亲切并有安全感。谈话内容应丰富多彩，但要以简单、轻松、明快为原则，要把生活中的一切活动和事物都讲给胎儿听，通过和胎儿一起感受、思考和行动，使母子间的纽带更牢固，并培养胎儿对母亲的信赖感及对外界感受力和思考力。

父亲对胎儿的呼唤也是非常重要的，父亲的声音更易被胎儿所接受，通过与胎儿讲话，可以培养父子感情。并且，父亲对胎儿进行胎教，还可增进夫妻感情。

操作方法：父亲与胎儿讲话时，母亲应仰卧或端坐在椅子上，父亲把头俯在母亲的腹部，嘴巴离腹壁不能太近也不能太远，一般以3～5厘米为宜。父亲同胎儿讲话的时间，一般选在晚上睡觉前为好，每次讲话时间以5～10分钟为宜。父亲的讲话内容可以随意。

在用手触摸胎儿的时候，别忘了同时还要轻轻地、充满柔情地对胎儿说话，让胎儿更强烈地感受到父母的爱意。父母也可以在触摸胎儿的时候谈心，交流感情，憧憬一下宝宝出生后美好的生活，营造出温馨、亲密的气氛，这样有利于加深一家三口间的感情。

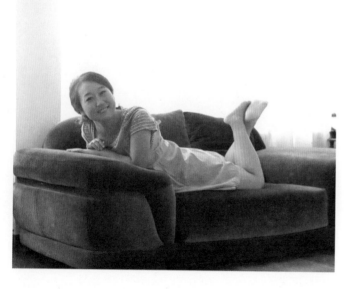

怀孕的第6个月，胎儿已经基本稳定，孕妇也已经习惯了妊娠生活了，而且没有了妊娠反应的影响。所以，此时孕妇的心情不会像怀孕初期那样战战兢兢、容易波动，情绪比较稳定。趁着身体还能灵活行动时，多多外出调剂身心，跟胎儿一起度过愉快的生活。如果不能出远门，可以在家里看有关旅游的书籍，也可以调整孕妇的心情，有利于胎儿的健康发育。

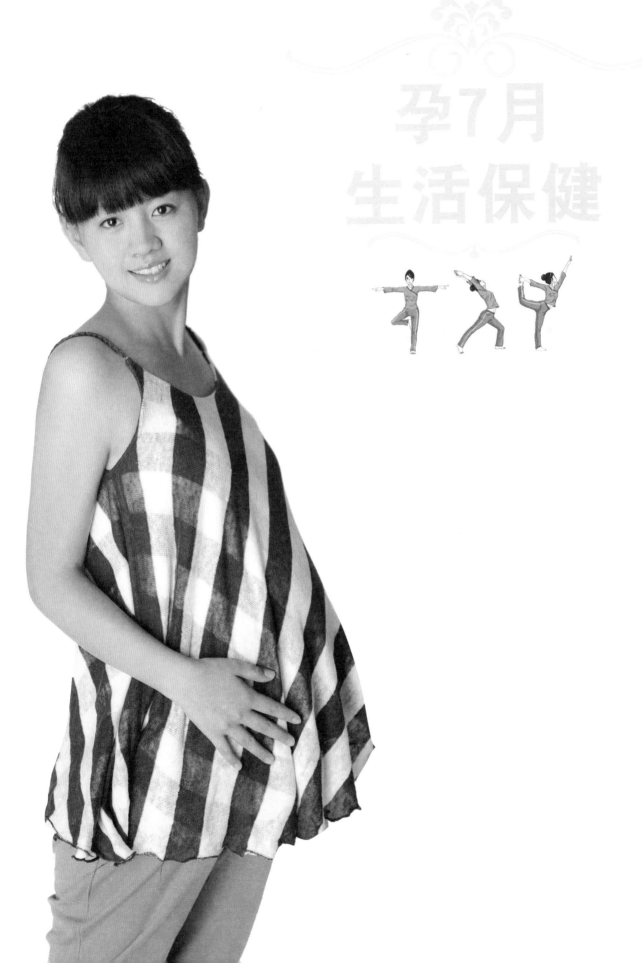

孕7月
生活保健

妈妈 宝宝的变化

到怀孕7个月时，准妈妈的肚子会感到相当沉重，这是因为子宫底的高度上升到肚脐以上，不仅下腹部，连上腹部也大了起来。胎儿也可以听到外界的各种声音，这是对宝宝进行胎教的好机会。所以，这个时候要多对宝宝说话或讲故事。

妈妈身体的变化

腹部肚脐附近向外凸起，子宫底高度为21～24厘米。子宫的成长妨碍下半身血流的通畅，可能导致大腿内侧产生静脉瘤，或是长痔疮，脊背痛和腰痛的人增多。

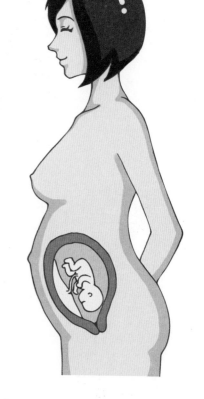

第25周

在此阶段，孕妈妈的眼睛对光线特别敏感，而且时常感到干涩。孕妈妈的腹部、臀部和胸部开始出现紫色的条状妊娠纹。

第26周

此阶段对孕妈妈来说，安心舒服的睡眠是一种奢望，加上心绪不宁和身体不适，孕妈妈的情绪会变得越来越烦躁。这时，应该试着向丈夫或亲友诉说自己内心的感受，让自己放松下来。

第27周

随着胎儿的生长，子宫会越来越大。由于子宫压迫肠胃，孕妈妈会出现胃部不适的症状。随着子宫肌肉的不断扩张，下腹部会经常出现像针刺一样的疼痛。同时，孕妈妈的肠道蠕动减慢，直肠周围血管受到压迫，从而引发便秘。

第28周

这个时候，孕妈妈不仅腹部增大，手臂、腿、脚踝等部位也容易肿胀、发麻，感到疲惫不堪。一些孕妈妈还可能会出现痔疮、静脉曲张等各种不适，觉得更加难受，不过不要过于担心，这些症状在生产后就会消失。

宝宝的发育

第25周

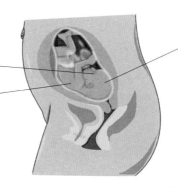

眼睛
眼球开始能够转动。

头发
我头发的颜色和质地已经能够看得见了，但是它们可能会在我出生后发生变化。

皮肤
随着体重的增加，胎宝宝的皮肤开始变得舒展，越来越接近新生儿的皮肤。

现在我从头到脚长约34厘米，重约680克，看起来更加饱满了。随着体重的增加，我褶皱的皮肤开始变得舒展，越来越接近新生儿。我在妈妈那还算很宽敞的子宫中翻来滚去的，时不时地转转身体，而且眼球也开始转动，并且有了味觉。本周末，我的传音系统发育完成，神经系统也在不断发育，对声音、光线以及爸爸妈妈的轻拍和抚摸都能做出不同的反应。我已经有了疼痛感、刺痒感，还能分辨出妈妈和其他熟人的声音。

第26周

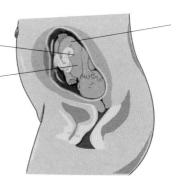

脊柱
胎儿的脊柱强壮了，但仍不能支撑正在生长的身体。

体重
从现在开始，胎儿的体重会增长迅速，为出生后聚集能量和热量。

心脏
如果把耳朵放在孕妈妈的腹部，就能听到胎儿的心跳。当听到声音时，他的脉搏会加快。

现在我的体重不足900克，从头到脚长约35.6厘米。从现在开始直到到出生，我会迅速积聚脂肪，体重会增长3倍以上，这是为了帮助我适应离开子宫后外界的低温，并为我提供出生后前几天的能量和热量。这周我耳中的神经传导组织正在发育，这意味着我对声音的反应将会更加灵敏。

第27周

皮肤

皮下脂肪越来越多，胎宝宝越来越胖，但是皮下脂肪仍然很薄，皮肤还是有些褶皱，皮肤红红的了。

眼睛

此时，胎儿的眼皮开始睁开，虹膜开始形成。胎儿似乎可以察觉出光的变化，研究显示，如果将手电筒的光照在孕妈妈的腹部，胎儿可移向或离开光源的方向。

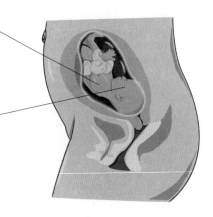

这周我的体重大约为900克，如果腿伸直身长大约36.6厘米，差不多可以填满妈妈的子宫了。除了略显消瘦之外，我与足月儿已经没有太大的区别了。我的皮肤红红的，皮下脂肪仍然很薄，皮肤还是有些皱褶不平。随着大脑组织的发育，我的大脑已经具有和成人一样的脑沟和脑回，但神经系统的发育还远远不够。我已经正式开始练习呼吸动作，在羊水中小口地呼吸着，这是在为出生后第一次呼吸空气做准备呢。

第28周

体重

胎儿正在以最快的速度生长发育。胎儿现在的主要任务是增加体重。

生殖器官

此时男孩儿的睾丸开始下降进入阴囊。女孩儿的阴唇仍很小，还不能覆盖阴蒂，在怀孕最后几周两侧的阴唇将逐渐靠拢。

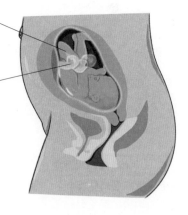

到本周末，我的体重已经达到1 000克了，从头到脚长约37.6厘米。我的脂肪层在继续积累，为出生以后的生活做准备。现在我可以自由地睁眼、闭眼，并且形成了有规律的睡眠周期，我已经开始会做梦了。我醒着的时候，会踢踢腿、伸伸腰、吸吮自己的大拇指。从现在开始，我会经常打嗝，通常每次持续几分钟。

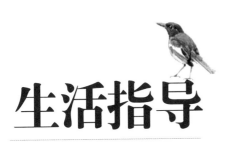

生活指导

不知不觉，宝宝已经7个月了，肺部已经发育完全，体重也达到1千克。准妈妈在这个时候肚子越来越大、身体越来越重，便秘和痔疮的问题也会接踵而至。还有，从这个月开始要特别注意减少活动量，多休息，小腹不要过于用力，以免造成早产。

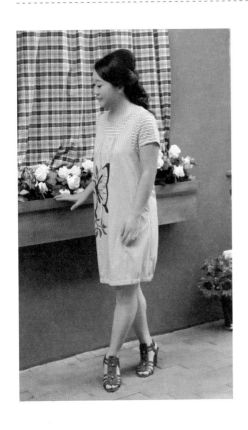

准妈妈的生活起居

怀孕第7个月，准妈妈的子宫越来越大，体形发生明显变化。常会出现小腿抽筋、便秘、后背和腰部有时会感到疼痛，各种各样的不适困扰着准妈妈，不过为了胎儿，一定要坚持下去。从怀孕开始到第28周，准妈妈每月要做一次产前检查。第29周起，每2周检查一次。

准妈妈要学会腹式呼吸

到这个时候，对于长大的胎儿来说，子宫这个摇篮好像已经显得狭窄了，这个时候，准妈妈要学会腹式呼吸，它可以将充足的氧气输送给胎儿。正确的姿势是：背后靠一小靠垫，把膝盖伸直，全身放松，把手轻轻放在肚子上。然后开始做腹式呼吸，用鼻子吸气，直到肚子膨胀起来；吐气时，把嘴缩小，慢慢地、有力地坚持到最后，将身体内的空气全部吐出。注意吐气的时候要比吸气的时候用力，慢慢地吐。每天做3次以上。

一定量的运动

前面已经多次提到散步是适合孕期全过程的一项运动项目，而且适合于所有的准妈妈，所以此期的准妈妈还应该进行散步。在散步的同时还可以和胎儿说话，对胎儿进行胎教。

适合此期准妈妈的运动还有准妈妈操。准妈妈通过做准妈妈操可以防止由于体重增加和重心变化引起的腰腿疼痛。能够松弛腰部和骨盆的肌肉。为将来分娩时胎儿能顺利通过产道做好准备。

勤加按摩

在身体较易出现妊娠纹的部位，勤加按摩擦拭，可以保湿、滋润肌肤，减少胀大、干痒的感觉，使皮肤的延展性变大，还可以趁机跟腹中宝宝交流情感。记住，按摩最好持续到产后3个月，效果会更好。

准妈妈汽车族

如果准妈妈自己开车，那么，无论何时都要注意避免紧急刹车摇晃到肚子，更应留心安全带的位置，不要紧紧地勒在腹部，让小宝宝"忍辱负重"。要适当挪移安全带，避开"危险地带"。

许多准妈妈驾车时习惯前倾的姿势，这样会产生腹部压力，压迫子宫，特别是在怀孕初期和怀孕七八个月时，最容易导致流产或早产。另外，怀孕期间准妈妈的神经比平时更敏感，容易疲劳、困倦、情绪不稳定。而驾驶汽车过程中如果精神过分地专注，疲劳感就会加强。怀孕期间若是短距离驾驶，不要采取前倾的姿势驾驶。如果路况不好，放弃长距离的驾驶比较安全。

准妈妈公交族

准妈妈上班路上要注意的事情很多。怀孕初期，许多准妈妈还要到单位上班，在选择使用交通工具时需要学会保护自己和腹中的宝宝。乘坐公交车是最经济而且安全的选择。

在有些公交车的专门位置设立了"准妈妈专座"，可见准妈妈中有相当大一部分是"公交族"，乘公交车比较方便、省体力，但仍有些特殊情况应注意。乘车时间应该避开上下班高峰，以免因为空气质量差而加重恶心的感觉。公交车后部比前部颠簸得厉害，所以应该选择前面的座位。

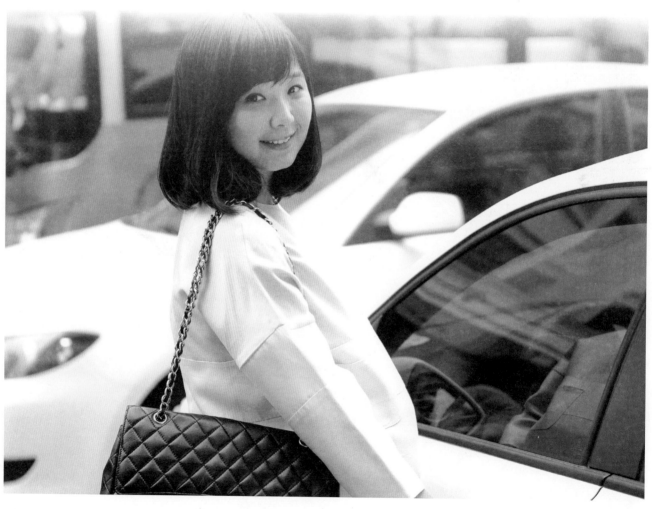

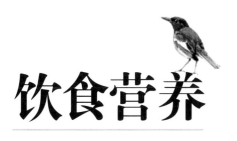

饮食营养

这个阶段，胎儿的生长速度依然较快，胎儿身体的生长、你的细胞修复等全都需要蛋白质和能量。可以提供能量的物质除了碳水化合物和脂肪，还有蛋白质。因此，要多吃主食和蛋肉类食物。同时，在保证营养供应的前提下，你要特别注意预防糖尿病、妊娠高血压、下肢水肿等现象，坚持低盐、低糖、低脂饮食。

孕7月饮食要点

最后3个月是胎儿生长最快的阶段，膳食要保证质量，品种齐全。子宫此时已经占据了大半个腹部，而胃部被挤压，饭量受到影响，因而常有吃不饱的感觉。在这个时期，母体基础代谢率增至最高峰，而且胎儿生长速度也达到最高峰。充分保证孕妇的营养需要，但同时也不能大鱼大肉，过量进补。在孕中期的基础上，适当增加热能、蛋白质和必需脂肪酸摄入量，适当限制碳水化合物和脂肪的摄入，减少米、面等主食的量，少吃水果，实行一日多餐，均衡摄取各种营养素，以免胎儿过大，不利分娩。

培养良好的饮食习惯

宝宝经常表现出没有胃口、不喜欢吃东西、消化吸收不良，即出现明显偏食的现象。追溯既往，则发现其母亲在怀孕时的饮食状况往往也是胃口不好、偏食，或是吃饭的过程紧张匆忙，常被外界干扰打断。或者是常常有一餐没一餐的。由此可见，母亲的不良饮食习惯对胎儿的影响是很大的，所以为了以后减少为宝宝的饮食问题操心，应该培养自己良好的饮食习惯。

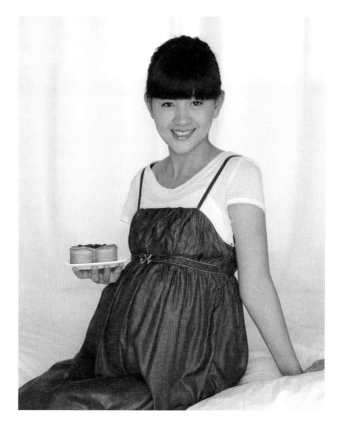

不宜大量进补

大量进补造成的孕妇过度肥胖和巨大儿的发生对母子健康都不利。孕妇在怀孕期间的体重增加12千克为正常，体重超标极易引起妊娠期糖尿病。新生儿的重量也不是越重越好。

增加植物油的摄入量

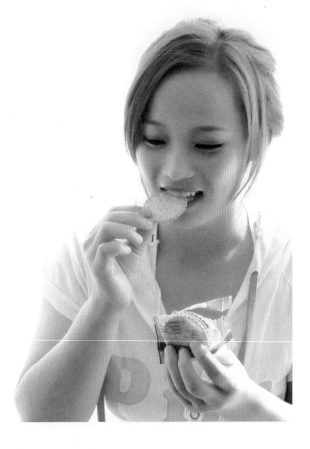

此时，胎儿机体和大脑发育速度加快，对脂质及必需脂肪酸的需要增加，必须及时补充。因此，增加烹调所用植物油即豆油、花生油、菜油等的量，既可保证孕中期所需的脂质供给，又提供了丰富的必需脂肪酸。准妈妈还可吃些花生仁、核桃仁、葵花子仁、芝麻等油脂含量较高的食物，并控制每周体重的增加在350克左右，以不超过500克为宜。

要多补充维生素

要选富含B族维生素、维生素C、维生素E的食物，增加食欲，促进消化，有助利尿和改善代谢的作用。再者，多吃水果，少吃或不吃不易消化的或易胀气的食物，忌吸烟饮酒。

要防止身体缺钙

准妈妈在妊娠中期多会有抽筋、腰腿酸痛、骨关节痛、水肿等现象，这些都是由于缺钙所致，严重者甚至会转变为高血压、难产、骨质疏松、软骨症、骨盆畸形、牙齿松动、产后乳汁不足等病。由此可见，为了宝宝妈妈都健康，每一个准妈妈都应该有"健康新钙念"。

但是市场上的广告、宣传让人眼花缭乱，到底孕期应该怎么补钙？食补还是药补？每个准妈妈都需要补吗？哪一种补钙的产品是最佳的选择呢？

需要注意的是，补钙首先应该从丰富食物种类，均衡饮食结构入手，其次才是选择补钙产品。

牛奶、奶酪、鸡蛋、豆制品、海带、紫菜、虾皮、芝麻、山楂、海鱼、蔬菜等食物含钙较高。但胎儿骨骼形成所需要的钙完全来源于母体，准妈妈消耗的钙量要远远大于普通人，光靠饮食中的钙对于一些准妈妈来说是不够的，这就要求在孕期适当补充钙剂。

准妈妈只要了解正确的补钙常识，可以自己在药店购买

正规厂家的补钙药品或保健品，不一定需要医生的处方，但一定要注意用量和选择钙的种类。一般来说，现在市场上的碳酸钙产品吸收率还是不错的，但也要看制药过程中钙分子微粒的大小。微粒小的容易吸收。

补钙的同时如果没有补充足够的维生素D，钙是无法被人体吸收的。但如果不注意，服用了过多的维生素D，也会造成人体中毒。另外钙补多了，容易造成高钙血症，甚至导致肾结石。

🌸 饮食禁忌

准妈妈不宜多吃菠菜

人们一直认为菠菜含有丰富的铁质，具有补血功能，所以家人都会让准妈妈多吃菠菜。

其实，这是一种错误的做法，是人们对菠菜长期以来的误解所致。专家经过检测发现，菠菜中所含的铁并不多，多吃菠菜起不到补血的效果。不仅如此，菠菜中还含有大量的草酸，而草酸会影响锌、钙的吸收。吃多了菠菜，准妈妈体内钙、锌的含量会减少，这非常影响胎儿的生长发育。

不宜多吃动物性脂肪

妊娠7个月时常出现肢体水肿，因此，首先要少饮水，少吃精盐。日常饮食以清淡为佳，忌吃咸菜、咸蛋等盐含量高的食品。水肿明显者要控制每日精盐的摄取量，限制在2~4克之间。同时，要保证充足、均衡的营养，必须充分摄取蛋白质，适宜吃鱼、瘦肉、牛奶、鸡蛋、豆类等。忌用辛辣调料，多吃新鲜蔬菜和水果，适当补充钙元素。

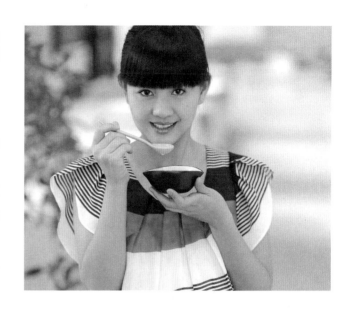

准妈妈不宜多吃罐头

有些还在工作的准妈妈图方便省事，经常购买一些罐头食用。可是，专家认为这样做会不利于身体健康。因为，罐头食品在制作过程中都加入一定量的添加剂，如人工合成色素、香精、防腐剂等。尽管这些添加剂对成人健康的影响不大，但准妈妈吃得过多会对宝宝不利。另外，罐头食品营养价值并不高，经过高温处理后，食物中的维生素和其他营养成分都已经受到一定程度的破坏。

🌸 饮食营养Q&A

Q 孕妇每天最好吃几个鸡蛋？

A 有的家庭认为鸡蛋是完美的孕产期食品，每天给孕妇吃许多鸡蛋，这种做法很不可取。首先，鸡蛋吃得过多会增加孕妇胃、肠的负担，不利于消化吸收。其次，鸡蛋虽然营养丰富，但毕竟没有包括所有的营养素，不能取代其他食物，也不能满足孕妇在整个孕期对多种营养素的需求。因此，孕妇每天吃4个鸡蛋左右比较合适，最多也不要超过每天7个鸡蛋。

Q 孕妇一般要注意哪方面的营养？

A 如果用一句话来说，首先就是要强调平衡膳食和营养。要强调种类的多样、比例的合适，首先是蛋白质、脂肪、碳水化合物，它对我们各个器官都是有好处的。三大能量营养素要摄取足，而且比例要合适。其他的一些钙、铁、锌等矿物质和维生素也要合适，还有水产类的，都是需要的。

核桃鸡丁

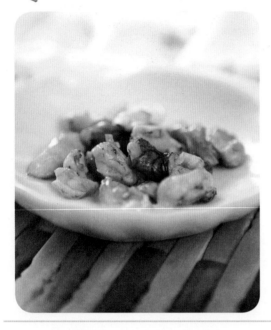

❥食材

核桃仁50克，鸡脯肉300克，蛋清、盐、生姜、蒜、小葱、植物油、料酒、酱油、醋、淀粉、黑胡椒各适量。

❥做法

1 鸡脯肉和核桃仁洗净，沥干；鸡脯肉切丁，加少许盐、酱油、淀粉、黑胡椒、一个鸡蛋清，拌匀，腌制一会儿；蒜、姜切末，核桃仁稍微切小块一点。

2 锅内放油，微热后倒入核桃仁炸至金黄色即可盛起。

3 将炸过核桃的油倒出一些，留少许底油，倒入姜末、蒜末爆香，放入腌制好的鸡丁翻炒。鸡丁变色后，加入少许酱油煸炒。

4 倒入核桃仁，加盐，喜欢吃辣的可以加点辣椒酱。炒至入味后，淋上一点醋，撒上葱花，起锅即可。

黄焖鸭肝

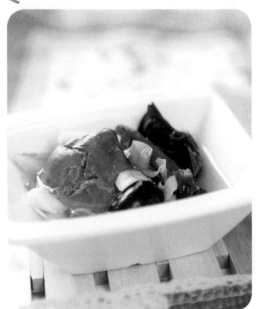

❥食材

鸭肝200克，鲜木耳、花生、植物油各10克，胡椒粉少许，葱6克，姜片、盐各5克，鸡精3克，料酒、湿生粉、植物油各适量，麻油1克。

❥做法

1 锅内加水，待水开时下入鸭肝，用中火稍煮一会儿，倒出冲洗干净；将鸭肝切片，鲜木耳洗净切片，葱切段。

2 在锅内倒入适量植物油，炝锅并倒入少许清汤，放入鸭肝片，用中火焖至快熟时，放入胡椒粉、盐、鸡精、料酒，再用湿生粉勾芡，出锅前淋上麻油即可。

清香小炒

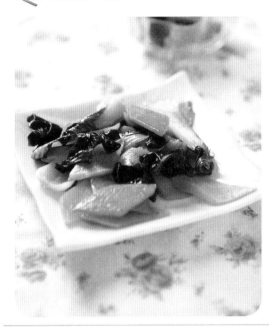

食材

南瓜半个, 莴笋1棵, 干木耳20克, 油菜2棵, 葱花、姜末各适量, 盐、料酒各1小匙, 植物油1大匙。

做法

1 将南瓜洗净, 去瓤, 切成片; 莴笋削去外壳, 洗净, 切片; 木耳用清水泡发, 撕成小朵; 油菜洗净, 掰开。

2 将南瓜片、莴笋片、木耳、油菜分别用沸水焯一下, 捞出控水。

3 炒锅烧热, 加植物油, 七八成热时用葱花、姜末爆香, 放入南瓜片、莴笋片、木耳、油菜, 加盐、料酒翻炒均匀, 即可食用。

黄豆莲藕炖牛肉

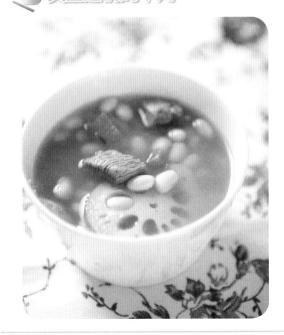

食材

牛肉400克, 莲藕、胡萝卜各1根, 黄豆50克, 盐适量。

做法

1 将牛肉洗净, 切成块, 用沸水焯去血水, 捞出控水; 莲藕削去外皮, 洗净, 切成滚刀块; 胡萝卜洗净, 去皮, 切成滚刀块; 黄豆洗净, 放入清水中泡至发胀。

2 汤锅中加入清水烧沸, 放入牛肉块、莲藕块、胡萝卜块、黄豆, 大火煮沸后转小火炖1小时至牛肉熟烂, 出锅前加盐调味, 即可食用。

健康护理

怀孕7个月的准妈妈进入到怀孕的最后一个时期——孕晚期，由于胎儿的发育，体重增加，准妈妈要小心血糖和血压的异常，以免对准妈妈和胎儿造成危险。

本月B超检查显示

这一时期宝宝的身高30~35厘米，体重1 000~1 200克。上下眼睑分开，眉毛和睫毛完全长出，可以看清楚相貌了。

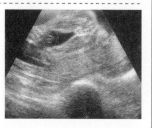

准妈妈要进行50克糖筛检查

随着生活水平不断提高，体质指数增大，营养过剩的准妈妈越来越多，妊娠期糖尿病的发生率也逐渐增加。50克糖筛通常是妊娠16周后医生建议孕妇做的一项检查。其目的是将妊娠期糖尿病的筛查出来，并对该疾病进行必要的干预和治疗。

做50克糖筛时医生会给准妈妈开一定量的葡萄糖，让准妈妈在服用1小时后测量血糖的浓度。正常值为不超7.8毫摩尔每升，很多大城市已将其列为孕期常规检查项目。

小心妊娠期糖尿病

在孕7月妊娠期糖尿病达到高峰，不仅影响母体健康，对下一代的生长发育也构成严重危害。

如果对妊娠糖尿病置之不理，准妈妈极容易发生感染、流产、早产、死产、羊水过多，而且由于母体血糖水平过高，胎儿长期处于高血糖环境中，体重过多增加，造成胎儿巨大，使其在子宫内的位置不正常，分娩也会比较困难。而且婴儿出生后可能患有低血糖及黄疸病（皮肤和眼睛发黄），患上新生儿呼吸窘迫综合征的风险也较高。所以，准妈妈最好在怀孕第18周和第32周到医院检查，并且要特别注意咨询妇产科和糖尿病专科医生。

TIPS

多摄取高纤维食物，可延缓血糖的升高，帮助血糖的控制，也比较有饱足感。烹调用油以植物油为主，减少油炸、油煎食物。

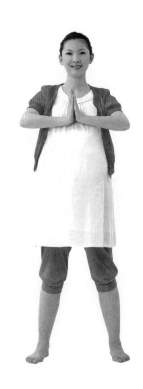

配置准妈妈的小药箱

怀孕期间生病是很让准妈妈头疼的事。许多准妈妈总觉得是药三分毒，什么药都不敢吃，宁可自己忍受病痛折磨，实在受不了就采用自己认为比较安全的中药。在怀孕期间生病，应该在医生指导下服用药物。绝对不吃或者滥用中药都是误区。

现在不少准妈妈宁可自己吃苦，也不愿药物伤害胎儿，甚至连医生指导下的服药也不敢。其实有病不治对自身和胎儿同样可能带来伤害。只要坚持在医生的指导下正确用药，不仅能确保准妈妈和胎儿的安全，还能减少胎儿感染某些疾病的机会。

补钙药

准妈妈在整个怀孕期间需要40克钙，其中绝大部分是在怀孕后3个月内积聚的。这3个月内每天需要补钙1.2克。牛奶中钙的含量丰富，1千克牛奶中含钙1.2克。发达国家中人们以牛奶为主食，所以准妈妈们基本不缺钙。我国女性如果每天能摄入250～500毫升牛奶，摄入的钙量就足够了，选用药物补钙需要注意很多事项：

1	任何药物均应在医生的指导下服用
2	能少用的药物绝不多用；可用可不用的则不要用
3	必须用药时，则尽可能选用对胎儿无损害或影响小的药物。如因治疗需要而必须较长期服用某种可致畸形的药物，则应终止妊娠
4	根据治疗效果，尽量缩短用药疗程，及时减量或停药
5	服用药物时，注意包装上的准妈妈慎用、忌用、禁用字样
6	准妈妈误服致畸或可能致畸的药物后，应找医生根据自己的妊娠时间、用药量及用药时间长短，结合自己的年龄及胎次等问题综合考虑是否要终止妊娠

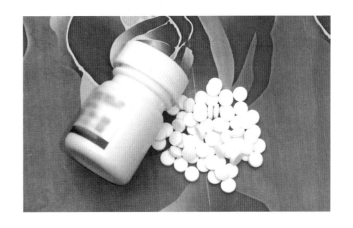

助消化药

多数准妈妈早期常有恶心、呕吐、消化不良等症状。可服干酵母或多酶片2～3片，每日3次。也可服健脾胃的中药，如大山楂丸、加味保和丸。

补血药

妊娠时，准妈妈的血容量增加，对铁的需要量相应增加，单靠每日的饮食补充是不够的，应添加常规补铁剂，如硫酸亚铁0.3克，每日1～3次口服，以防贫血的出现。

防治痔疮的药

妊娠后期，腹压增加及子宫增大压迫和影响静脉回流，则痔静脉易趋曲张，因而加重痔疮的发生和发展，症状明显。加之妊娠期常有便秘，尤其习惯性便秘者更为严重，甚至影响休息和睡眠。所以必要时可服用缓泻剂软化大便，可选用乳果糖、甘油。局部热水洗涤后敷鞣酸软膏。此方面中药一般性较凉，不宜选用。

市面上常见的痔疮膏，一般由麝香、牛黄、珍珠等药物组成，具有清热解毒、消肿止痛、止血生肌的作用，但因为有些痔疮膏中的麝香具有活血散结、止疼和催生下胎的作用，药理研究表明麝香对子宫有明显的兴奋作用，准妈妈使用后容易诱发流产或早产。因此为了胎儿的健康，准妈妈们如果得了痔疮，一定要在医生的指导下用药。

🌸 腿部抽筋

为满足胎儿发育，准妈妈需要较常人更多的钙。如果饮食中摄取钙不足，血钙浓度变低，就容易发生小腿抽筋。多发生于怀孕7个多月后，或是在熟睡醒来后，或是在长时间坐着，伸懒腰伸直双腿时。

腿部抽筋的预防

为了避免腿部抽筋，应多吃含钙质食物，如牛奶、奶粉、鱼骨等。五谷、果蔬、奶类、肉类食物都要吃，并合理搭配。某些食物包含的维生素种类特别多，比如动物肝脏，除不含维生素C和维生素E外，几乎包含了所有的维生素，而且含铁丰富，搭配富含维生素C和维生素E的黄绿蔬菜一起食用，极为理想；维生素A含量高的食物如胡萝卜，与含动物油脂的荤食一起煮熟后吸收更好。

腿部抽筋的原因

很多准妈妈，在孕期尤其在晚上睡觉时会发生腿部抽筋。这是因为在孕期中体重逐渐增加，双腿负担加重，腿部的肌肉经常处于疲劳状态；另外，准妈妈对钙的需要量明显增加。在孕中、晚期，每天钙的需要量增为1200毫克。这种抽筋是因胎儿骨骼发育需要大量的钙、磷，如果母亲的钙补充不足或血中钙磷浓度不平衡，可发生腿部肌肉痉挛。当体内缺钙时，肌肉的兴奋性增强，容易发生肌肉痉挛。而此时腿部肌肉的负担要大于其他部位，因此更容易发生肌肉痉挛。如果膳食中钙及维生素D含量不足或缺乏日照，会加重钙的缺乏，从而增加了肌肉及神经的兴奋性。

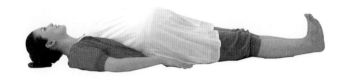

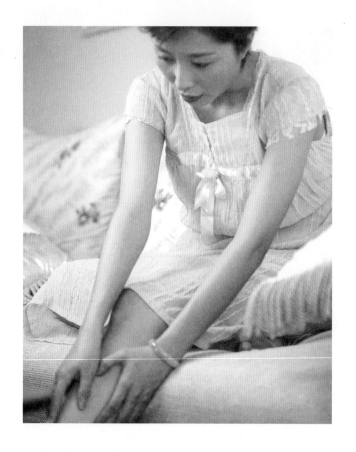

腿部抽筋的治疗

妇女怀孕后，特别是在妊娠中期以后，有可能突然出现腓肠肌痉挛致小腿抽筋。发生小腿抽筋时，要按摩小腿肌肉，或慢慢将腿伸直，可使痉挛慢慢缓解，为了防止夜晚小腿抽筋，可在睡前用热水洗脚，也可以立即站在地面上蹬直患肢；或是坐着，将患肢蹬在墙上，蹬直；或请身边亲友将患肢拉直。总之，使小腿蹬直、肌肉绷紧，再加上局部按摩小腿肌肉，即可以缓解疼痛。

腿部抽筋的注意事项

需注意不要使腿部的肌肉过度疲劳。不要穿高跟鞋；睡前可对腿和脚进行按摩；平时要多摄入一些含钙及维生素D丰富的食品；适当进行户外活动，接受日光照射；必要时可加服钙剂和维生素D。但需要指出的是，决不能以小腿抽筋作为需要补钙的指标，因为个体对缺钙的耐受值有所差异，所以有些人在钙缺乏时，并没有小腿抽筋的症状。

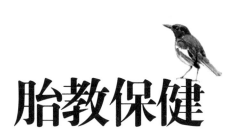

胎教保健

还有3个多月，准妈妈就可以见到亲爱的宝宝了。当然要加倍珍惜这如履薄冰的日子，体验准妈妈与准宝宝的幸福与快乐！

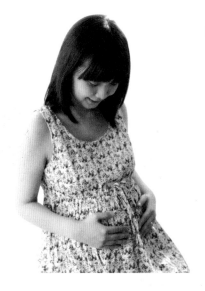

🌸 抚摸胎教

抚摸胎教一般在3个月左右开始进行，最好定时，每次5～10分钟左右，这样可以使胎儿对时间建立起信息反应。抚摸胎教一直可以进行到妊娠结束。

操作方法：孕妇本人或丈夫用手在孕妇的腹壁上轻轻地抚摸胎儿，胎儿可以感受抚摸的刺激，以促进胎儿感觉系统、神经系统及大脑的发育。

抚摸顺序由头部开始，然后沿背部到臀部至肢体，要轻柔有序，并体会每次胎儿的反应情况。

抚摸时要注意胎儿的反应，如果胎儿是轻轻地蠕动，说明胎儿很喜欢，可以继续进行；如胎儿用力蹬腿，说明胎儿感觉到不舒服，那你就要停止抚摸。

🌸 语言胎教

语言刺激是听觉训练的一个主要内容。讲故事，是语言胎教最方便有效的一个方法。讲故事时，母亲应取一个自己感到舒服的姿势，精力要集中，吐字要清楚，声音要和缓，既要避免高声尖气喊叫，又要防止平淡无味照书念，而应以极大的兴趣绘声绘色地讲述故事的内容。母亲一定要把感情倾注于故事情节中去，通过语气声调的变化，将喜怒哀乐传递给胎儿，使胎儿受到感染，单调和毫无生气的声音是不能唤起胎儿感受的。

故事的内容宜轻快、和谐、短小，最好选择那些色彩丰富、富于幻想的故事。故事的主旨应该是歌颂勇敢、理想、幸福、友爱、聪明、智慧；那些容易引起恐惧、伤感以及使人感到压抑的故事，就不适宜讲给胎儿听。此外，母亲还可以给胎儿朗读一些轻快活泼的儿歌、诗歌以及顺口溜等。

TIPS

运用与胎儿对话的方式，可以达到语言沟通的目的，刺激胎儿的听觉系统，有利于大脑发育。还可以听一些音乐，一边听音乐，一边做全身放松练习，也能使你和宝宝完全沉浸于安定的状态。

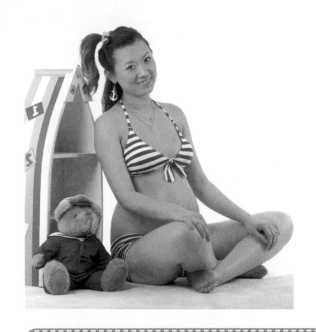

良好的环境不仅可以使孕妇心情舒畅、身心放松，而且能促进胎儿的成长发育。居室环境对于孕妇是非常重要的，最基本的要求是要使居室整洁雅观。可以在居室的墙壁上悬挂一些活泼可爱的婴幼儿画片或照片，他们可爱的形象会使孕妇产生许多美好的遐想，形成良好的心理状态。

可以对居室进行绿化装饰，而且应以轻松、温柔的格调为主，无论盆花、插花装饰，均以小型为佳，花香也不宜太浓，孕妇处在被花朵装饰得温柔雅致的房屋里，一定会有舒适轻松的感觉，这有利于消除孕妇的疲劳，增添情趣。

在优美的居室里，孕妇可以培养自己更广泛的兴趣，如自己种一些花草，喂养一些漂亮的小鱼等，这些都能够陶冶孕妇的情操。

光照胎教

这个时期的胎儿初步形成的视觉皮质就能接受通过眼睛传达的信号，能够区分外部的明暗，并能间接体验准妈妈的视觉感受。胎儿的脑神经已经发达起来，具有了思维、感觉和记忆功能。此时，通过外界光照，可以促进胎儿视网膜光感受细胞的功能尽早完善。通过产前检查已经知道了胎儿头部的位置，每天选择固定时间，用手电筒通过腹壁照射胎儿头部。时间不要太长，每次5分钟。胎儿看到光线，会转头、眨眼。结束时，可以反复关闭、开启手电筒数次。准妈妈应注意把自身的感受详细地记录下来，如胎动的变化是增加还是减少，是大动还是小动，是肢体动还是躯体动。通过一段时间的训练和记录，准妈妈就可以总结一下胎儿对刺激建立的特定反应了。

TIPS

是的，宝宝的作息是在胎儿时期就可以训练的！在每天早晨起床前，用手电筒的微光一闪一灭地照射胎宝宝腹部，告诉他："好孩子，从小就要养成早起的好习惯哦！"在晚上看完电视后，同样以用手电筒的微光一闪一灭地照射3次，告诉宝宝："现在是宝宝晚上学习知识的时间！"这样可以训练胎儿昼夜节律，即夜间睡眠，白天觉醒，促进胎儿视觉功能及脑的健康发育。

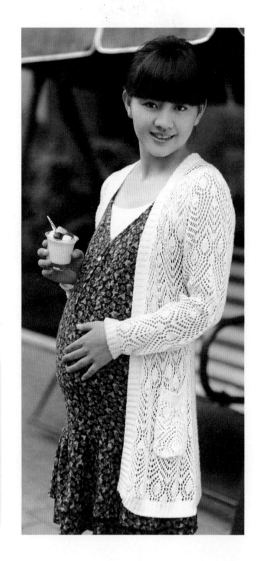

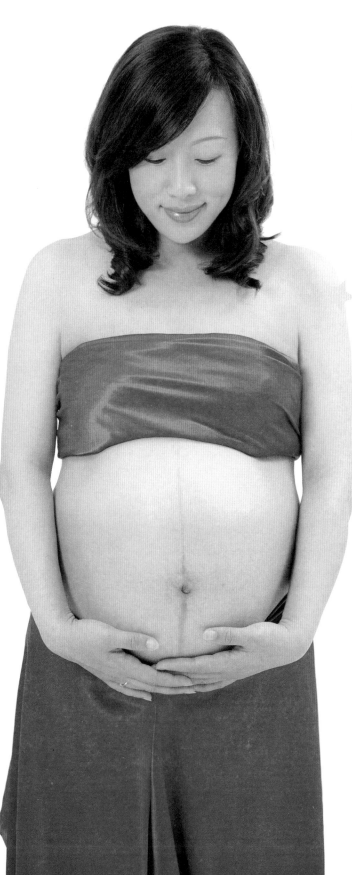

孕8月
生活保健

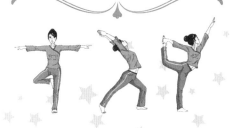

妈妈
宝宝的变化

8个月的胎儿，身体长得特别快，他的听觉能力已具备，也开始有了视觉能力。虽然味觉和嗅觉已经发展到一定程度，还不是很明显。这段时期可谓是对宝宝进行胎教的"尖峰时刻"。要保持愉悦的心情，等待宝宝的到来！

妈妈身体的变化

子宫底长到了心口窝和肚脐，变大的子宫挤压着胃和心脏，引起食欲不佳和动悸等症状。疲惫会引起腹部的不适，因而不要勉强工作。此外，容易出现水肿和麻痹症状。

第29周

一般情况下，怀孕29周的孕妈妈，每天会有规律地出现4～5次的子宫收缩，这时最好暂时休息。这一时期，子宫颈部排出的分泌物会增多，孕妈妈要经常换洗内衣，保持身体的清洁。

第30周

随着子宫的增大，它开始压迫横膈膜，因此孕妈妈会出现呼吸急促的症状。为了缓解这一症状，孕妈妈的坐立姿势要端正，这样有利于减轻子宫对横膈膜的压迫。睡觉时，最好在头部和腰部垫上靠垫。

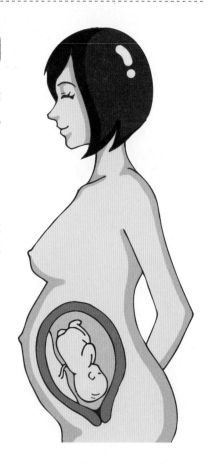

第31周

这个时候，支撑腰部的韧带和肌肉会松弛，因此孕妈妈会感到腰痛。孕妈妈打喷嚏或者放声大笑的时候，会出现尿失禁的现象，这是由于增大的子宫压迫膀胱而引起的，不用太过担心。

第32周

怀孕32周时，孕妈妈的体重会快速增长。随着胎儿的成长，腹内多余的空间会变小，胸部疼痛会更加严重，呼吸也越来越急促。不过，等胎儿下降到骨盆位置后，这些症状就会得到缓解。

🌸 宝宝的发育

第29周

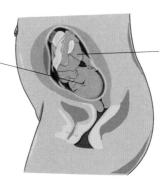

眼睛

此时胎儿能完全睁开眼睛，而且能看到子宫外的亮光，所以用手电筒照射时，胎儿的头会随着光线移动。这时期的胎儿对光线、声音、味道和气味更加敏感，能区别出日光和灯光。

皮肤

胎宝宝的皮下脂肪增厚，皮肤皱褶减少，变得滑溜溜的，也更加白净了。脂肪层继续在增厚，为出生继续努力聚集着！

这周我大概重1.1千克，从头到脚长约38厘米。我的肌肉和肺正在继续发育成熟，我的大脑中正在生成着数十亿神经元细胞。因为大脑的发育，我的头部也在增大，我的营养需求大大增加。所以，需要妈妈补充大量的蛋白质、维生素、叶酸、铁及钙，为我提供全面的营养支持。现在我已经有了睫毛了，说不定此时此刻我正在眨眼睛呢。

第30周

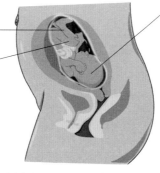

皮肤

胎宝宝的皮下脂肪继续增多，皮肤也变得光滑、细嫩，再也不皱巴巴的了。

生殖器官

如果我是男宝宝，睾丸此刻正在向阴囊下降；如果是女宝宝，阴蒂已经很明显了。

大脑

胎宝宝的大脑的发育非常迅速，可能已经有了思考、感受、记忆事物的能力。

我现在身长约39.4厘米，重1.4千克。我被约0.85升羊水包围着，随着我不断地长大，我的"富余"空间越来越少，所以妈妈的羊水也会减少。我的皮下脂肪继续增多，我的皮肤也变得光滑、细嫩，再也不皱巴巴的了。我在这个时候的胎动会逐渐减少。如果我是男宝宝，睾丸此刻正在向阴囊下降；如果我是女宝宝，阴蒂已经很明显了。我大脑的发育也非常迅速，可能已经有了思考、感受、记忆事物的能力。

第31周

四肢

随着皮下脂肪的不断增多，胎宝宝的小胳膊小腿日渐丰满，体重也明显增加。

眼睛

胎宝宝的眼睛有时睁开，有时紧闭，眉毛和睫毛变得更加完整。

头

他能够把头从一侧转到另外一侧。

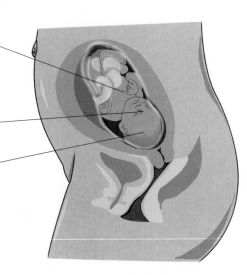

此时此刻，我身长大概有40.6厘米长，重约1.45千克，我即将经历一个发育的高峰。我能够把头从一侧转向另一侧了。我的皮下脂肪明显增多，在一周的时间里，我的体重将增加200克以上。我的小胳膊和小腿也因脂肪的聚集变得丰满起来。此时我的眼睛时开时闭，我的眉毛和睫毛也变得更加完整。

第32周

器官

胎宝宝身体的各个器官继续发育完善，呼吸系统和消化系统发育已经接近成熟。

胎动

随着胎宝宝的不断发育，现在已经占据了妈妈子宫里面很大的地方，狭窄的空间使他已经不能够再像以前那样在妈妈的肚子里施展手脚了，胎动的次数会变少，动作也有所减弱。

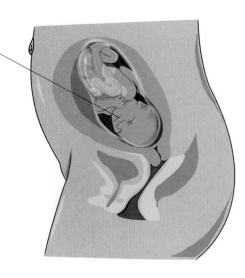

本周我大概重1.8千克，身长约43.2厘米。我的手指甲和脚趾甲已经完全长出来了。我全身的皮下脂肪更加丰富，皮肤再也不又红又皱了，我的身体开始变得圆润，看起来更加像一个婴儿了。现在我的头骨还很软，没有闭合，这是为了出生时能够顺利通过产道，但我身体其他部位的骨骼已经非常结实了。

生活指导

怀孕到8个月，妈妈这时候会感到特别辛苦，需要休息的时间也增加了很多。这时候子宫会开始有收缩的现象，不妨熟练呼吸法或进行一些简易的产前运动。

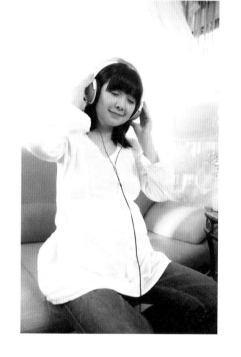

🌸 准妈妈的生活起居

准妈妈要减少心理压力

常常担心胎儿的健康，老是在怀疑自己的怀孕症状有没有问题，看到相关的医学介绍，就会有莫名的紧张和害怕，夜晚睡觉时常常有失眠并且多梦的症状。这些症状的产生，主要是因为准妈妈心理压力过大。还有少部分准妈妈会出现较严重的产前抑郁症，如：情绪低落、食欲不振、极度缺乏安全感。当准妈妈心理不适时，体内的小宝宝也会受到影响。当准妈妈压力过大和情绪不稳定时，家人的支持就显得格外重要。只要家人多付出一些关心和帮助，就可使准妈妈心情好转。

另外，先生可以陪同太太一起去咨询精神科医生，在尽量不使用药物的前提下，让准妈妈的心情开朗起来，这样胎儿也不至于受到太大的影响。

注意仰卧综合征

准妈妈在妊娠晚期常愿意仰卧，但长时间仰卧，很容易出现心慌、气短、出汗、头晕等症状，如将仰卧位改为左侧卧或半卧位，这些现象将会消失，这就是仰卧综合征，也称低血压综合征。

这是由于准妈妈在仰卧时，增大的子宫压迫下腔静脉及腹主动脉，下腔静脉可完全被压扁长达6～8厘米，血液只能从较小的椎旁静脉、无名静脉回流。回流不畅，回心血量减少，心排出量也就随之减少，于是血压下降并出现上述一系列症状。

仰卧综合征的发生不仅影响准妈妈生理功能，对胎儿也有危害。心排血量减少，腹主动脉受压引起的子宫动脉压力减小，都直接关系着胎盘血液供应，对胎儿供氧不足，很快就会出现胎心或快或慢或不规律，胎心监测可显示胎心率异常的图形，以及羊水污染、胎儿血有酸中毒变化等宫内窘迫的表现，甚至会带来不幸的后果。

如何避免早产

近些年来，早产在经济发达的国家及地区，没有减少的情形，反而有上升的趋势。

易致早产的因素很多，除了身体因素外，很多外界因素也起到了重要作用。孕晚期最好不要长途旅行，避免路途颠簸劳累；不要到人多拥挤的地方去，以免碰到腹部；走路，特别是上、下台阶时，一定要注意一步一步地走稳；不要长时间持续站立或下蹲；在孕晚期，须禁止性生活。

要注意保持精神上的愉快，避免初次分娩的不安等精神紧张。为防早产及流产，准妈妈饮食安排要科学合理：忌用茴香、花椒、胡椒、桂皮、辣椒、大蒜等；少食山楂、黑木耳、杏子、杏仁以及苡仁、马齿苋等食品，多吃、莲子、鱼等保胎食品。

同时，要认识早产的征兆，如有未满孕周"见红"并伴有规律的宫缩、持续性下腹痛、下背酸痛、阴道有温水样的东西流出等异常情况出现，应及时与医生取得联系，并且尽早去医院接受检查。

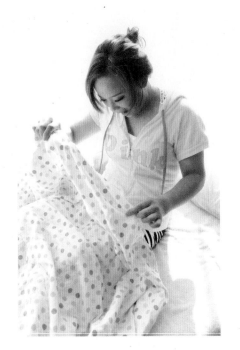

胎动让你不舒服时怎么办

怀孕后期，胎儿在子宫里活动常常让准妈妈感觉不适。可通过以下方法改善：

1	深深地吸一口气，慢慢地将一只手臂举高到头上
2	深深地吐气，慢慢地将手臂放下
3	重复做几次

此运动可以减轻呼吸困难的痛苦和消化不良的现象，也可以使胎儿移动到一个令你比较舒服的位置，并消除紧张和疲劳，增强体力。如果因为胎儿的活动太活跃，使你晚上睡不着觉，不妨换个姿势，还是不见效的话，可请准爸爸帮你按摩。

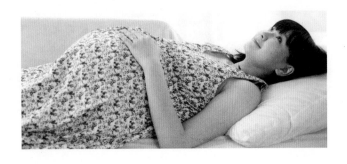

谨慎妊娠高血压综合征

有肥胖和贫血的准妈妈

妊娠前就很胖和妊娠后体重急剧增加的准妈妈，患妊娠高血压的概率是正常女性的3.5倍以上。身体肥胖会加重心脏和肾脏的负担，易导致血压升高。尤其是患有糖尿病的准妈妈，其患上妊娠高血压疾病的概率是健康孕妇的4倍以上。

另外，在出现贫血症状的情况下，由于血液中的红细胞数量减少，向体内输送氧气的功能就会减弱，导致身体各器官出现异常。

高龄准妈妈

35岁以后才第一次受孕的准妈妈，随着血管的老化，很容易患上高血压或心脏病。

怀双胞胎准妈妈

怀有双胞胎的准妈妈，各种身体不适会接踵而至。腹部变大，加重对血管的压迫，在这种状况下，准妈妈患上妊娠高血压的危险性就会增加。

准妈妈躺卧的姿势

准妈妈要掌握正确的躺卧姿势，在妊娠早期，可以同怀孕以前一样躺卧，但在中、晚期应采取侧卧位，最好是左侧卧，避免仰卧位，其道理在于：

❶ 妊娠时子宫增大，胎盘血循环形成，使血容量增加。盆腔静脉血通过下腔静脉回到心脏的血量也相应增加。

仰卧时，特别是在妊娠晚期，子宫很大，压迫下腔静脉，使血液回流不畅，回心血量减少，胎盘血流量也随之减少，必然影响胎儿对氧和营养物质的需要。如果子宫压迫腹主动脉，使子宫动脉压力下降，也会影响胎盘血流量。

❷ 仰卧时，下半身血液回流不通畅，造成下肢、直肠和外阴的静脉压力增高，容易发生下肢、外阴静脉曲张、痔疮和下肢水肿。

❸ 仰卧时，子宫在骨盆入口处压迫输尿管，使肾盂被动扩张，尿量减少的同时引起钠潴留，使水肿加重。有人测定仰卧时尿量仅为侧卧的40%。

❹ 侧卧位可降低舒张压，除了夜间侧卧，白天左侧卧位4小时，有可能预防、治疗妊娠高血压疾病。

❺ 妊娠子宫大部分向右旋转，子宫血管也随之扭曲。左侧位可纠正子宫右旋，使血管复位，保持血流通畅。

准妈妈的记忆力下降

在怀孕期间，准妈妈的神经的传导介质，如肾上腺素、血清素、多巴胺都有明显的下降，都会影响到准妈妈神经系统的活动，这些都可能与记忆力减退有关，但只要准妈妈在日常生活中注意一些问题，将有助于提高准妈妈的记忆力：

保持好心情

减少生活、工作的压力，压力会让大脑的记忆中心受损，做事情应该尽量慢慢来，如果工作压力让准妈妈不堪负荷，那么不妨先休息一段时间，不要因为压力让心情处于低谷。

适度运动

除非有早产的顾忌，否则应该安排适当的产前运动。运动不但有助于分娩，还可以起到提振精神，增加专注力的作用。

听轻音乐

轻柔音乐可促进脑部血液循环以及缓解压力，不但对胎教有帮助，也能改善记忆力。

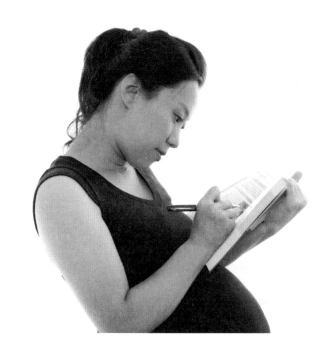

充足的睡眠

因女性激素的影响及怀孕的烦恼，不少准妈妈不容易入睡或是容易醒。可以在睡前做一些松弛运动、洗温水澡，听听轻柔的音乐等来改善。

善用笔记记录

要做的事，准妈妈不妨用笔和纸有条理地记录下来，这样就不会忘记了。

饮食营养

在这个时期，母体基础代谢率增至最高峰，而且胎儿生长速度也达到最高峰。充分保证准妈妈的营养需要，但同时也不能大鱼大肉，过量进补。在孕中期的基础上，适当增加热能、蛋白质和必需脂肪酸摄入量，适当限制碳水化合物和脂肪的摄入，减少米、面等主食的量，实行一日多餐，均衡摄取各种营养素，以免胎儿过大，不利分娩。

孕8月饮食要点

孕晚期（28~40周）胎儿生长很快，其中又以孕后期（32~38周）时生长最快，此时体内贮存的各种营养素也较丰富，应特别重视妊娠最后3个月营养的补充。

增加钙的摄入

孕期钙的需求量大增，约为非孕期的1倍，日需量1200毫克。胎儿骨骼中的钙90%在妊娠晚期3个月内积聚，50%在妊娠最后1个月积聚，故早产儿容易缺钙。胎儿体内的钙一半以上是在孕后期贮存的，准妈妈应每日摄入1500毫克的钙，同时补充适量的维生素D。

控制能量的摄入

此时准妈妈热量的供给量与孕中期相同，不需要补充过多，尤其在孕晚期最后1个月，要适当限制饱和脂肪和碳水化合物的摄入，以免胎儿过大，影响准妈妈的顺利分娩。

同时准妈妈也不能吃得过多，准妈妈超重带来的后果是不可轻视的，准妈妈体重过高不仅在孕期会造成准妈妈并发症的发生，不利于胎儿成长，而且在分娩时也会有困难。

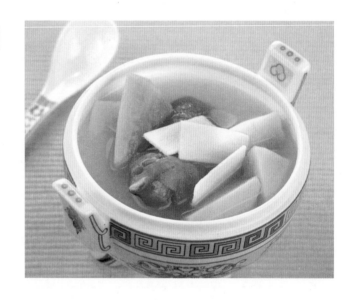

应增加蛋白质的摄入

此期是蛋白质在体内储存相对多的时期，其中胎儿约存留170克，母体存留约为375克，这要求准妈妈膳食蛋白质供给比未孕时增加25克，应多摄入大豆类食物。

补充必需脂肪酸

此期是胎儿大脑细胞增殖的高峰，准妈妈需要提供充足的必需脂肪酸，如花生四烯酸，以满足大脑发育所需，多吃海产品可利于DHA的供给。

孕期铁需要量增高

孕期铁需要量增高是准妈妈自身需要，提供40%～50%增加的血容量，储备相当数量的铁，以补偿分娩时失血造成的损失。另外胎儿生长发育过程中制造血液和肌肉组织，还在肝脏内储存一定量的铁，以备出生后消耗，这是因为无论母乳或牛乳含铁量均很少，产后半年婴儿基本消耗自身储存的铁。准妈妈应每天摄入铁达到28毫克，且应多摄入来自于动物性食品的血色素型的铁。准妈妈应经常摄取奶类、鱼和豆制品，最好将小鱼炸或用醋泡酥后连骨吃，饮用排骨汤。虾皮含钙丰富，汤中可放入少许；动物的肝脏和血液含铁量很高，利用率高，应经常选用。

摄入充足的维生素

孕晚期需要充足的水溶性维生素，尤其是硫胺素，如果缺乏则容易引起呕吐、倦怠，并在分娩时子宫收缩乏力，导致产程延缓。

大多数的准妈妈都是健康的，她们只需在医生的指导下，补充所需的食物和营养即可。有的准妈妈一旦怀孕后，就把自己看成了一个病人，认为自己缺这少那，于是只要有营养就补。其实对那些身体健康的准妈妈来说，她们什么都不缺，最好的就是食补。对那些身体欠佳的准妈妈来说，也不要盲目乱补，应在医生指导下，缺什么补什么。

另外，药补不如食补，食补不如心补，每天都怀有一份健康、愉快的心情，相信自己会拥有一个活泼可爱的宝宝，这才是最有效的。

🌸 准妈妈必吃的扫斑食物

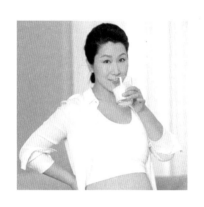

爱美的准妈妈总是有些担心怀孕后自己白皙的脸庞会被黄褐斑"入侵"。有研究表明，黄褐斑的形成与孕期饮食有着密切关系，如果准妈妈的饮食中缺少一种名为谷胱甘肽的物质，皮肤内的酪氨酸酶活性就会增加，引起黄褐斑可能性就会增加。

下面推荐几种对防治黄褐斑有很好疗效的食物，爱美的准妈妈不妨试试。

牛奶

抗斑指数：★★★★

牛奶可以起到改善皮肤细胞活性、延缓皮肤衰老、消除小皱纹、增强皮肤张力的功效。它更是晚上对肌肤最有好处的食物，通过补充给养，让肌肤得到休养生息，健康的肌肤才有可能焕发光彩。喝牛奶还能促进睡眠安稳，对各种因睡眠引起的疾病有效果。

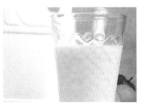

蜂蜜

抗斑指数：★★★

蜂蜜被誉为"大自然中最完美的营养食品"，含有大量易被人体吸收的氨基酸、维生素及糖类，营养全面而丰富，常食可使皮肤红润细嫩，有光泽。

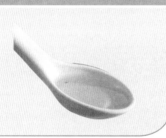

新鲜胡萝卜

抗斑指数：★★★★

你知道吗？每日喝1杯胡萝卜汁，就有神奇的祛斑作用。因为胡萝卜含有丰富的维生素A原。维生素A原在体内可转化为维生素A。维生素A具有滑润、强健皮肤的作用，并可防治皮肤粗糙及雀斑。

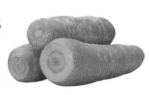

黄豆

抗斑指数：★★★★

大豆中所富含的维生素E能够破坏自由基的化学活性，不仅能抑制皮肤衰老，更能防止色素沉着。

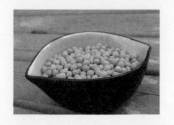

柠檬

抗斑指数：★★★

柠檬也是抗斑美容的拿手水果。柠檬中所含的枸橼酸能有效防止皮肤色素沉着。使用柠檬制成的沐浴剂洗澡能使皮肤滋润光滑。

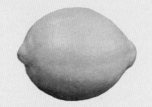

黄瓜

抗斑指数：★★★★

科学研究证明，黄瓜含有丰富的钾精盐和一定数量的胡萝卜素、维生素C、维生素B_1、维生素B_2、糖类、蛋白质等营养成分。经常食用黄瓜粥，能消除雀斑、增白皮肤。

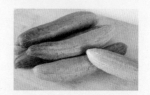

猕猴桃

抗斑指数：★★★★

猕猴桃营养丰富，它含有丰富的食物纤维、维生素C、B族维生素、维生素D、钙、磷、钾等微量元素和矿物质，被誉为"水果金矿"，它能有效抑制皮肤内多巴醌的氧化作用，使皮肤中深色氧化型色素转化为还原型浅色素，干扰黑色素的形成，预防色素沉淀，保持皮肤白皙。并有助于消除皮肤上已有的雀斑等斑点。

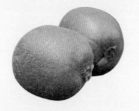

番茄

抗斑指数：★★★

你可能想象不到，平凡的西红柿具有保养皮肤、消除雀斑的神奇功效。它丰富的番茄红素、维生素C是抑制黑色素形成的最好武器。有实验证明，常吃西红柿可以有效减少黑色素形成。每日喝1杯西红柿汁或经常吃西红柿，对防治雀斑有较好的作用。维生素C可抑制皮肤内酪氨酸酶的活性，有效减少黑色素的形成，从而使皮肤白嫩，黑斑消退。

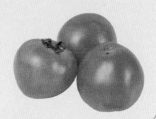

🌸 饮食营养Q&A

 孕期补钙到底要补到什么程度？

 孕中期胎儿长得快，需要钙就会增多，再加上妈妈自身的需要，就容易出现生理性的缺钙。钙最重要的来源就是奶制品，如果我们喝一袋普通的牛奶，一斤能够给你提供将近600毫克的钙。豆制品、深绿色的蔬菜含钙量非常丰富，小虾皮5克可以提供给你50毫克的钙，吃200克豆腐可以提供150毫克的钙。

Q 因缺钙引起的问题会遗传吗？

A 首先，缺钙不是遗传的问题，如果是单纯的缺钙造成的，通过补钙可以解决问题。而且妈妈的营养对孩子的影响更大，如果她自己很注意膳食，她的营养很充分的话，不会出现问题。

孕8月营养开胃食谱

核桃炒西蓝花

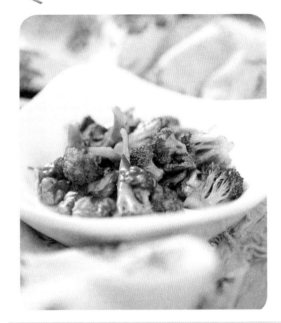

∨ 食材

西蓝花300克, 核桃仁100克, 蒜末、葱丝、植物油、香油、鸡精、盐各适量。

∨ 做法

1 将西蓝花洗净后用手掰成小块, 锅内烧水加少许盐, 放入西蓝花焯一下。

2 将核桃仁凉油下锅翻炒, 炒至微黄色即可盛出。

3 锅内放油, 烧至温热后放入蒜末、葱丝爆香, 倒入西蓝花翻炒, 再加入核桃仁、盐快速翻炒几下, 加入鸡精后出锅, 盛入盘中, 淋少许香油即可。

家常酱茄子

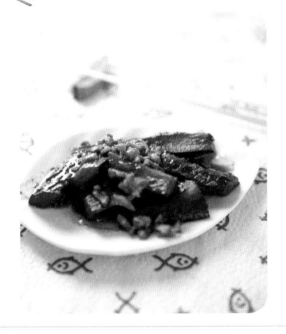

∨ 食材

茄子3个, 猪肉馅儿100克, 葱末、姜末、蒜末各适量, 豆瓣酱2大匙, 料酒、水淀粉各1大匙, 酱油1/2大匙, 植物油1000克 (约耗30克)。

∨ 做法

1 将茄子去蒂洗净, 切成长条, 裹匀淀粉糊, 入六成热油锅中炸熟, 捞出沥油。

2 锅中留少许底油, 先下入葱末、姜末、蒜末爆香, 再放入猪肉馅煸炒至变色, 然后加料酒、豆瓣酱、酱油, 添适量清水烧开, 下入炸好的茄条, 小火烧至入味, 出锅前转大火, 用水淀粉勾芡, 即可食用。

健康护理

可以说，准妈妈的每一天都在为迎接宝宝的到来而时刻准备着。从精神到物质，凡是我们能够想到的，都尽可能地去做，去学习，去储备。胎教是每日必做的一件事情，也是整个孕期最重要的环节。

本月做第6次产检

孕期28周以后，孕妇的产检是每2周检查1次，医师要陆续为准妈妈检查是否有水肿现象。由于大部分的子痫前症，会在孕期28周以后发生，所以，准妈妈在怀孕后期，针对血压、蛋白尿、尿糖所做的检查非常重要。如果测量结果发现准妈妈的血压偏高，又出现蛋白尿、全身水肿等情况时，准妈妈须多加留意，以免有子痫前症的危险。另外心电图、肝胆B超的检查也是必要的。还要根据孕妇情况复查血糖、胆汁酸。

本月B超检查显示

胎宝宝的身高40～43厘米，体重约1 700克。已生出皮下脂肪，听觉和视觉基本发育完全，听到外界声响会产生反应。

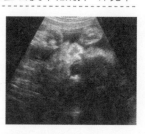

胎儿发育偏小怎么办

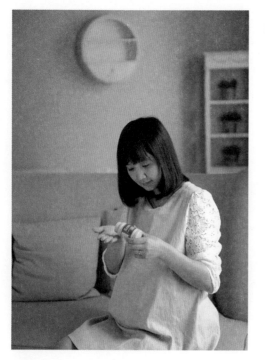

胎儿偏小好生，但是太小的话会影响他的抵抗力、适应外界环境变化的能力，有的刚生下来就在儿科育婴箱里了。

一般来说，只要胎儿发育良好，体重达标就行，胎儿在最后2～3个月长得最快得，所以你不必担心，平时吃的时候忌辛辣食品，其他的食品要均衡，保证各方面的营养，注意休息和适当的运动。

如果准妈妈的营养吸收得很好，但是胎儿发育得不好，体重偏小，导致这种现象的原因很多，其中一种就是胎盘功能不好，营养都被大人吸收了，营养不能通过胎盘传输到胎儿，胎儿吸收不到营养，导致偏小，无论怎样补充营养也不见效果。所以，首先要打通胎盘，建议到医院检查，再做打算。

胎位不正的纠正

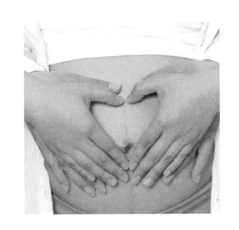

胎位不正指妊娠8个月后，在检查中确定胎头并不在下腹部。常见有臀位、横位、足位等。其原因可能是子宫发育不良、骨盆狭小、胎儿发育失常等。

怀孕8个月前若发现胎位不正，不必紧张，因这时胎儿小，羊水相对较多，胎儿在宫内移动度大，还在变化之中。如妊娠8个月后胎头仍未向下，也就是说臀位、横位、足位时，应予以矫正，方法如下：

外治法

灸时放松裤带，腹部宜放松。点燃艾条后，将火端靠近足小趾，趾甲外侧角处（穴位），保持不被烫伤的温热感，或用手指甲掐压至阴穴。

膝胸卧位

排空小便，解松腰带，小腿与头和上肢紧贴床面，在床上呈跪拜样子，但要胸部贴紧床面，臀部抬高，使大腿与床面垂直，这种体位保持15分钟，然后再侧卧30分钟。每天早、晚各做1次，连续做7天。但心脏病、高血压患者忌用本法。

桥式卧位

用棉被或棉垫将臀部垫高30～35厘米，准妈妈仰卧，将腰置于垫上。据说这种方法比膝胸卧位效果好。每天只做1次，每次10～15分钟，持续1周。

	准妈妈在生活中要避免这些行为
1	患病孕妇不宜久坐久卧，要增加诸如散步、揉腹、转腰等轻柔的活动
2	胎位不正是常事，而且完全能矫正，准妈妈不必焦虑愁闷。情绪不好不利转变胎位
3	忌寒凉性及胀气性食品，如西瓜、螺蛳、蛏子、山芋、豆类、奶类、糖（忌过多）
4	大便要通畅，最好每日排便

准妈妈下腹部发硬怎么办

怀孕后期有的准妈妈下腹发紧、发硬，有时候有些疼，多半见于早产、妊娠晚期假宫缩或感染。

早 产

这是指妊娠未满孕37周的分娩。通常产妇可发生宫缩，表现为下腹发紧、发硬、腹痛。

如果每10分钟内有2～3次宫缩，每次持续30秒以上，或伴有阴道血性分泌物排出，即为先兆早产，需去医院就诊。若子宫颈口有进展性扩张，并且宫口已开大于2厘米，则早产将不可避免。

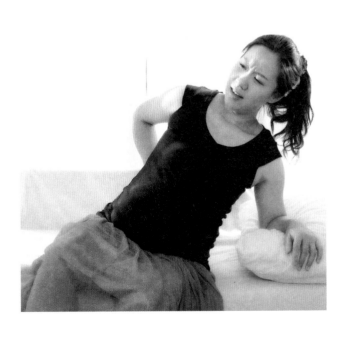

感染及其他

早产发生的原因是多见于感染，其中包括生殖道感染及羊膜炎等。但泌尿道感染、肠道感染也可诱发以上症状。另外胎儿腹中骚动频繁时某些产妇也会产生下腹发紧、发硬，有疼痛感。

预防这种症状的方法是采取左侧卧位休息，这样可增强子宫胎盘的血流量，防止或减少自发性子宫收缩。孕晚期应禁止性生活，预防尿路感染，吸烟者须戒烟。

孕晚期患了痔疮怎么办

女性怀孕以后，痔疮的发生率也会明显增高，尤其是到孕晚期，这是因为子宫静脉与直肠静脉密切相连。妊娠期因腹压增加，日益膨大的子宫压迫盆腔，同时也压迫直肠静脉，使血液回流不畅，产生淤血。加上怀孕后，女性体内的雌、孕激素含量增高，造成水钠潴留、血管扩张，孕期活动量减少，胃肠蠕动减缓，易于引起大便干燥，甚至便秘，排便时用力屏气，腹压增高，这些也是诱发痔疮的因素。怀孕期间得了痔疮，要注意以下几点：

养成定时排便习惯

排便后温水坐浴，从而促进肛门处血液循环。若便秘，应遵医嘱服通便药，切莫擅自用泻药，以免引起早产。

多食新鲜的蔬菜

饮食上要注意选用多纤维素的新鲜蔬菜，以利于大便的通畅，不要吃刺激性的调味品，平时注意多饮水。

妊娠晚期假宫缩

这是发生在妊娠中的不规则的弱的子宫收缩，几乎不伴有疼痛。其特点是常在夜间频繁出现，翌日早晨即消失。

这和妊娠晚期的分娩阵痛表现为间隙短、有规则的渐进的腹痛不一样。大多数产妇可无不适感觉，但有些对痛觉敏感的准妈妈，可将子宫正常的收缩误认为临产宫缩。据估计约有1/3的所谓先兆早产病例，并非真正临产，而系假临产。

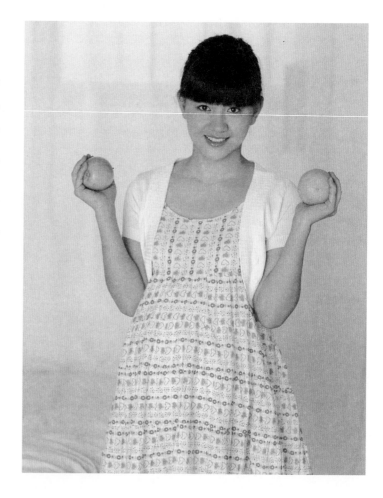

患痔疮后要注意按摩

按摩要注意按摩肛门和腹部两处。大便后注意用热毛巾按压肛门，按顺时针和逆时针方向各按摩15分钟，以改善局部的血液循环。

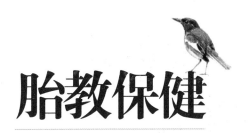

胎教保健

可以说，准妈妈的每一天都在为迎接宝宝的到来而时刻准备着。从精神到物质，凡是我们能够想到的，都尽可能地去做、去学习、去储备。胎教是每日必做的一件事情，也是整个孕期最重要的环节。

🌸 对话胎教

到了怀孕的第8个月，生活在母亲腹中的胎儿已经是一个能听、能看、能懂话、能理解父母的有生命、有思想、有感情的人了，父母对胎儿说话绝不是"对牛弹琴"。凝聚着父母深情的呼唤和谈话，一定会使胎儿聚精会神地倾听，父母应不失时机地加紧与胎儿之间的语言沟通与交流，对他施以良性刺激，以丰富胎儿的精神世界，这对开发胎儿的智力是有极大好处的。

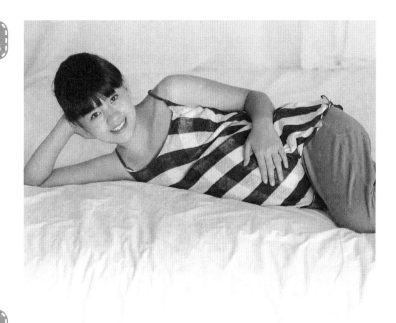

🌸 音乐胎教

到第8个月时，和大脑连接的神经回路更加发达，这时母亲的腹壁和子宫壁会变薄，对外界的声音会变得敏感，所以，胎儿更容易听到外界的声音，而且此时的胎儿可以区别声音的差异，对声音强弱的变化能做出不同的反应。

除了放乐曲给胎儿听之外，父母还可以给胎儿唱歌，这种形式的音乐胎教效果更好，是任何形式的音乐所无法取代的。一方面，母亲在唱歌时，陶冶了性情，获得了良好的胎教心境；另一方面，母亲在唱歌时产生的物理振动，和谐而又愉快，使胎儿从中得到感情上和感觉上的双重满足。

此法还可使胎儿熟悉父母的歌声，加强感情交流，一直保持到出生以后，在音乐的气氛中，父母与子女间会更和谐、融洽。唱歌时心情要舒畅，富有感情，如同面对着可爱的小宝宝，倾述一腔柔情和爱，这时母亲可想象胎儿正在静听你的歌声，从而达到母子心音的谐振。

另外，还可以教胎儿唱儿歌，虽然胎儿不能真正地唱歌，但胎儿已经有听觉，母亲应充分发挥自己的想象力，让你腹中的宝宝随着你的音律和谐地唱起来。母亲可先练音符发音或简单的乐谱，每次唱歌都留出复唱时间，想象胎儿在跟着你一起唱。

🌸 美育胎教

到这个月份，胎儿初步的意识萌动已经建立，所以，对胎儿心智发展的训练可以较抽象、较立体的美育胎教法为主。美育胎教要求孕妇通过看、听、体会生活中一切的美，将自己的美的感受通过神经传导输送给胎儿。

看，主要是指阅读一些优秀的作品和欣赏优美的图画。孕妇要选择那些立意高、风格雅、个性鲜明的作品阅读，尤其可以多选择一些中外名著。孕妇在阅读这些文学作品时一定要边看、边思、边体会，强化自己对美的感受，这样胎儿才能受益。

听，主要是指听音乐，这时孕妇在欣赏音乐时，可选择一些内容丰富、意境饱满、主题鲜明的作品，它们能促使人们美好情怀的涌动，也有利于胎儿的心智成长。

体会，既指贯穿看、听活动中的一切感受和领悟，也指孕妇在大自然中对自然美的体会。

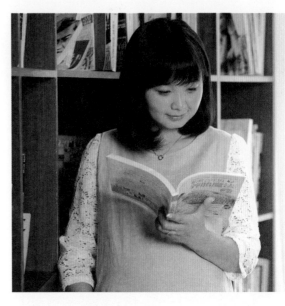

孕妇在这个阶段也要适度走动，可到环境优美、空气质量较好的大自然中去欣赏大自然的美，通过欣赏美丽的景色从而产生出美好的情怀，这样也是一种不错的胎教。

🌸 性格胎教

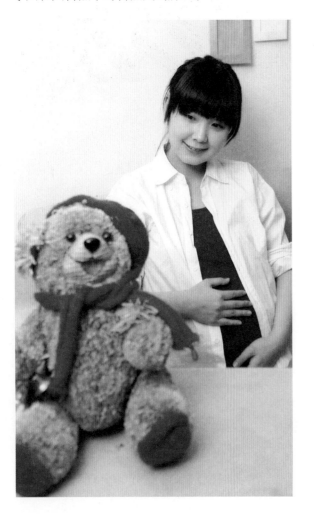

这时期的宝宝是个真正的小人儿了，准妈妈的修养、兴趣、爱好、职业，以及与准爸爸的融洽关系，都能影响胎宝宝的性格。高尚的情趣、豁达的心胸、丰富的生活、真挚热烈的爱情，会使宝宝的外环境稳定，让宝宝感受到幸福。胎儿在子宫内如果感到温暖、和谐、慈爱的气氛，其幼小的心灵将感到生活的美好和欢乐，可逐渐形成热爱生活、活泼外向等优良性格；如果家庭人际关系紧张，甚至充满敌意和怨恨，或者准妈妈的心里不喜欢这个孩子，时时感到厌烦，胎儿会感受到痛苦，以致影响将来性格的发育。

TIPS

准妈妈每天把生活中愉快的事情讲给宝宝听，让他意识到等待他的世界是美好的，通过和胎儿共同生活、共同感受，培养他热爱生活、果断自信、活泼外向等优良性格，使母子，父子间的纽带更牢固。

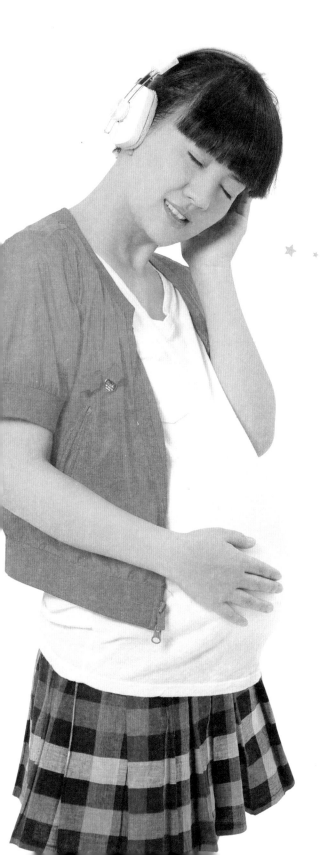

孕9月
生活保健

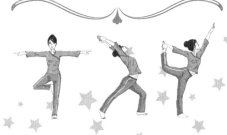

妈妈
宝宝的变化

现在，胎儿在子宫里生存了9个月。今天早上，他睁开眼睛，打着哈欠，用劲踢了几下，用小手去抓脐带，把手伸到嘴里，吸吮自己的大拇指，听母亲的心跳和肠鸣声。母亲开始走动，轻轻地摇晃使他睡去。这个时候的准妈妈不妨把自己打扮得漂漂亮亮的，对于宝宝来说也是一次重要的美育胎教。

妈妈身体的变化

腹部变得更大了，压迫着心脏、肺等器官，容易导致食欲不佳、呼吸困难。此外，阴道和子宫口变得柔软，月经增多，感到腹部发胀或大腿根部疼痛时要立刻休息。

第33周

这个时期，孕妈妈腹部的变化特别明显，又鼓又硬，使得肚脐都凸出来。排尿次数会增多，而且有种排尿不净的感觉。随着分娩期临近，孕妈妈的性欲明显下降，所以在怀孕晚期，应该暂时节制性生活。

第34周

每次产检都要测量血压和化验尿液。如果注意到手上的戒指紧了，或者手脚肿胀，这是液体积留所致，但如果是紧身的衣服限制了血液流动，情况会变得更糟。

第35周

由于胎宝宝的位置逐渐下降，孕妈妈会觉得腹坠腰酸，骨盆后部附近的肌肉和韧带变得麻木，甚至会有一种牵拉式的疼痛，行动变得更为艰难。临近分娩会使孕妈妈感到紧张，此时要正确调整心态，多和丈夫、亲人沟通，缓解自己内心的压力。

第36周

孕妈妈的体重已增长至顶峰，已经增重11～13千克。从本周开始，需要每周做一次产检，随时监测胎儿在子宫中的情况，必要时可以做一次胎心监护。从有利于分娩的角度出发，医生会根据胎宝宝的和孕妈妈自身的情况，建议增加营养或适当控制饮食。

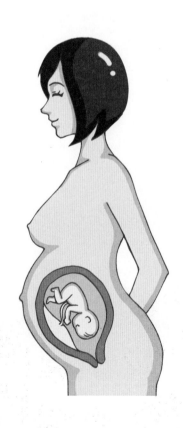

宝宝的发育

第33周

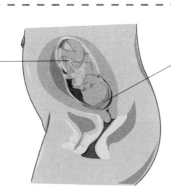

生殖器官

不论是男宝宝还是女宝宝，到了本周生殖器官都已经发育完善，可能会用个别男宝宝睾丸在出生后当天才降入阴囊，这也是正常的，妈妈不必担心。

头发

此时，胎宝宝已长出了一头胎发，即使他出生后头发稀少，也没关系，因为这与他将来头发的多少并没有关系。

本周我大约重1.8千克，身长约43.7厘米。我的五官现在都在工作着。到这个月月末，如果我是小公主，大阴唇已明显隆起，左右紧贴并且覆盖生殖器，这标志着外生殖器官发育彻底完成；如果我是小王子，我的睾丸可能已经从腹腔下降到阴囊，也有个别的宝宝睾丸在出生后当天才降入阴囊，妈妈不必为此而担心。

第34周

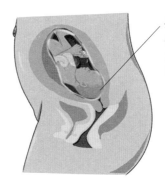

免疫系统

胎儿的免疫系统正在发育以抵御轻微的感染。

胎动

胎儿现在太大了，已经不能漂浮在羊水里了，他的运动较以前缓慢。

头骨

他的头骨现在还很柔软，骨头之间还留有空隙，有利于分娩的顺利进行。

现在我把主要精力都用在快速增重上，在这期间我增加的体重会比出生体重的一半还要多，我越发圆润了。现在我的头骨现在还很柔软，而且骨头之间还留有空隙，这种可松动结构能够让我的头在经过狭窄的产道时有伸缩性，有利于分娩的顺利进行。

第35周

身体器官

中枢神经系统正在发育，尚未成熟。消化系统基本发育完毕，肺通常也完全发育成熟，如果胎儿在这个时间早产的话，很少会发生呼吸问题。

四肢

胎儿的胳膊和腿丰满起来，已占据了子宫的大部分空间，所以很难再四处移动。

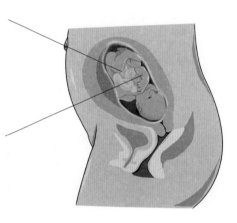

本周我重约2.3千克，身长约45.7厘米。我越长越胖，几乎占据了妈妈子宫的绝大部分空间。我已经不能在羊水里漂浮着，也不能再翻跟斗了。此时我的两个肾脏也已经发育完全，肝脏也能够自行代谢一些废物了。我的中枢神经系统尚未完全发育成熟，但是现在我的肺部发育基本完成，如果在此时出生，我存活的可能性为90%以上。

第36周

胎动

子宫的空间越来越小，现在孕妈妈肯定注意到了胎儿的运动发生了变化。因为受到限制，他四处扭动的次数减少，但运动通常更有力和更明显。

头部

在这个阶段，大多数的胎儿都已经采取头向下的姿势准备出生。

胎脂

覆盖胎宝宝全身的绒毛和在羊水中保护他皮肤的胎脂开始脱落并被他吞咽聚集在肠道内。

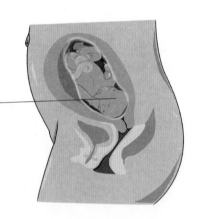

本周我的体重大概已有2.7千克重，身长47厘米左右。覆盖我全身的绒毛和在羊水中保护我皮肤的胎脂开始脱落。我现在会吞咽这些脱落的物质以及其他一些分泌物了，它们积聚在我的肠道里，直到我出生，它们将荣幸地成为我出生后尿布上的第一团粪便。

生活指导

现在已经进入怀孕的第9个月，恭喜你，就要成为一个真正的妈妈了！到了这个时候，你肚子里的小宝宝已经可以算是一个足月的孩子了。不过你还是要小心，不要功亏一篑，勿在这样的关键时刻出现差错。

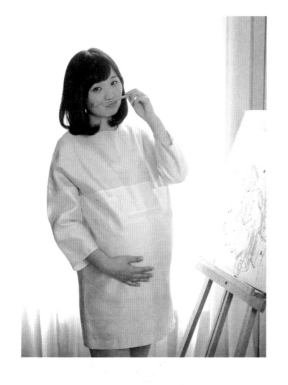

准妈妈的生活起居

9个月过去了，对于准妈妈来说，这9个月是艰辛的9个月，也是充满幸福的9个月，眼看着宝宝就要降临在世上，你可不能松懈，还是有许多问题需要注意的。

越来越大的腹部，可能会使你感到心慌气喘、胃部胀满，所以要注意1次进食不要太多，应采取少食多餐，把吃零食也算作饮食的一部分。

你的饮食，这个时候最好应以蛋白质为主，适当限制脂肪、糖类、淀粉类食物，要保证营养，但又不能过分强调营养，如果吃高糖高脂食品过多，又不运动，就可能造成胎儿过大，给分娩造成困难。这个时期如发生水肿、高血压的症状，还应限制食盐量和饮水量。但如果膳食中蛋白质供应不能满足你与孩子的需要，就会使你体力衰弱，胎儿生长缓慢，产后恢复迟缓，乳液稀少。

禁止性生活

在怀孕晚期，由于精神上的疲劳和不安以及胎动、睡眠姿势受限制等因素你可能经常会失眠。不必为此烦恼，失眠时看一会书，心平气和自然能够入睡了。这个时期的你，为预防胎盘早破、感染和早产，性生活是被严格禁止的。仍需继续保护好乳房，每天用温水洗奶头，如奶头短小，应每天用手轻轻向外牵拉。

做好分娩的准备

孕9月的准妈妈必须时刻做好分娩的准备，正常的准妈妈一般不需提前入院，出现产前迹象时入院即可，有异常情况，时如胎膜早破、妊高征、产前出血、胎心与胎动异常等应立即入院。此外，尚有不少情况应提前入院，如狭窄、胎位不正、双胎、前次剖宫产、宫内生长迟缓、肝内淤积症、妊娠并发心脏病、糖尿病、肾病、甲亢、贫血等。总之，要遵医嘱，准妈妈及亲属不能自作主张、过分急躁紧张，也不能麻痹大意，满不在乎。就要到冲刺的时候了，不要以肚子为借口放纵自己贪吃贪睡，适量运动有助于你顺利分娩。

多吃含纤维多的蔬菜

随着腹部的膨大，消化功能继续减退，更加容易引起便秘。应多吃些薯类、海草类及含纤维多的蔬菜。

沉重的身体加重了腿部肌肉的负担，腿会抽筋、疼痛，睡觉前可以按摩腿部或将脚垫高。许多准妈妈会腰痛，不必太介意，分娩后会自然痊愈。

不要长途旅行

这个时期的你，为了胎儿的安全和你的安全着想，最好不要长途旅行。上下班尽量不挤公共汽车，不骑自行车，短途则以步行为安全。

而且这个时期你的身体重心继续后移，下肢静脉血液回流受阻，往往会引起脚肿，所以应避免穿高跟鞋，否则因重心不稳摔跤，造成早产，将危及胎儿的生命和你本人的健康。

准妈妈要戒除盲目备物的心理

准妈妈临产前就应该为宝宝准备东西，但不要盲目备物。有的准妈妈甚至连孩子出生后，几岁用的东西都准备出来，今天想起来买这个，明天又赶紧去买那个，弄得整日忙个不停。

想着要多一个人了，准妈妈希望在房间中安排一个舒适的位置。将房间换成新的样式，新的格调，难免要移动一些大件物品。整天想这想那的，甚至在睡觉的时候都睡不踏实，得不到很好休息。其实大可不必这样做，为新生儿做点必要的准备是应该的，好多事情完全可由丈夫或他人代劳，而且宝宝出生后，亲朋好友也会为孩子赠送一些必需品，所以不必在这方面太劳神。

TIPS

随着宝宝的临近，准妈妈的紧张、烦躁的心情是正常现象，密切注意自己身体的变化，随时做好临产的准备。

临产前保持好心情很重要

准妈妈临产前可能会感到内心十分焦虑紧张，准爸爸面对她喋喋不休的宣泄，不要显出不耐烦的样子，以使准妈妈的情绪得到抚慰和安定。准爸爸可以用一些幽默诙谐的语言，来调节准妈妈紧张消极的情绪；或当准妈妈由于子宫收缩肚子感到有些痛时，要及时安慰，使准妈妈减轻疼痛。

临产前，准妈妈要摆脱一切外在因素的干扰，尤其不应该顾虑即将诞生的婴儿性别，亲人也不应该给准妈妈施加无形的压力，免得给准妈妈带来沉重的心理负担，使分娩不顺利。如果到了预产期腹中的胎儿还没有动静，准妈妈也不要着急。因为到了预产期并非就要分娩，推迟几天也都是正常的。

准妈妈在分娩前保持良好的心理状态十分重要，它关系到分娩时能否顺利，所以准妈妈本人和丈夫都要为此做出努力，以一个良好的心态去面对分娩。

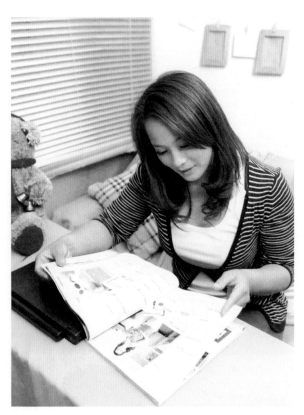

慎重选择分娩的医院

妇幼保健院更专业

专业妇幼保健院的医师面对的就诊群体相对比较单一，大多数是孕产妇。

因此，一些中型妇幼保健院所配置的产科医疗器械比一般大型的综合医院会更齐全。如孕期的B超检查、唐氏综合征筛查，妇幼保健院在此方面的设备和专业能力无疑会比综合性医院的产科更完善。

另外，专业妇幼保健院的产科医师每天负责的就是从孕期-产期-出院这一循环过程，技术实力相对较高，医护人员的操作更为熟练。并且妇幼保健院的产科病房通常比综合医院的产科病房多，由于是专业的产科医院，产妇们所得到的饮食和护理照料往往会更适宜。宝宝出生后，可以在妇幼保健院接受按摩抚触，有条件的妇幼保健院还为宝宝专门提供游泳服务。所以，如果孕妇愿意，就可以选择此类医院。

综合性医院的优势

现在许多大型的综合性医院科室齐全，各科专业人员技术水平高，对于那些容易出现异常并发症的孕妇来说，一旦出现并发症，可以及时地在综合性医院各门诊科室得到会诊和处理。所以，容易出现异常并发症的孕妇一般都比较喜欢综合性医院。

怎样选择合适的医院，要根据家庭经济实际状况和孕妇的身体状况决定。如果孕妇在怀孕时伴有异常或出现严重的并发症，可以考虑选择大型综合性医院。

这种医院会为孕妇提供合理的妊娠指导，会对其进行全面的检查，认真评估并密切注意孕妇的病情发展情况，所以这样的孕妇选择大型综合性医院就比较理想。如果孕妇一切状况良好，则可以选择妇幼保健院。总之，无论是妇幼保健院还是综合性医院，最好选择2级以上的医院。

其他因素

口碑如何

先通过多种渠道收集一下相关信息，了解医生情况。可以先听听护士的介绍，向同事、朋友和亲戚中生过孩子的人打听一下，不要被广告所迷惑。如果妻子属于高危产妇，要了解一下是否可以提前住院待产。有的医院可以提供丈夫陪产服务，如果孕妇心理压力比较大，分娩时需要你的陪伴，那就要选择有陪产条件的医院了。同时，还应了解医院是否提供助产分娩、产后有无专人护理等。

对新生儿的处理

在分娩过程中医院是否提供胎心监护，在宝宝出生后，母子是否同室，是否有新生儿游泳和按摩、抚触等服务，此外，还应注意针对新生儿的检查制度是否完善。

交通是否便利

如果太远也会带来很多不便。分娩时，车子是否能很方便地抵达医院、住院的相关事宜等，也是需要考虑的因素，所以，最好能选择附近的医院。

是否提供妊娠培训班

有的医院专门开设妊娠培训班，指导孕全程。有的医院倡导母乳喂养，并给予相关指导，如教哺乳方法和乳房按摩技巧等。

能否自主选择分娩方式

当你带妻子到产科待产时，应进行一次综合检查，然后决定分娩方式。决定后跟医生商量意外情况，比如要不要做阴道侧切手术，是不是在夜间提供麻醉服务，等等。

饮食营养

这个月的准妈妈主要是为分娩做准备，为自身提供足够的能量，另一方面还要保证胎儿的营养需求，使胎儿保持一个适当的出生体重，从而有益于婴儿的健康生长。为了保证准妈妈后期的合理营养，建议你按自己的营养需求来调配饮食。

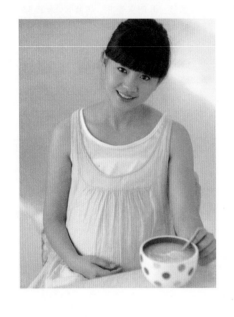

孕9月的饮食要点

这个月的孕妇主要是为分娩做准备，为自身提供足够的能量，另一方面还要保证胎儿的营养需求，使胎儿保持一个适当的出生体重，从而有益于婴儿的健康生长。出生体重过低或过高均会影响婴儿的生存质量及免疫功能。为了保证孕妇后期的合理营养，建议你按自己的营养需求来调配饮食。

控制能量的摄入

控制能量的摄入，特别是妊娠前体重过重的胖妈妈，应维持能量摄入和消耗的平衡，少用或不用糖果、点心、甜饮料、油炸食品以及脂肪含量高的食品。海洋食品中的脂肪具有利于新陈代谢正常进行的特殊作用。丰富的矿物质，对促进胎儿生长发育有良好的作用。这个月里，营养师建议孕妇多吃一些营养丰富的海洋食品。

不要饮食过度

当胎儿降至骨盆中时，孕妇感觉会舒服一些，食欲也会恢复正常。但要注意不要因饮食过度而导致肥胖，这时胎儿已经有足够的养分，即使母亲不吃东西，也不会立刻影响宝宝的生长发育。这个阶段的孕妇，要为分娩而贮存体力，要多吃一些增强体力的食品，养精蓄锐为分娩做准备。

此外，孕妇要注意增加钙、锌的摄入，做到每日喝牛奶、吃豆制品以及海产品。每天保证摄入的蔬菜和水果500克以上，同时搭配蔬菜和水果的种类。烹调用精盐2~4克或酱油10毫升以下，不要吃腌肉和腌菜以预防水肿，禁食碱或苏打制作的食物。

少食多餐

因为此时的孕妇胃部受压，一次吃不了太多的东西，所以可以分开几次吃，每次少吃些。

其次由于平常饮食中总会不知不觉摄取过多的精盐，所以可在食物中加入胡萝卜泥和柠檬汁，这样不仅可以降低含精盐量，又能促进消化吸收，保持均衡的营养。此外应该多吃一些薯类、海藻类和含膳食纤维丰富的蔬菜类，以防止便秘的发生。

孕9月营养开胃食谱

🍚 木耳炒金针菇

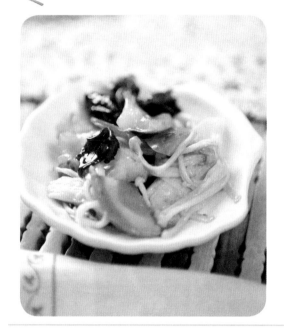

▽ 食材

金针菇200克, 木耳100克, 青椒、胡萝卜各50克, 植物油、盐、料酒、蒜末、葱丝、香油各适量。

▽ 做法

1 将木耳切小块; 青椒、胡萝卜切片; 金针菇去根洗净。

2 将木耳和金针菇加1勺盐, 用水焯后沥干。

3 锅中放少许油, 放蒜末、葱丝爆锅, 再倒入青椒、胡萝卜、木耳和金针菇翻炒, 待快熟时加盐翻炒几下。

4 最后淋点香油即可出锅。

🍚 三丁炒茄条

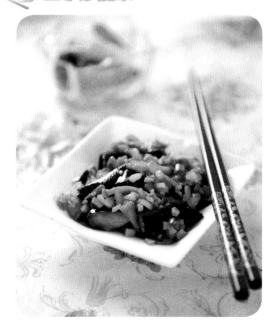

▽ 食材

茄子3个, 青辣椒1个, 火腿50克, 洋葱半个, 葱花、姜末、蒜片各适量, 高汤2大匙, 盐1小匙, 水淀粉2小匙, 干淀粉30克, 植物油600克 (实耗35克)。

▽ 做法

1 将青椒、火腿、洋葱均切成丁; 茄子洗净, 切长条, 在茄子表面蘸一层淀粉, 下入五六成热的锅中炸熟, 捞出沥油。

2 炒锅留少许底油, 油温七八成热时, 下葱花、姜末、蒜片爆香, 加入茄子条、青椒丁、火腿丁、洋葱丁翻炒均匀, 放入盐、高汤, 用水淀粉勾芡, 出锅装盘即成。

牛肉炖番茄

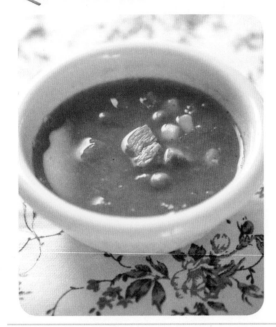

˅食材

牛肉300克, 番茄2个, 胡萝卜半根, 玉米粒、豌豆各15克, 洋葱末、蒜末各适量, 盐1小匙, 番茄酱1大匙, 植物油2大匙。

˅做法

1 将牛肉洗净, 切成小块, 用沸水焯烫去血水, 捞出控水; 番茄洗净, 切成块; 胡萝卜洗净, 去皮, 切成小丁; 玉米粒、豌豆洗净。

2 汤锅中加入足量清水烧沸, 放入焯好的牛肉块, 煮2小时, 制成牛肉高汤。

3 炒锅烧热, 加植物油, 四成热时下入洋葱末爆香, 再放入番茄块炒软, 然后放入玉米粒、胡萝卜丁、豌豆炒至断生, 倒入牛肉、牛肉高汤, 加盐、蒜末、番茄酱煮至入味, 即可食用。

红椒拌藕片

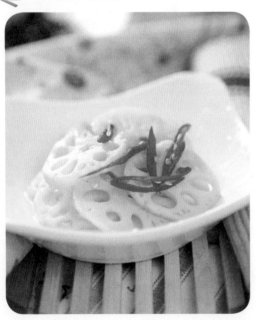

˅食材

白嫩莲藕1根, 红椒2个, 白糖、芝麻油、生姜、香醋及盐各适量。

˅做法

1 先将红椒去籽、去蒂、切丝, 装入盘中, 备用; 莲藕洗净, 去皮, 切片; 生姜切丝。将以上3种食材一起放入盘中, 放盐并加凉开水将其泡软, 取出后装盘。

2 把白糖、香醋及姜丝一起撒在藕片和红椒丝上, 略腌一会儿, 淋上芝麻油即成。

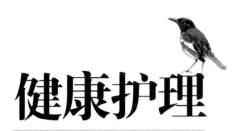

健康护理

临产前准妈妈在进行一系列的检查，以确保准妈妈和胎儿的健康，并且通过检查结果选择最适易准妈妈的分娩方式。

❀ 临产前检查需要注意什么

一般是临近分娩，产前检查的次数增多。临产前检查主要包括了解胎位正不正、血压高不高、有无水肿、尿蛋白等；了解骨盆的大小；测量准妈妈体重等。

产前检查中了解准妈妈骨盆大小非常重要，因为胎儿从母体娩出，必须经过骨盆，即所谓的"骨产道"，准妈妈分娩顺利与否和骨盆的大小、形态密切相关。产前检查可以了解准妈妈骨盆的大小、形态和估计胎儿大小与骨盆之间的比例。

骨盆的大小是由组成骨盆的各骨之间的距离来显示的，如骨盆各径线测量值正常时，骨盆形态多属正常，胎儿多数能够顺利分娩；反之，如果骨盆过于狭窄、太小不对称或有畸形等，即使测量数值正常，也会影响胎儿的通过，造成难产。

本月B超检查显示

宝宝身高约45厘米，体重2 000～2 500克。处在皮下脂肪生长，体重增加的时期，性器官也基本发育完全，能够清楚地区别出男孩和女孩。

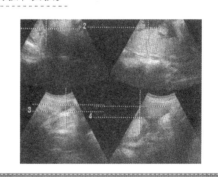

❀ 要进行胎心的监护和胎动检查

进行胎心监护前的注意事项

在做监护1小时前吃一些食物，如巧克力。最好选择一天当中胎动最为频繁的时间进行，以避免不必要的重复。准妈妈在做胎心监护时，要选择一个舒服的姿势进行监护，避免平卧位。

若准妈妈在做监护的过程中，胎儿不愿意动，极有可能是睡着了，准妈妈可以轻轻摇晃你的腹部把宝宝唤醒。准妈妈不要选择饱食后和饥饿时进行胎心监护，因为此时胎儿不喜欢活动，最好在进食30分钟后再进行。

胎心监护的目的

胎儿心率随子宫内环境的不同而发生着变化，胎心率的变化是胎儿中枢神经系统正常调节机能的表现，也是胎儿在子宫内状态良好的表现，而胎心监护的意义是在早期发现胎儿异常，在胎儿尚未遭受不可逆性损伤时，采取有效急救措施，使新生儿及时娩出，避免其发生损伤。

无应激试验

此项检查指的就是胎心监护，也是胎心监护想要达到的目的，即无应激试验是否正常。准妈妈在做无应激试验时应选取一个最舒服的姿势，比如半卧位或是坐位，胎心监护一般需要进行20分钟左右，若20分钟内胎动次数超过三次，每次胎动时胎心加速超过15次/分，并且没有太过频繁的宫缩出现，那么我们认为这是一次非常好的结果，说明胎儿在子宫内非常健康。此时医生会在监护报告的标注上：NST（－）。若报告的结果是NST（＋），医生会根据你的实际孕周，采取相应的处理方法。

缩宫素激惹试验

此项检查是使用低浓度的催产素诱发宫缩，通过胎心监护了解胎心在宫缩时的变异情况，因为一旦胎儿在子宫内处于缺氧的状态，心脏负荷加重，那么他很难在宫缩时维持正常的胎心率，此时医生就会发现问题，并及时予以处理。

当心胎儿提前来报到

每个准妈妈都希望自己的小宝宝在焦急的等待之后，按时来到这个世界。但是，有的小宝宝尚未足月，就提前来报到了。睡眠不好、劳累、食欲旺盛，这对准妈妈可是麻烦的事情，对于快要临产的准妈妈来说要格外小心，可别让宝宝"提前报到"。

早产是指准妈妈在妊娠28～37周分娩。这时的宝宝还未发育成熟，皮肤红嫩红嫩的，皮下脂肪少，各个脏器功能都不完善，呼吸也不规则，四肢肌肉疲软无力，体重也轻，因而生命力很弱，必须进行特殊照料。护理上稍有不当，便容易使准妈妈多少个日夜"苦心经营"的"爱果"出现包括肺部感染在内的各种危及生命的症状，且这些高危因素还极易导致脑损伤，因此，预防早产极为重要。约30%的早产无明显原因，常见诱因有：

准妈妈方面原因	
1	并发子宫畸形（如双角子宫、纵隔子宫）、子宫颈松弛、子宫肌瘤
2	并发急性或慢性疾病，如病毒性肝炎、急性肾炎或肾盂肾炎、急性阑尾炎、病毒性肺炎、高热、风疹等急性疾病；心脏病、糖尿病、严重贫血、甲状腺功能亢进、高血压病、无症状菌尿等慢性疾病
3	并发妊娠高血压综合征
4	吸烟、吸毒、酒精中毒、重度营养不良

胎儿胎盘方面原因	
1	前置胎盘和胎盘早期剥离
2	羊水过多或过少、多胎妊娠
3	胎儿畸形、胎死宫内、胎位异常
4	胎膜早破、绒毛膜羊膜炎

老一辈的人经常会告诫准妈妈，要避免劳累、不要搬重物、避免搬家，尤其切忌在家中乱钉东西或移动床头，以免动了胎气造成流产或早产。这些说法虽然看来有点迷信，但却也不失科学的基础。对于某些容易早产的准妈妈而言，在家爬上爬下、钉东西或搬重物，不仅容易跌倒，对自己造成危险，更容易造成子宫收缩引起早产。

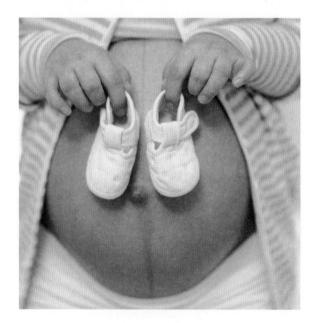

准妈妈在发生早产之前7天内，尤其是发生前24小时，子宫收缩的次数会增加。因此在子宫收缩次数明显增加，而卧床休息也无济于事的时候，应快速与医护人员联络或去医院就诊。另外有些准妈妈在发生早产前，会出现下腹胀痛、下坠感，像月经来潮时的胀痛或痉挛腰酸、阴道分泌物增加甚至出血的症状，千万不可麻痹大意。这些症状都是在子宫规则收缩发生早产之前常见的警讯，应该尽快处置。

除了安胎的药物之外，准妈妈在就诊之前或安胎治疗出院后，仍应多卧床休息，早晚最少各卧床1小时。尽量左侧躺，但以舒适为原则，视情况需要增加卧床时间及次数。若有早期破水、子宫颈扩张或羊膜膨出至子宫颈或阴道的现象均应住院治疗。

要预防早产，准妈妈要心情愉快轻松，饮食要清淡，不油腻，避免高糖食品，在选择水果时应尽量选择含糖量低的水果，千万不要无限量吃西瓜等高糖分水果；选择宽松的准妈妈装、每天洗澡，洗澡水的温度不要太高，洗澡时间也不要太长；少吃生冷食物及刚从冰箱里取出来的食物。

前置胎盘

前置胎盘是妊娠晚期出血的主要原因之一，为妊娠期的严重并发症。

胎盘的正常位置附着于子宫底部，如果附着于子宫下段或覆盖于子宫颈内口，位置低于胎儿先露部，称为前置胎盘。前置胎盘是引起妊娠晚期出血的主要原因之一，威胁着母婴生命安全。多见于高龄或经产妇，尤其是多产妇，发病率为1：55～1：200之间，是产科的严重并发症。

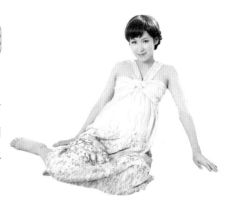

引起前置胎盘的原因	
子宫内膜不健全	产褥感染、多产、上环、多次刮宫、剖宫产等手术，易引起子宫内膜炎、子宫内膜缺损、血液供应不足，为了摄取足够营养，胎盘代偿性扩大面积，伸展到子宫下段
孕卵发育迟缓	孕卵发育迟缓在到达宫腔时滋养层尚未发育到能着床阶段，继续下移植入子宫下段
胎盘面积过大	如多数妊娠胎盘常伸展到子宫下段

按胎盘边缘与子宫颈口的关系分为3种类型	
完全性前置胎盘	胎盘完全覆盖子宫颈内口，又称中央性前置胎盘
部分性前置胎盘	胎盘部分覆盖子宫颈内口
边缘性前置胎盘	胎盘附着于子宫下段，下缘达宫颈内口边缘，又称低置性前置胎盘

妊娠晚期或临产时，发生无痛性反复阴道出血是前置胎盘的主要症状，偶有发生于妊娠20周者。阴道出血发生时间的早晚，反复发作的次数，出血量的多少与前置胎盘的类型有很大关系。

完全性前置胎盘往往初次出血的时间早，约在妊娠28周左右，反复出血次数频，量较多，有时1次大量出血即可使病人陷入休克状态；边缘性前置胎盘初次出血发生较晚，多在妊娠37～40周或临产后，量也较少；部分性前置胎盘初次出血时间和出血量介于两者之间。临产后每次阵缩时，子宫下段向上牵引，出血往往随之增加。部分性和边缘性前置胎盘患者，破膜后胎先露如能迅速下降，直接压迫胎盘，流血可以停止。破膜有利于胎先露对胎盘的压迫。由于反复多次或大量阴道出血，产妇可以出现贫血，其贫血程度与出血量成正比，出血严重者即陷入休克，胎儿发生缺氧、窘迫，以致死亡。

对准妈妈的危害

由于反复多次出血，准妈妈可能出现贫血，出血量多时甚至引起准妈妈休克。分娩后由于子宫收缩力差，常发生产后出血。前置胎盘患者常并发胎盘粘连、植入性胎盘，使胎盘剥离不全面发生大出血。

对胎儿的危害

由于前置胎盘出血大多发生于妊娠的晚期，所以容易引起准妈妈的早产现象，亦可因准妈妈的突然休克，会使胎儿出现短期缺氧的现象，导致胎儿窘迫，如果造成胎儿在准妈妈体内严重缺氧，甚至会使胎儿在子宫内死亡。所以前置胎盘的早产儿死亡率是比较高的。

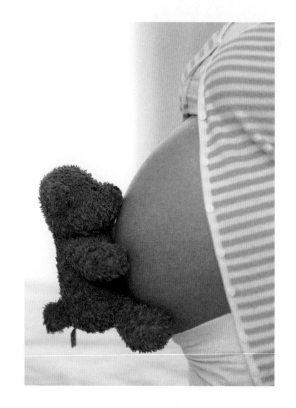

胎盘早期剥离不可不防

妊娠20周后，正常位置的胎盘在胎儿娩出前部分或全部从子宫壁剥离，就是胎盘早剥。

胎盘早剥往往发病急、进展快，对母婴有生命威胁，是妊娠晚期的一种严重并发症。多见于经产妇，发病率为1：47～1：217。多数于28周以后发病，约50%发生于临产之前。

胎盘早剥后的主要症状

胎盘早剥后的主要症状为腹痛和阴道流血。胎盘剥离面小，出血很少，可无症状或仅有轻度的腹痛。胎盘剥离面越大，出血量就越多。大量隐性出血（即血液积聚在胎盘和子宫壁之间）常有突发性剧烈腹痛，子宫增大紧张，胎儿大多数死亡。出血多时病人出现冷汗、面色苍白、脉搏细弱、血压下降等症状。

如果已经出现胎儿窘迫情形或是临床症状明显恶化，胎儿却无法即时娩出，或是在子宫收缩时有无法控制的出血、隐藏型出血使子宫急速胀大、痉挛的子宫因出血而瘫软等状况时，无论胎儿是否存活，都必须马上分娩，因此剖宫生产是必要的。

尽早治疗胎盘早剥

如果胎盘早期剥离大量失血、休克、子宫颈未开、没有阵痛的现象，延误诊断及治疗都使愈后不好。产妇的死亡率介于0.5%～5%，多因为血液凝结病变或因出血而使心脏或肾脏功能衰竭。

在严重的剥离案例，胎儿甚至有高达50%～80%的死亡率，15%胎死腹中，另外约50%很早就出现窘迫的情形。如果妈妈需要紧急输血，则胎儿死亡率至少50%。活产的胎儿也因产前缺氧、早产的后遗症而有较高的罹病率。

胎盘早剥的发病机理

其主要病理变化是底蜕膜层出血，形成血肿，使胎盘自附着处剥离。胎盘后血肿，可以渗入子宫肌层，使肌纤维分离、断裂、变性，而致子宫失去收缩力。血液浸润深达子宫浆膜层时，子宫表面出现紫色淤斑，尤其胎盘附着处更为明显，称为子宫胎盘卒中。有时出血穿破羊膜溢入羊水中，形成血性羊水。

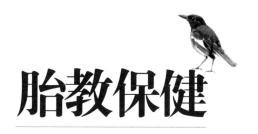

胎教保健

现在，胎儿在子宫里生存了9个月。他已经是个真正意义上的小人儿了。这个时候的准妈妈保持好心情，积极与胎儿互动。

抚摸胎教

法国心理学家农贝尔钠·蒂斯认为：父母都可以通过抚摸的动作配合声音与子宫中的胎儿沟通信息，这样做可以使胎儿有一种安全感，使孩子感到舒服和愉快。

此时，孕妇本人或丈夫用手在孕妇腹壁轻轻地抚摸胎儿，可引起胎儿触觉上的刺激，促进胎儿感觉神经及大脑的发育。抚摸从胎儿头部开始，然后沿背部到臀部至肢体，轻柔有序。如果胎儿对抚摸的刺激不高兴，就会用力挣脱或者用蹬腿来反应，这时，父母应该停止抚摸。

如果胎儿受到抚摸后，过了一会儿才以轻轻地蠕动做出反应，这种情况可继续抚摸。抚摸可与数胎动及语言胎教结合一起进行，这样会收到更好的效果。

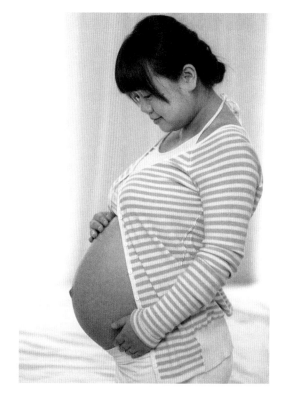

音乐胎教

对于肚子里的小小人儿，运用音乐可以达到很好的胎教效果。音乐是给胎儿的另一种语言，让宝宝在准妈妈体内就接受音乐的熏陶，不但可以促进胎儿的大脑发育，可尽早开发他的音乐潜能，对其性格培养也有重要作用。

实践证明，受过音乐胎教的宝宝，出生后喜欢音乐，反应灵敏，性格开朗，智商较高。无论是休息还是做家务时，准妈妈都可以打开音乐，每天多次欣赏音乐名曲，如《春江花月夜》《平沙落雁》《雨打芭蕉》等，使自己处于优雅的音乐环境中。

准妈妈还可以每天哼唱几首曲子，最好选择抒情歌曲或轻歌，也可唱些"小宝宝，快睡觉"之类的摇篮曲，唱的时候要保持心情舒畅，这样可以充分把心底的愉悦传递给宝宝。经常聆听父母的歌声，母与子心音谐振，为出生后形成豁达开朗的性格打下良好的基础。

🌸 故事胎教

故事胎教，就是将优雅的文学作品或诙谐有趣的儿童故事以柔和的语言传达给胎儿，以促进胎儿情感和智能的发育。

定时念故事给腹中的胎儿听，可以让胎儿有一种安全与温暖的感觉，准妈妈若一直反复念同一则故事给胎儿听，会令其神经系统变得对语言更加敏锐。

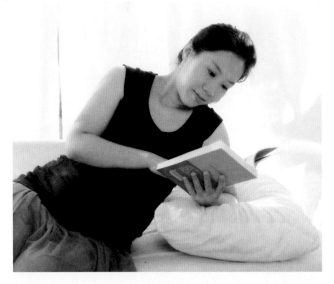

🌸 光照胎教

此时应该对胎儿进行光照胎教，当胎儿醒觉(胎动)时，用手电筒的微光一闪一灭地照射孕妇腹部，以调节胎儿昼夜节律，即夜间睡眠，白天觉醒，促进胎儿视觉功能及脑的健康发育。光照胎教可选择在每天早晨起床前与每晚看完新闻联播及天气预报之后进行，以便日后养成孩子早起床、晚学习的好习惯。

只要胎教方法得当，完全能够生出一位智力非凡

的婴儿。但并非光线刺激胎儿，就一定会生出聪明的孩子，孩子的智商是由诸多因素决定的，光照胎教只是其一。对胎儿而言，他最喜欢的亮度为透过母亲腹壁进入子宫的微弱光线。也可以在晴朗的日子到公园散步。适量的光线和母亲温柔的声音，对即将出生的胎儿而言，是一种舒服的享受。

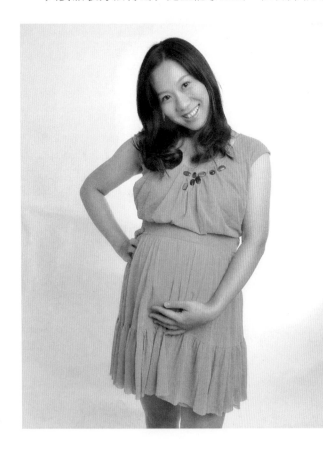

🌸 情绪胎教

越到临产的时刻，孕妇的心情越复杂。孕妇一方面会为宝宝即将出世感到兴奋和愉快，另一方面又对分娩怀有紧张的心理，面对这一现实，怎样让孕妇始终保持一种平和、欢乐的心态，直接关系到胎儿的健康成长。

宝宝作为一个成熟的个体，母亲必须行使"支持功能"，保护孩子免受过分的外部和内部的压力。新生儿散发出起始的幼稚情感，如高兴或不高兴，只有在得到母亲的接受后，其情感才能发展。

分娩前的心理准备远远胜过了学习各种知识及练习，许多准父母没有意识到他们面对的问题，因此，一旦面对这些问题时很无助。但是在医生的指导下，做过妊娠和分娩相关的心理准备后，他们便得到了更大范围的心理保护。

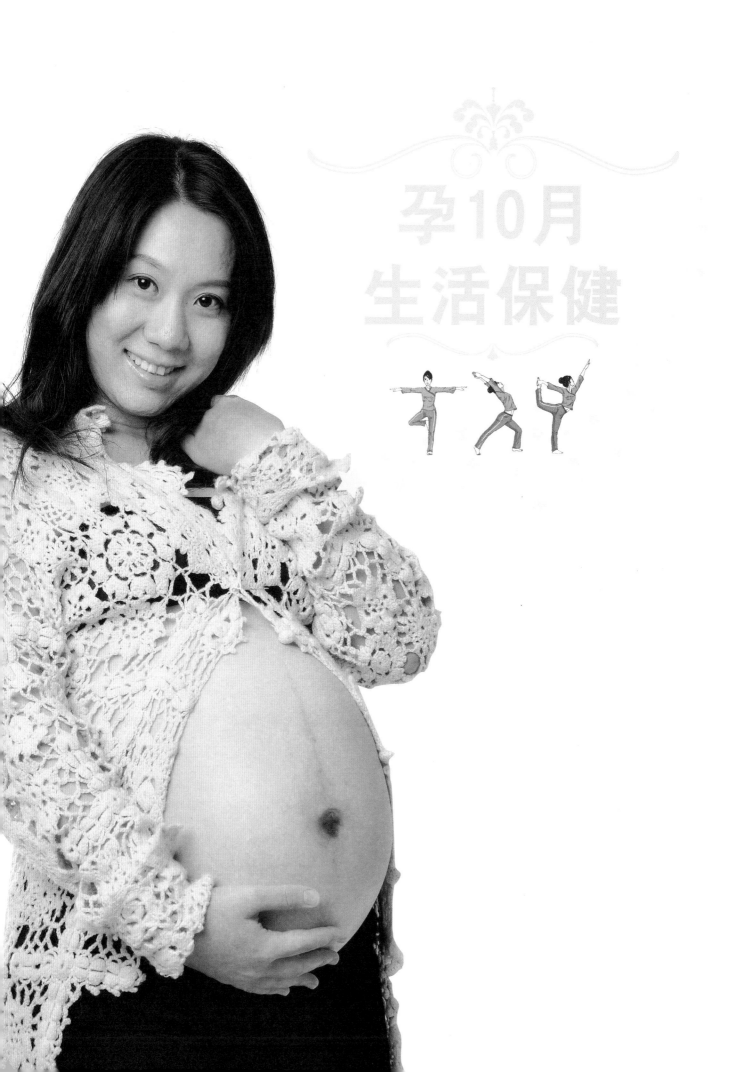

孕10月
生活保健

妈妈
宝宝的变化

妊娠晚期，胎儿的各系统已经发育得比较完善，此时各种胎教方法对胎儿都可以使用，所以准妈妈在这时要将各种胎教方法综合进行，灵活应用，对胎儿进行胎教。

🌸 妈妈身体的变化

宝宝位于骨盆中下部，胃的压迫感消失了，食欲也恢复了。但是，压迫着膀胱和直肠，可能导致尿频和便秘。如果腹部频繁产生不适反应，子宫反复不规则的收缩，就是即将分娩的信号了！

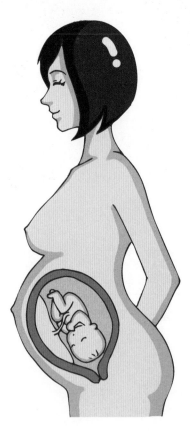

第37周

宫顶位置下移，孕妈妈隆起的腹部多少有些下移了。随着宫顶位置下移，上腹憋闷的症状显著缓解。胃部的压迫减轻，食欲有所增加。但下降的子宫压迫了膀胱，会出现尿频的状况。

第38周

由于预产期临近，孕妈妈尤其是初产妇在喜悦、激动的同时，会对胎儿、分娩及自身的安危产生不可名状的紧张和焦虑。此时，宝宝在妈妈腹中的位置在不断下降，孕妈妈会觉得下腹坠胀。不规则的宫缩频率也在增加，阴道分泌物更多了，一定要注意卫生。

第39周

这个时候，虽然胎宝宝安静了许多，但是孕妈妈不舒服的状况并不会好转，几乎所有的孕妈妈都会感到极度紧张，这可能是对分娩的焦虑，也可能是对分娩的种种期待。但是你必须要吃好睡好，放松心情。此外，要格外注意观察是否有临产迹象。

第40周

此时，孕妈妈要做好迎接宝宝的出世的心理准备，要避免做向高处伸手或压迫腹部等动作，一旦出现"宫缩""见红"，就是临产的征兆，要迅速赶往医院待产。

宝宝的发育

第37周

体重

胎宝宝继续生长着，体重还在不断增加，大量的皮下脂肪生成。

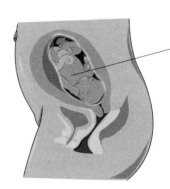

身体器官

现在胎儿足月了，各方面已经发育完全，也就是说，他随时可以出生。如四维超声扫描所示，胎儿看起来像个新生儿。

本周我已经完全入盆，到本周末，我就可以算是足月的宝宝了，这意味着我现在已经发育完全，为子宫外的生活做好了准备。我现在大概重2.7千克，从头到脚长48厘米。

第38周

胎盘

胎儿发育成熟了，现在随时准备出生。胎盘开始老化，给胎儿提供必需品的角色正在结束使命。它转运营养物质的效率降低，开始出现血块和钙化斑。

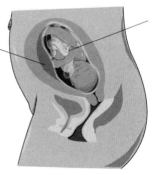

器官

此时，胎宝宝的各个器官基本发育完善，他还在努力练习吸吮、呼吸等动作，为出生以后尽快适应宫外生活做准备。

本周我重约2.7~3.4千克，长49厘米左右。我已经胖起来了，昔日妈妈那宽敞的"小房子"，对于现在的我来说，是一个拥挤的小屋。所以有时我会像个小球一样蜷缩起来，头朝下，变成准备出生的姿势。这个时候，因为我的入盆，妈妈会对我活动的次数及强度感觉不如以前明显。其实我也没有闲着，我要在这最后的几周里，抓紧时间练习吸吮、呼吸、踏步、眨眼转头、握拳等这些我出生后必须会的动作。

第39周

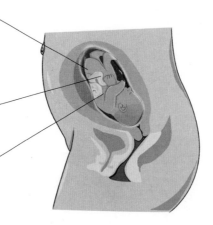

皮肤

胎宝宝准备出生的时候大部分胎毛已经褪去，外层皮肤也会脱落，取而代之的是里面的新皮肤。

肠道

他将胎毛连同其他分泌物吞进去，储存在肠道中。这将刺激胎儿的肠蠕动，排出称为胎粪的黑色排便。

肺部

他的肺逐渐成熟，表面活性剂分泌增多。

本周我的脂肪层还在加厚，这会帮助我在出生后控制体温。本周我可能已经有50厘米长，体重在3.2 ~ 3.4 千克之间。这周我身体的各器官都已经完全发育成熟，并各就其位了。我的外层皮肤正在脱落，取而代之的是里面的新皮肤。这周我安静了许多，不过妈妈不要担心，这是因为我的头部已经固定在骨盆中了，正在为出生做最后的准备呢。

第40周

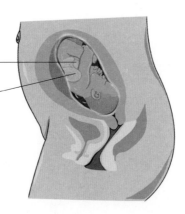

胎动

在这段时期孕妈妈可能感觉不到他的活动。

脐带

脐带长约51厘米，与胎儿从头到脚的长度差不多。

器官

胎宝宝绝大多数器官都成功地完成了自己的生长任务，只有肺还要等到他出生几个小时才能建立正常的呼吸模式。

本周我的体重已经有3.2~3.9千克左右了，身长约50 厘米，和新生宝宝基本没有什么区别了，我身体上的皱纹已消失，肉乎乎的，可爱极了。此时，我的头颅骨还没有连接在一起，在分娩时它会被挤压变形或被拉长，这样才能顺利地通过产道，这也是为什么在我出生后的一年甚至更长的时间内，都可以在我的头上摸到这些柔软的部位——囟门。

生活指导

这个时候，胎儿也做好了降临人世的准备，它在母亲肚子中的位置不断下降，因此妈妈会感到腹部有下坠感，不规则宫缩频率增加，阴道分泌物也更多了。现在对于准妈妈来说最重要的是要充分休息，迎接随时可能来临的分娩。

准妈妈的生活起居

到了第10个月，准妈妈便进入了一个收获"季节"。同时也是妈妈和宝宝的最后一关，准备好了吗？要冲刺了！这个时候的准妈妈要避免在人多的地方出入。处于孕晚期的你不宜出远门或去太远的地方旅行。如必须外出，要有人陪同，并选择安全的交通工具，尤其不要乘坐颠簸大、时间长的车子，因为随时可能分娩。每周去做一次产前检查，一定要坚持接受复查。

补充足够的营养

充足的营养不仅可以供给宝宝生长发育的需要，还可以满足自身子宫和乳房的增大、血容量增多以及其他内脏器官变化所需求的"额外"负担。如果营养不足，不仅所生的婴儿常常比较小，而且准妈妈自身也容易发生贫血、骨质软化等营养不良症，这些病症会直接影响临产时的正常的子宫收缩，容易发生难产。因此准妈妈要补充足够的营养，为顺利分娩做好准备。

减少产前运动

在36孕周后严禁性生活，性生活易发生宫腔感染和胎膜早破。这个时候子宫已过度膨胀，宫腔内压力已较高，子宫口开始渐渐地变短，准妈妈负担也在加重，如水肿、静脉曲张、心慌、胸闷等。此时，应减少运动量，以休息和散步为主，准妈妈时刻准备着一朝分娩的到来。这段时间可以经常散散步，或者进行一些适合于自然分娩的辅助体操。

准备婴儿用品

许多医院为婴儿配备了衣服、被褥和尿垫，你最好到你计划分娩的医院打听清楚，以免重复。住院期间，宝宝需要被褥1～2套，针织衬衣2～4件，睡袍2件，小方巾、小毛巾各2条，脸盆1个，爽身粉1瓶及婴儿奶具、1次性尿垫等。为宝宝准备的衣服应该是纯棉的，式样宽松，穿脱方便。衣服的后背和腋下不要有纽扣和暗扣等，没有领子的衣服较好。

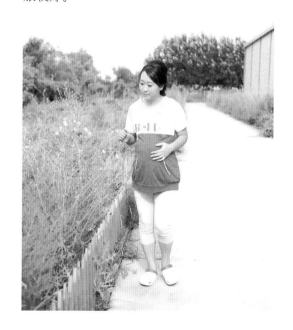

消除产前紧张情绪

如果你对分娩感到紧张，可以在家人的陪同下到准备分娩的医院去熟悉环境。在出现临产信号时，你就可以在家人协助下把入院所需的东西准备好，以免临产时手忙脚乱。平时休息时，做些清闲的事，慢慢地做松弛训练，听听柔和的音乐，看看书或杂志，或者为小婴儿准备些东西。在如此平和的心态下，静静等待孩子的降临。

分娩前的心理调整

进行心理调节。产妇调节心理负担应做到：

不怕难产

大多数孕妇对分娩无经验，无知识，对宫缩、见红、破膜感到害怕、紧张，不知所措，厌食失眠。怕痛、怕出血、怕胎儿意外，怕受两茬罪"生不下来再剖宫产"。是顺产还是难产，一般取决于产力、产道和胎儿3个因素。对后两个因素，一般产前都能做出判断，如果有异常发生，肯定会在产前决定是否对你进行剖宫产。所以，只要产力正常，自然分娩的希望很大。如果每天担心自己会难产，势必会造成很大的心理负担，正确的态度是调动自身的有利因素，积极参与分娩，即使因为特殊的原因不能自然分娩，也不要情绪沮丧，还可以采取其他分娩方式。

不怕痛

面对即将降临的产痛，产妇精神上可能会有一定压力，这主要受亲属、母亲、姐妹的影响，周围环境发生的事情，病房内其他产妇的分娩经过，待产室内其他产妇的号叫或呻吟等刺激造成。子宫收缩可能会让你感到有些疼，但这并非不能忍受。如果出现疼痛，医生会让你深呼吸或对你进行按摩减少疼痛，如果实在不行，还可以用安定等药物来镇痛。

劳逸结合地工作

准妈妈坚持照常工作，一般不会有什么健康问题。但到孕晚期后，要避免上夜班，做长期站立、抬重物及颠簸较大的工作。在工作中，要注意劳逸结合，一旦觉得劳累，便可停下来休息。尽量争取时间睡个午觉。准妈妈特别容易出汗，所以最好坚持每天用温水洗澡或擦身。还要注意洗浴安全，洗澡时间不宜过长，水温不宜过高，保护好自己和胎儿。因为分泌物增多，所以准妈妈每天要更换内裤。

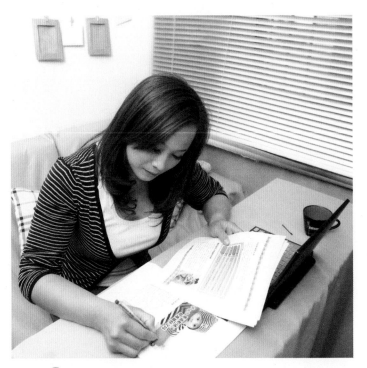

远离产前焦虑

临产前焦急与等待、期盼与担心矛盾交织，很多准妈妈既渴望早一天见到孩子，又会为分娩时孩子或自己是否受到伤害而担心，过度的焦虑与担心会影响孕妇的睡眠与休息，引发妊娠高血压综合征，会增加分娩的困难，甚至导致难产。这些不良的心理状况需要与产科医生、心理医生及时沟通，得到丈夫及家人的关爱也是保持产妇良好精神状态的重要支柱。

其实，宝宝的出生不仅是对宝宝的一次历险，更是对将为人母的你的巨大考验。毕竟对于第一次将做母亲的你来说，分娩是一件令人感到恐惧紧张的事。不必担心，母亲对宝宝爱的天性会让你承受住一切痛苦。

做好产前准备

准备好必须用品

妈妈备品

准备一些准妈妈平时在家喜欢穿的用的，可以改善孕妇的心情。肥大易脱的睡衣（敞胸的，便于喂奶）、棉袜2双、防滑拖鞋1双、内裤3条以上、大号乳罩或背心、防溢乳垫、帽子、外衣（去卫生间、离开病房做其他检查时用）、束缚带1条。

宝宝用品

尿布、奶嘴、喝水瓶、奶粉、喝奶瓶、纸尿裤、干湿纸巾、纱布、毛巾、指甲刀、小手帕、奶瓶刷、消毒器具、防水尿垫、宝宝澡盆、浴床、沐浴液、洗发液、香皂、爽身粉、护臀霜、润肤油、宝宝洗屁股盆、洗尿布盆、水温计、宝宝洗澡浴巾、宝宝服装、宝宝包被等。

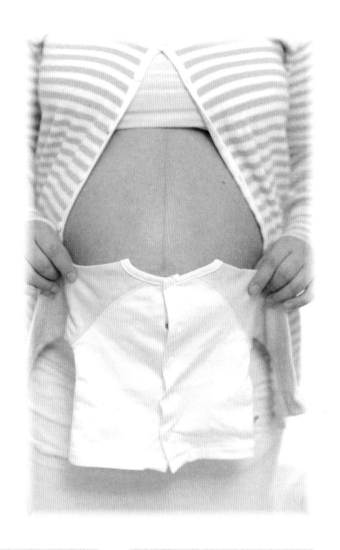

证件

记录有关孕妇本人平时身体健康情况的原始病例册、孕期保健手册、献血证等办理医保及出生证明需要医保证、生育服务证、住院证、妊娠登记表等。

妈妈食物

藕粉（剖宫产用于排气前）、巧克力（自然分娩用于补充体力）、红糖、牛奶、煮鸡蛋（剖宫产排气前是不能吃煮鸡蛋的）。

妈妈洗漱用品

洗脸毛巾、洗脚毛巾、洗下身毛巾、产妇洗下身专用脸盆、洗脚盆、牙刷、牙膏、肥皂、头梳、镜子、发夹、洗面奶、护肤品等洗漱用具1套。

卫生用品

干湿纸巾、卫生巾若干（最好选夜用的）、吸奶器、消毒棉垫或纱布垫若干（为宝宝哺乳时清洁乳房用）。

药品

棉签、75%酒精（清理脐带及孕妇伤口）、维生素A软膏（抹在乳头上）、鱼肝油。

其他

笔和小记事本（住院时记事用）、照相机、手机、塑料袋若干。

饮食营养

在妊娠的最后一个月，准妈妈一定要保证充足的营养，分娩前补充营养是为分娩做必要的准备。摄取各种营养，积蓄体力，满足分娩时的各种消耗，同时为新生儿哺乳做好准备。在此期，准妈妈饮食应注意以下几方面的问题。

孕10月饮食要点

多吃预防便秘的食品

在妊娠末期，消化器官功能缓慢，所以孕妇容易发生便秘。多吃薯类、海藻类和含纤维质丰富的蔬菜类能防止便秘。要注意少吃一些含脂肪和热量多的食物，以免胎儿过大造成难产。

增补DHA食品

以便促进胎儿大脑神经元和视网膜光杆细胞膜磷脂的合成。最好保持血清DHA含量在每毫升不低于60微克。

少食多餐

此期为母体代谢高峰期，并且由于胎儿长大，子宫增大，孕妇常有胃部不适或饱胀感，因此可少食多餐。有水肿的孕妇要控制盐的摄入量。如有条件，最好食用磷脂、螺旋藻及免疫球蛋白。此时，许多孕妇会对分娩产生恐惧心理，还可能因为心理紧张而忽略饮食，觉得等待的日子格外漫长，这时丈夫应帮助爱妻调节心绪，做一些妻子爱吃的食物，以减轻心理压力，正常地摄取营养。

增补完善蛋白质

在保证每天所需热量的前提下，增补较完善的蛋白质，要求动植物类蛋白质食品同时搭配吃。

增补维生素

保证饮食品种的丰富，就可以保证维生素营养的全面和均衡，每天应食用2种以上的蔬菜。不过除非医生建议，产前不要再补充各类维生素制剂，以免引起代谢紊乱。

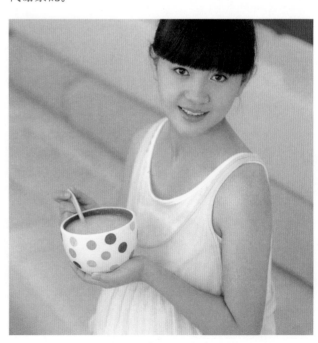

饮食禁忌

准妈妈最好不要常吃动物肝脏

动物的肝脏中常常有大量的维生素A，但孕妇常吃动物肝脏往往会由于营养物质补充过剩导致维生素A中毒，这对孩子的智力发育影响极大，还会导致身体器官畸形，并且动物肝脏中由于胆固醇过高，同样会引起孕期高血压或者糖尿病。因此准妈妈最好不宜常吃动物肝脏。

准妈妈不要吃田鸡

田鸡也就是我们常说的青蛙，肉质鲜嫩且不油腻，干锅或者油炸都非常好吃。不过由于青蛙在生存过程中捕食了大量害虫，而这些虫子本身带有农药残留，同时青蛙的生活环境也多是寄生虫喜欢繁衍生息的环境，一旦孕妇被有害物质或者细菌感染，很有可能生出畸形胎儿。为保证孕妇和胎儿的安全，女性怀孕期间最好不要吃田鸡。

饮食营养Q&A

准妈妈吃鸡蛋要适量

鸡蛋中的各种营养物质含量都非常丰富，特别是提供的蛋白质能够有效为人体所吸收，并且还能够增强人体免疫力，促进胎儿神经系统的发育。不过蛋黄中的胆固醇往往含量比较高，孕妇过多食用容易导致营养过剩，造成身体肥胖以及巨大儿的产生。普通人一般每天早上吃一个鸡蛋就足够维持一天的营养需要了。

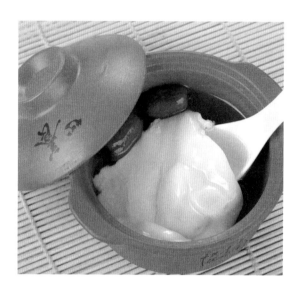

Q 除了从食物摄取必需营养外，还应选择一些什么乳类补充营养？

A 专门为孕妇设计的奶粉是乳类的首要选择。因为，孕妇奶粉营养全面，质量较好，怀孕期间坚持食用可保证孕妇和胎儿所需的营养成分，促进胎儿的正常发育和孕妇的健康。其中含有充足的锌，在分娩时还可促进子宫收缩，从而缩短产程，有利于顺利分娩。通常，坚持食用孕妇奶粉的孕妇，所生婴儿的身体发育优于不食用者，如身长、体重、坐高等都可达到标准。另外，乳汁中的微量元素锌、铁、铜等含量也都较高，可促进婴儿生长。

Q 孕妇戒口孩子长大易偏食吗？

A 现在认为，孩子饮食的喜好，在一定程度上受妈妈的影响，有的妈妈偏食，孩子也偏食，妈妈不爱吃什么，孩子也不爱吃什么。

可能妈妈对食物的感觉经过某种渠道传给孩子了。如果妈妈在孕期食物的种类丰富，不挑食不偏食，各种口味也可以传递给孩子，孩子也不容易偏食。但是有一些食物我们要少吃一点，比如说螃蟹，容易造成流产的食物尽量少吃。太辣的东西也不主张吃很多，但是主张饮食多样性。

鱼肉馄饨

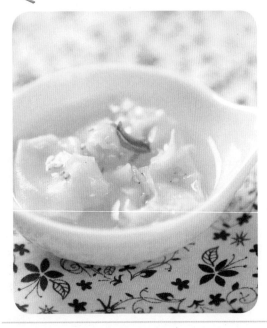

食材

鱼肉、干淀粉各300克,猪肉馅儿350克,盐、料酒、绿叶菜(韭菜、香菜均可)、葱花、鸡油各适量。

做法

1 将鱼肉剁成泥状,加盐拌匀,做成18个鱼丸;砧板上放干淀粉,把鱼丸放在干淀粉里滚动,用擀面杖做成直径7厘米的鱼肉馄饨皮。

2 将猪肉馅儿做成18个馅心,用鱼肉馄饨皮卷好捏牢。

3 锅中放入清水烧沸,下馄饨,用筷子轻搅,以免黏结。用小火煮,直到馄饨浮上水面5分钟左右,即可捞出。

4 在汤中加盐和料酒,烧沸后放入绿叶菜(韭菜、香菜均可),倒入盛有馄饨的碗中,撒葱花,淋香油即可食用。

笋焖排骨

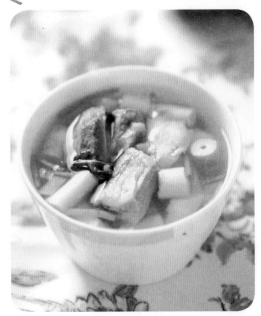

食材

排骨300克,笋100克,莲子30克,姜片少许,盐1小匙,胡椒粉、料酒各1/2大匙,植物油2大匙。

做法

1 排骨洗净,用刀剁成寸段,加盐、料酒、姜片腌渍片刻;笋剥去外壳,洗净,切滚刀块;莲子用清水浸泡2小时,用牙签捅去莲子心。

2 炒锅烧热,加植物油,四成热时下入排骨煸炒,再放入笋、料酒、适量开水、莲子,盖上盖,中火焖煲20分钟,然后加入盐、胡椒粉调味,即可食用。

清蒸冬瓜熟鸡

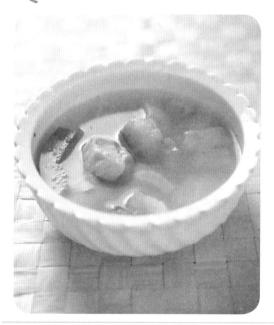

▼ 食材

熟鸡肉400克,冬瓜300克,鸡汤、酱油、盐、鸡精、料酒、葱段、姜片各适量。

▼ 做法

1 熟鸡肉去皮,切成象眼块,把鸡肉整齐地码入盘内,加入鸡汤、酱油、盐、鸡精、料酒、葱段、姜片,上笼蒸透,取出,拣去葱段、姜片,把汤汁滗入碗内待用。

2 冬瓜洗净切块,放入沸水锅内焯一下,捞出码入盘内的鸡块上,将盘内的冬瓜块、鸡肉块一起扣入锅内。

3 锅上火,倒入碗内的汤汁,烧开撇去浮沫,盛入汤盆内即成。

蚝油牛肉

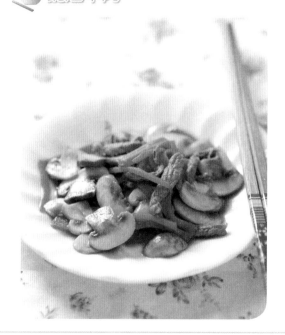

▼ 食材

口蘑150克,牛肉200克,胡萝卜半根;蚝油、酱油各2小匙,料酒1小匙,姜丝、香油各少许,高汤、淀粉各适量,植物油2大匙。

▼ 做法

1 口蘑洗净,切片;胡萝卜洗净,切丝;牛肉切细丝,加少许酱油与淀粉拌匀上浆。

2 炒锅烧热,加植物油,三成热时放入牛肉丝炒散,捞出沥油。锅中下入姜丝爆香,再下入胡萝卜丝、口蘑片,接着放入牛肉丝、高汤、蚝油、酱油、料酒翻炒,出锅前勾芡,淋入香油,即可食用。

健康护理

怀孕10个月，宝宝马上就要降临了，此时准妈妈要时刻注意，因为多种原因胎儿可能会提前降生。所以要做必要的产前检查并注意生活细节。

本月B超检查显示

这一时期宝宝的身高约为50厘米，体重约为3 000克。出生临近，宝宝进入妈妈骨盆中，已经做好了诞生的准备，随时准备出生了！

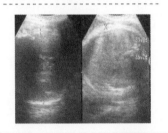

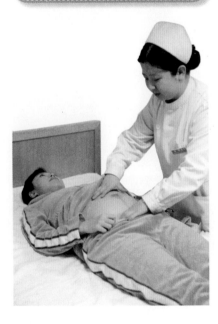

孕10月产前检查

恭喜你，因为过不了多久，可爱的小宝宝就要降生了，但是在你进入分娩室之前，为了你和宝宝的安全，还必须必须要做检查项目，并做好充分的心理准备。

手摸宫缩

大多数准妈妈在进入医院准备临产之前，在家里肚子已经阵痛了很多回，或者是出现阴道少量出血或破水的症状，此时很多准妈妈都会很担心，生怕对宝宝的"急不可待"措手不及。怎样辨别真假宫缩？医生会先让准妈妈躺好，选取一个舒服的姿势，把手放在准妈妈隆起的肚皮上，感受子宫的变化，每当准妈妈觉得肚子开始疼痛，并且感觉到肚皮发紧的时候，医生往往能够感受到子宫肌肉的收缩，我们把整个子宫肌肉从松弛到紧张再到松弛的过程，称为一阵宫缩。通常临产的时候，宫缩为至少5~6分钟1次，每次持续不少于30秒，这样才会考虑准妈妈是不是真的有可能临产了。如果宫缩的间隔时间很长，或者强度不够，即使持续好几天，准妈妈也不会临产，我们称之为假宫缩。

手摸宫缩时的注意事项

一般检查宫缩的频率为20分钟左右，根据准妈妈个体情况的不同而有所调整。即使没有临产，在很多情况下，手摸宫缩也是必须要进行的一个检查项目。尤其在怀疑准妈妈先兆早产的时候，宫缩的频率和强度是指导医生进行相应处理的重要依据。检查时准妈妈可以侧卧，也可以仰卧，但不要坐着，因为坐着会造成腹部肌肉的紧张，影响判断。

阴道检查

阴道检查也是分娩前必做的一项产前检查，阴道检查之所以重要，是因为只有通过阴道检查，医生才能够知道准妈妈是否临产，胎位是否正常，有无难产的可能，骨盆是否足够宽大，有没有脐带脱垂、胎膜早破的情况等。总而言之，进行阴道检查是保证母婴平安的最重要也是最简单的手段。

在无异常发生的情况下，医生通常会在消毒外阴后，选择用窥器打开阴道，再直接观察宫颈的变化，然后用食指和中指轻轻放入阴道内，感受宫颈的长度和柔软度，借以判断准妈妈是否已经临产。在整个检查过程中，医生会用"开了几指"作为对产程进展的最为直观的描述，开一指是刚刚临产不久的状态；开十指就要直接上产床准备分娩了。

滞产的原因及防治策略

近年来，医院产房里经常出现这样的情况：准妈妈身体健康、胎儿生长发育情况良好、胎位正常、产道畅通，自然分娩应该顺理成章。但是，在临产时产妇却宫缩无力，产程进展缓慢，造成滞产，医生只能以胎头吸引器助产；若发生胎儿宫内窘迫，只好进行剖宫产。

调查发现，滞产发生的一个主要原因是准妈妈在妊娠期，尤其是妊娠中晚期卧床静养较多。很多妇女一旦怀孕后，便受到家中的特殊"待遇"，除了增加营养之外，还停止了一切家务劳动，甚至长期请假不工作，更不用说适当地活动了。准妈妈长期缺乏活动和锻炼，会使机体的肌肉，尤其那些与分娩有关的腰、腹及盆腔肌肉变得松弛无力，如果再加上妊娠营养充足或过剩，使胎儿在腹内生长过大，分娩困难也就难免了。

分娩是一种自然的生理现象，它是在产力、产道和胎儿均正常的状态下，由三者共同努力完成的。其中，产力包括腹肌收缩力、子宫收缩力和提肛肌的收缩力。这些肌肉收缩力的强弱恰恰与日常活动和锻炼

阴道检查的注意事项	
1	阴道检查前，医生要充分消毒外阴
2	当阴道出血时，进行阴道检查的同时还要严格消毒，避免感染，并要了解出血原因
3	当阴道流水时，进行阴道检查的同时还要用一片小试纸沾些阴道里的液体，通过观察试纸的颜色变化了解有无胎膜早破
4	当胎位不正时，进行阴道检查时还要手转胎位，帮助胎儿快些顺利降生

腹部触诊的目的是了解胎儿在子宫中的位置是否正常，胎儿的头是不是已经顺利进入准妈妈的产道。难产时，通过腹部触诊有时可以发现难产的原因，而有些异常情况，如子宫破裂的时候，通过腹部触诊可以及时发现，让准妈妈得到迅速的治疗和帮助。

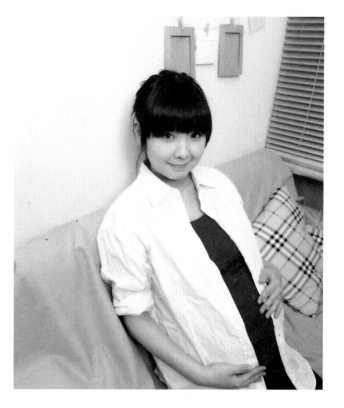

有关。平时经常活动和锻炼有助于提高这些肌肉的收缩力，利于正常分娩。反之，平日身懒不动，经常卧床，分娩自然有较大痛苦。

所以，准妈妈在孕期尤其是中后期必须注意适当活动，以求分娩顺利，胎儿平安。

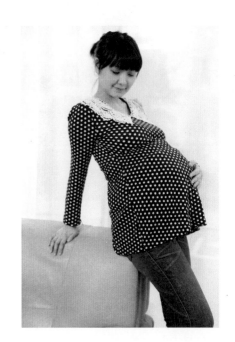

十月怀胎，胎儿在子宫里发育成熟，就要离开母体出世了。胎儿要出世，有什么信号呢？

如果你有以下感觉产生，这就说明宝宝离出生的日子不远啦，你需要随时做好准备。

准妈妈腹部轻松感

准妈妈在临产前1～2周，由于胎儿先露部下降进入骨盆，子宫底部降低，常感到上腹部较前舒适，呼吸较轻快，食量增多。

下腹坠胀

在产期来临时，准妈妈由于胎儿先露部下降压迫盆腔膀胱、直肠等组织，常常感到下腹坠胀，小便频、腰酸等。

见　红

在分娩前24～48小时，阴道会流出一些混有血的黏液，即见红。这是由于子宫下段与子宫颈发生扩张，附近的胎膜与子宫壁发生分离，毛细血管破裂出血，与子宫颈里的黏液混合而形成带血的黏液性分泌物，为临产前的一个比较可靠的征兆。若阴道出血量较多，超过月经量，不应认为是分娩先兆，而要想到有无妊娠晚期出血性疾病，如前置胎盘、胎盘早剥等。

假阵缩

与临产前的宫缩相比有如下特点：持续时间短、间歇时间长，且不规律，宫缩强度不增加，宫缩只引起轻微胀痛且局限于下腹部，宫颈口不随其扩张。

羊水流出

在分娩前几个小时会有羊水从体内流出，这是临产的一个征兆，这时应及时去医院。

其他异常

如有剧烈腹痛或月经样出血时，要想到前置胎盘或胎盘早剥，应赶快去医院接受检查。

请准确记录以下几点并告诉医生：

1 子宫收缩开始时间__月__日__时_分
间隔时间__分__妙，宫缩持续时间__分__秒
2 见红时间__时__分，量____
3 有无破水，时间__时__分，羊水量____

以上所述只是分娩的先兆征象，只能说明不久就要分娩，不能作为诊断临产的依据。

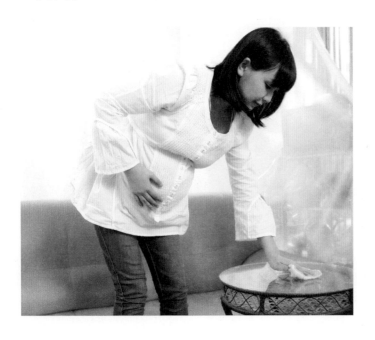

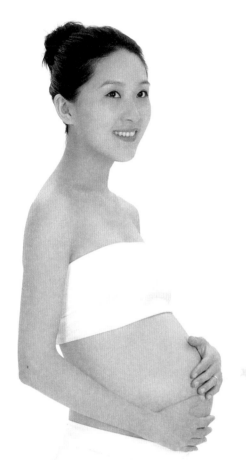

分娩前的准备
与分娩进程

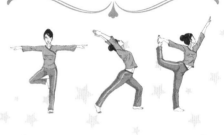

了解分娩方式

随着医疗水平的提高和孕育观念的变化，现在有很多的分娩方式供选择，孕妇可根据自己的身体状况和医生的建议，选择最适合自己的分娩方式。

顺产

女性怀孕和分娩都是极其自然的生理现象，是人类繁衍后代所必经之路。怀孕280天左右，正如瓜熟蒂落，必然要分娩。在孕期为了适应胎儿不断生长发育的需要以及迎接分娩的到来，母亲体内的各个系统和器官，尤其是生殖器官都发生了很大的变化，这些变化都是生理性的。怀孕足月后，子宫肌肉出现有规律的收缩，随之子宫颈口开大，胎儿通过产道从子宫里娩出，来到人间。产后母亲身体各个系统和生殖器官又相继恢复到原来的状态，这是一个复杂的过程，也是一个自然规律。

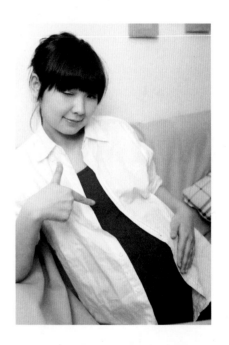

顺产的优点

自然分娩虽经过十余小时的产痛，但孩子一生出，很快能下地活动，大小便自如，饮食、生活也很快恢复正常，可以有充沛的精力照顾自己的宝宝。由于恢复很快，也容易早下奶，能很好地进行母乳喂养。自然分娩住院时间短，母婴产后最多三日就可出院，受到家人的照顾，更有利于产后的恢复。产后还可以及早进行锻炼，也有利于体型的恢复。阴道分娩可免受剖宫产手术带来的痛苦与弊端，如麻醉的风险，手术的出血、创伤，术后的肠胀气等。从长远来看，阴道分娩后产妇容易选择避孕方法，如可以早放避孕环，而且一旦怀孕，需做人工流产时，不必担心刮宫引起子宫瘢痕部位穿孔等问题，同时也不会发生由于腹部手术引起肠粘连，腹壁切口的子宫内膜异位症等问题。对婴儿来说，从产道出来肺功能得到锻炼，皮肤神经末梢经刺激得到按摩，其神经、感觉系统发育较好，整个身体功能的发展也较好。

顺产的缺点

1	顺产会有产前的阵痛，但是可以无痛分娩避免产痛的困扰
2	阴道会在生产的过程中突发状况。阴道松弛，但可以通过产后运动进行恢复
3	骨盆腔子宫膀胱脱垂的后遗症
4	产后会伤害会阴组织，甚至会造成感染，或外阴部血肿等情形
5	产后会因子宫收缩不好而出血，若产后出血无法控制，需紧急剖宫处理，严重者需切除子宫，甚至危及生命
6	产后感染或产褥热发生；尤其是早期破水，产程延长者
7	会发生急产（产程不到两小时），尤其是经产妇及子宫颈松弛的患者
8	胎儿难产或母体精力耗尽，需以产钳或真空吸引，协助生产时，会引起胎儿头部肿大
9	胎儿过重，易造成难产，会导致新生儿锁骨骨折或臂神经丛损伤
10	羊水中产生胎便，导致新生儿胎便吸入症候群
11	胎儿在子宫内发生意外；如脐绕颈、打结或脱垂等现象
12	羊水栓塞，毫无预警地发生，即使是剖宫产也无法避免

❀ 剖宫产

剖宫产的优点

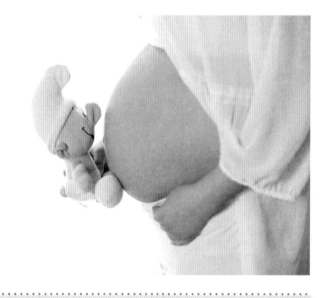

经腹部切开子宫，将胎儿取出来的分娩方式，称为剖宫产。近年来剖宫产率一直居高不下，准妈妈也许决定去赶一下"时髦"。其实，剖宫产是处理难产的主要手段，但并非是最理想的分娩方式。

决定实施剖宫产后，为保证准妈妈的身体健康，不要在手术前患上呼吸道感染或其他能引起发热的疾病。手术前一天晚饭后就不要再吃东西了，术前6~8小时不要再喝水，以避免麻醉时出现呕吐症状。

在准妈妈阵痛后确定手术时机，对腹部进行消毒、麻醉，切开腹部和子宫壁，取出胎儿和胎盘后，缝合手术部位即可。

当准妈妈、胎儿甚至是产力等出现异常，不宜进行自然分娩，会给母子带来危险时，剖宫产不失为一种很好的选择。当出现以下情况时，为了准妈妈和宝宝的健康，就需要进行剖宫产手术。

分娩前

胎儿过大造成头盆不称，产妇的骨盆无法容纳胎头

胎儿受到撷抗体的影响

超过预产期2周仍未分娩

胎位异常，如胎儿臀位、横位

胎盘早剥或前置、脐带脱垂

准妈妈
勇敢迎接分娩

就要分娩了，带什么去医院，又该注意什么？准妈妈难免会心里紧张，不知所措，其实大可不必。只要做好分娩前的准备工作，会很顺利地生下宝宝。

分娩开始的预兆

临产的时候绝对不能忽略分娩的三种前兆，每种信号出现时是什么样的，一定要做到心里有数，一旦捕捉到这三个信号，立即告知家里人，共同做出相应的对策。马上和医院联系，做检查。即使是产前反反复复出现几次这三种情况中的一种，为了胎儿和您的身体健康，也有必要去医院做产前检查。

阵痛

产妇在临产前迎来的第一个生理反应就是阵痛。阵痛刚刚开始的时候疼痛感觉十分轻微，最初疼痛的感觉缓慢，心里也相对沉着一些。但也并不是说阵痛一定是按照由弱到强的规则。

见红

见红即阴道流出少量血性黏液。只见红，而无规律宫缩时，不会娩出胎儿。因此，不必急于住院，但应请医生检查后决定是否需要住院待产。孕妇在见红后，应注意保持阴部清洁，会阴部放置消毒垫，且应绝对禁止同房，以防引起产道及宫内胎儿产前感染。阴道见红多于月经量，或伴有血块，或血色鲜红时，为异常现象。必须马上就医，以便确诊。

破 水

胎膜破裂，即"破水"。破水时，孕妇会感到有一股液体突然自阴道流出，自己无法控制。破水后，胎儿的脐带有可能顺着羊水流到宫口处，医学上称其为"脐带脱垂"。胎儿靠脐带里的血管，经由胎盘，从妈妈体内汲取营养与氧气，以维持生命与生长。脐带脱垂后，脐带里的血管被压扁，也就中断了胎儿的氧气与营养供应，胎儿可猝死于子宫内。因此，一旦破水，孕妇即应平卧，将臀部抬高，不要坐起、站立或下地走动。并应立即就医，万万不可耽搁，以防发生意外。

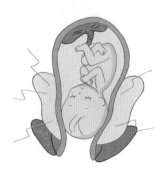
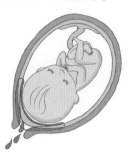
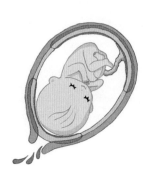

分娩过程和辅助动作

	分娩临近	分娩第一期		分娩第二期	分娩第三期
子宫口变化	变得柔软（1～2厘米）	逐渐张开，直到全开（2～10厘米）		开始能看到婴儿头部	
子宫收缩的进程	不规则（1日数次，腹部疼痛）	规则收缩 每8～10分钟1次，持续30～60秒 / 规则收缩 每5～10分1次，持续30～60秒左右	规则收缩 每1～2分1次，持续50秒左右 / 规则收缩 每2～4分1次，持续45～60秒	发露 头全部出来了，不会再缩回 / 排临看到婴儿头部	胎盘出来了。还有轻微的收缩 / 诞生
呼吸方法	深呼吸 浅呼吸 短促呼吸 放松呼吸 1日要反复多次练习	深呼吸	深呼吸，像要憋气使劲的话应像能把蜡烛吹灭的程度吐气。子宫收缩剧烈时要增加呼吸频率，收缩减缓时，频率减慢 / 腹式呼吸或胸式呼吸。由于呼吸导致使劲困难时，可以采用腹式或胸式呼吸法，增加腹部压力，能使上力气	憋气使劲 / 停止使劲后放松。发出fa、fa的声音来放松。也可以轻轻呼气	轻松地呼吸
辅助动作	检查住院所需物品，不需要特别的动作	不要慌张，可以沐浴，吃易消化的食物。阵痛间隔为10分钟后在前往医院	阵痛强烈时可以通过按摩减轻痛感 / 用与呼吸相配合的按摩和压迫法来减缓疼痛。口渴时要及时补充水分	转移到分娩台。配合呼吸，放松大腿和臀部肌肉，往阴道使力气。停止使劲后全身放松	妈妈立刻抱着宝宝（袋鼠式照料）喂给宝宝母乳
时间		初次生育10～12小时，经产妇为4～5小时		初次生育1～2小时，经产妇为30分钟～1小时	初次生育和经产妇均为5～30分钟

婴儿出生，大致可以划分为3个阶段。首先，从阵痛间隔缩短变为10分钟到子宫口全部打开，是第一期即开口期。出现每8～10分钟一次，持续30～60秒的规则阵痛，便意味着第一期的开始。在第一期中，子宫收缩每隔5～10分钟进行一次，每次持续30～60秒的被称作准备期，2～4分钟一次，持续45～60秒收缩，痛感变得

强烈的过程被称作进行期。在进行期时，会感到痛不可耐，甚至呼吸困难，但还是尽量在呼吸法辅助下进行深呼吸，放松身心，努力保持良好状态。这时，婴儿按着阵痛的节奏，顺着骨盆往下去，这给了子宫压力，使子宫逐渐张开。阵痛变为每隔2～4分钟一次，持续45～60秒时，子宫的入口就已经完全打开了。

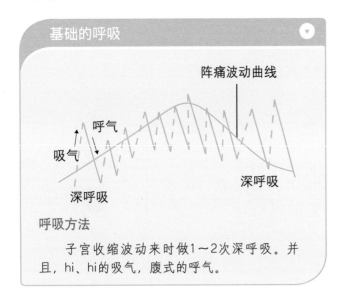

基础的呼吸 ▽

阵痛波动曲线

呼气

吸气

深呼吸

深呼吸

呼吸方法

子宫收缩波动来时做1～2次深呼吸。并且，hi、hi的吸气，腹式的呼气。

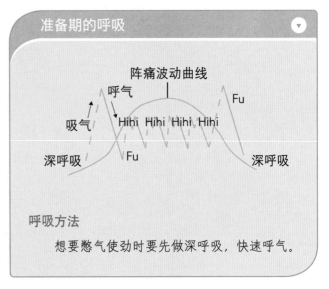

准备期的呼吸 ▽

阵痛波动曲线

呼气

吸气

Hihi Hihi Hihi Hihi

Fu

深呼吸

Fu

深呼吸

呼吸方法

想要憋气使劲时要先做深呼吸，快速呼气。

阵痛缓解方法

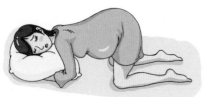

抱住枕头放松，靠着椅子

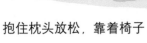

按摩背部和腹部

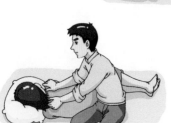

用手掌进行全身按摩

住院前的准备	
医疗手册	外出时一定要带着
医疗保险证	母子健康手册与诊察证准备好
住院须知	明确记录必要事项
住院预约	必需品
分娩垫胸	必需品（软质餐巾即可）
产床短裤	卫生生理短裤即可
钱	住院费等
洗漱用具	牙具、杯子、洗面用具等。
睡衣	前开口的或是睡袍
哺乳用胸罩	准备2～3条即可
出院时宝宝的婴儿服	适合婴儿肌肤
表	能清楚看到，最好可以计秒
笔记用具	有的话就可以

分娩的进程

 分娩的征兆
1 阵痛
2 破水
3 见红

 入院 入院可以轻轻沐浴，但破水情况出现后则应当禁止。

安装分娩监视装置

安装分娩监视装置，可以详细观察到子宫收缩和胎儿心脏节奏。

片刻的休息

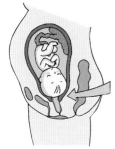

 子宫口张到8～10厘米之前，在阵痛室等待随时入产房。

子宫口全部张开（约10厘米）

进入分娩室

若分娩室与阵痛室不是同一房间的话，这时就要进入到分娩室了。

🌸 分娩第二期

子宫口张到10厘米或是全开，直到宝宝从母体中娩出叫做分娩第二期。随着阵痛的波动，弓起背来，收着上下颌，憋住气，在肛门处向外使劲。阵痛的波动缓和时，停止使劲，全身放松。

宝宝的头出来后又缩了回去，这种状态叫做排临状态。再使一把力，会阴就会完全伸展，可以完全看到宝宝的头部，这叫做发露。在这时停止憋气使劲，换成浅浅的短短的呼吸。

婴儿的头部完全露出后，两肩也会先后出来，然后就全身脱离母体了。

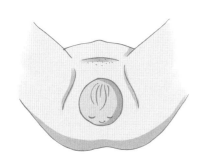

这时宝宝的样子

婴儿的头向母亲的肛门移动，边回旋边向外出来。头出来后，一切就都很顺利了！

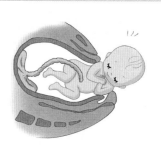

准备期的呼吸

呼吸方法 需要憋气时，首先进行两次深呼吸，第三次深呼吸后憋气、使劲。

Point
● 使劲的部位是肛门和会阴处。
● 使劲时要尽量能够看到自己肚脐，这样会更顺利。
● 收着上下颌。

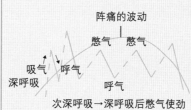
阵痛的波动
憋气 憋气
吸气 呼气
深呼吸 呼气
次深呼吸→深呼吸后憋气使劲

分娩第二期四阶段

憋住气，使劲啊

1 顺其自然，想要使劲的时候再使劲。

2 向分娩的部位使劲，尽量长时间的使劲。

排临

宝宝的头部出来又缩回去了。

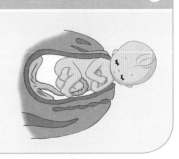

还有一点儿

发露后可以停止使劲了。

放松吧，可以轻轻张开口呼气了。

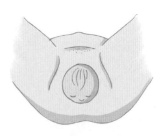

总算出生了

没有异常状况的话，要赶快把宝宝抱在妈妈怀里。

婴儿回旋四阶段

第1回旋

婴儿的身体蜷曲着，腭就要贴在胸口了，进入骨盆。为使身体变得最小，以便出生，保持着蜷曲姿势。

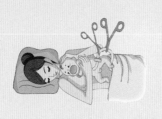

第2回旋

骨盆的出口很长，婴儿脸朝下，头部向妈妈后背处回转了90度。

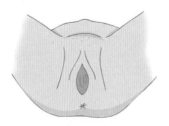

第3回旋

向与第1回旋相反的方向回旋。向着妈妈肛门方向，按前头部、脸、后头部的顺序出生。

第4回旋

头部完全出来了，此后又转了90度，转成横向，把体内的羊水吐了出来。这之后就按顺序从肩部开始，全身出来了。

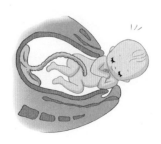

分娩第三期

宝宝出生后，阵痛的感觉一瞬间就消失了。几分钟后又出现轻微的阵痛。这是随着子宫的收缩，完成使命的胎盘向外排出。

胎儿娩后即可等待胎盘自然排出，可能会大量出血，医生基本都会采取辅助手段使胎盘更早地娩出。

产后妈妈要做的事

导尿	在产后有尿意时，插入导尿的细管导尿。没有尿意的话，在出院前也要进行导尿处置
会阴缝合	确定胎盘等附属物都排出后，将会阴开切部分进行缝合。采用麻醉措施后就不会感到剧烈痛感了
产后检查	胎盘排出后，检察子宫中有无残留物，产道是否受损。此外，检测血压、脉搏和心脏拍数
产床专用卫生巾	将腹部用消毒棉清洁后，用产床专用卫生巾卷起腹带
子宫收缩药	为使胎盘早些排出，出血尽量减少，可以使用子宫收缩药促进子宫收缩

产后宝宝要做的事

吸出羊水	刚刚出生的宝宝，就要用肺进行呼吸。宝宝头部和身体出来的瞬间，就要将细管插入鼻孔和口中，将阻塞气管的羊水和血液、黏液等吸出来。当然，正常情况下并不是必须
点眼	如果妈妈的产道中有细菌感染的话，严重情况会导致失明。作为预防措施，对于刚出生的宝宝，要进行点眼

检测体温	用肛门体温计检测体温，还可以检查直肠是否畸形
肚脐处理	切断脐带后，为防止细菌感染，要进行消毒处理
对宝宝各方面的检测	从体重、身高、头围、胸围等基本检测开始，到呼吸数、心拍数、性器官、锁骨等的异常与否的检查。确认婴儿是否可以在外界健康的生存。观察身体、触摸、按压，来检查婴儿的健康程度

医院中的生活

初次分娩，应当住院3～6天。这段住院生活至关重要，为了能和宝宝更加密切地接触，母子同处一室是很理想的方式。

新生儿每隔1～3小时就想喝母乳了。妈妈的身体状况允许的话，在宝宝想喝母乳时就应积极地喂给新生儿。住院的2～4天时，就应进行哺乳指导、沐浴指导和育儿相关的指导。这时爸爸也在的话，妈妈一定会更愉快！此外，要是进行了会阴开切，这时也要进行拆线处理了。出院时，接受出院检查，母子都没有异常状况后就可以获得出院许可了。出院的当天，接受过今后的生活指导，交上住院费用，就可以带着宝宝快快乐乐地回家了。

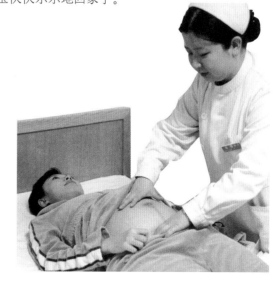

产后医院生活备忘

刚分娩后
还有阵痛和会阴的痛感，要好好休息，尽量频繁地哺乳。

住院3~4天
进行会阴开切的妈妈可以看情况拆线了。

住院1~2天
婴儿的身体蜷曲着，腭就要贴在胸口了，进入骨盆。为使身体变得最小，以便出生，保持着蜷曲姿势。

住院5~6天
接受出院后的生活指导。进行血液检查，检测婴儿是否有先天性异常。

产后一周内的照顾

刚刚分娩后

产后立刻进行袋鼠式照料

产后，妈妈应当立刻抱着宝宝，进行袋鼠式照料，这对于建立亲子关系极为重要。对宝宝今后的成长也有着深远影响。

喂初乳

初乳中，富含防止感染的免疫物质，尽量在出生后30分钟内喂给宝宝。

产后第一天

黄疸检查

产后第一天宝宝皮肤变黄可能是黄疸症状，基本上都会自然消失，但还是进行检查为好。

维生素K_2糖浆

母乳中不含有维生素K_2，因而应在出生后适当补充，出生第一天和出生第四天各补充20毫升。

产后第三天

宝宝的检查

为检查宝宝是否有先天性异常，可从宝宝的脚掌采集血液检查。

调乳指导

不能喂母乳时，医院会教给妈妈们冲奶粉的方法。

出院检查

检查妈妈子宫收缩是否正常，会阴开切处缝合的痕迹等。没有异常状况的话就可以出院了。

产后第五天

出院

学习出院后的生活指导。收拾行李后就可以和爸爸一起回家了！

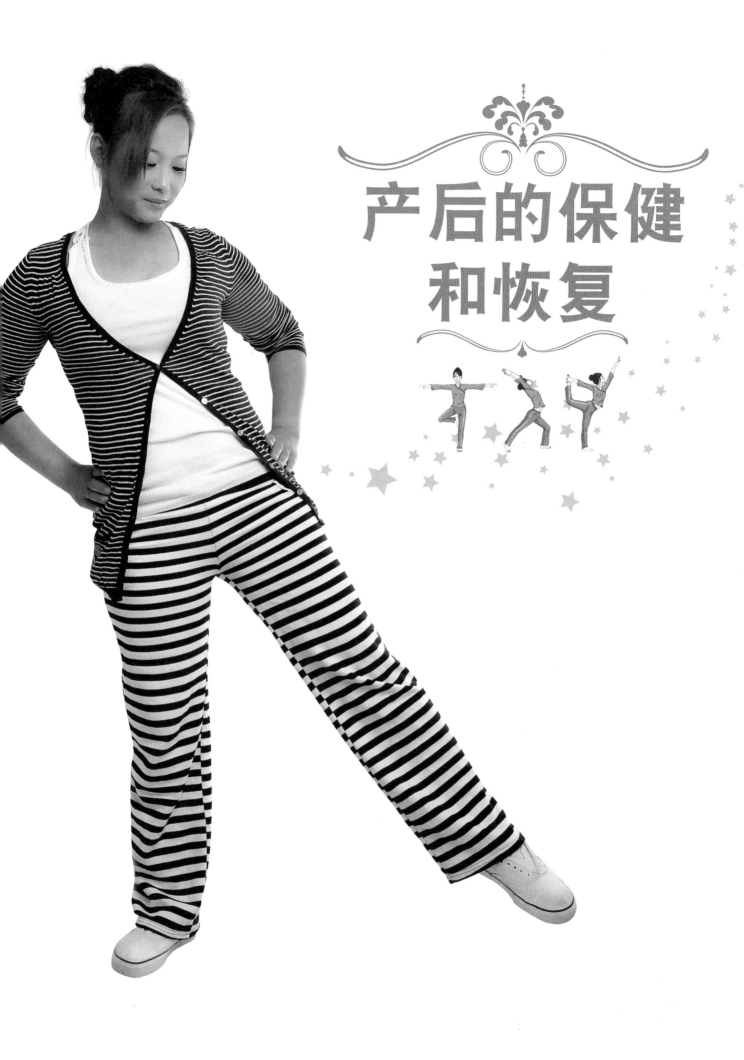

产后的保健
和恢复

月子期
同步指导

月子期是女性身体最脆弱的时期，如果此时身体恢复得不好，会影响到以后的身体健康，所以要了解身体的变化，安全度过月子期。

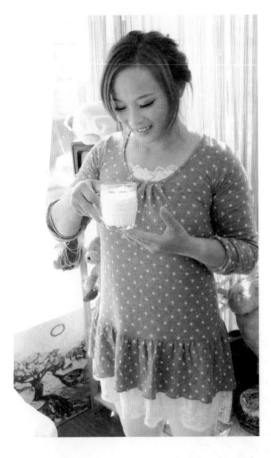

宫体变化

产后第3周除胎盘附着部位以外的子宫内膜基本修复，胎盘附着部位的内膜修复约需至产后6周。子宫肌层间的血管由于肌层收缩而被压缩变细，最终闭塞形成血栓，后被机体吸收。

月子期身体各器官的变化

子宫恢复

子宫在胎盘娩出后逐渐恢复至未孕前状态的过程，称为子宫复旧，需6～8周。

宫颈变化

胎儿娩出后，宫颈表现为松软、充血、水肿、子宫壁很薄以至皱起如袖口，呈空腔状。产后2～3日宫口可容2指，产后1周后，充血、水肿消失，宫口关闭，宫颈管复原，产后4周左右宫颈恢复至孕前形态。常因产时宫颈左右两侧（3点及9点处）撕裂，初产妇的宫颈外口失去原来的圆形（未产型），变为愈合后的"一"字横裂形（已产型）。

恶露

在产后5～6天内，子宫蜕膜便会开始坏死、脱落。这些坏死组织和血上皮细胞及细菌混在一起排出阴道，称为恶露。最初2～3天为红色，3～4天后颜色渐渐变淡，量也变少，到第10天左右，变为淡黄色或乳白色，这种恶露可能会持续3～6周。

子宫下段变化

产后几周内，被动扩张、拉长的子宫下段开始缩复，恢复至非孕时的子宫部位。

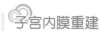
子宫内膜重建

子宫内膜的重建很快，产后2～3天内，残留的蜕膜开始分化成两层，表层会坏死，随恶露排出。底蜕膜则为重建子宫内膜的来源，第7～10天就可以恢复接近未怀孕时的状态。除了胎盘所在处以外，完全的重建需要2～3周。

阴道、外阴的变化

阴道受胎儿压迫，在产后最初几日内可出现水肿，阴道壁松软、平坦，弹性较差，阴道黏膜皱襞消失。

一般说来，在短时间内，阴道黏膜不容易完全恢复到妊娠前的情况，只有停止喂奶后，月经来潮，卵巢功能正常，在激素的作用下，阴道黏膜才逐渐恢复正常。但是在月子时阴道还是有很大变化的。比如，分娩时由于胎儿挤压阴道外口，常常引起阴道外充血、水肿，或者有不同程度的裂伤，产后数日内消退。阴道黏膜因分娩时撕裂而成为残缺不全的痕迹；阴唇后联合可有轻度裂伤，缝合后3～5日能愈合。分娩可造成盆底组织（肌肉及筋膜）扩张过度，弹性减弱，一般产褥期内可恢复。但分娩次数过多，间隔时间过短，盆底组织松弛，较难完全恢复正常，这也是导致子宫脱垂、阴道壁膨出的重要原因。

血液系统变化

产褥早期仍处于高凝状态，有利于胎盘剥离创面能迅速形成血栓，减少产后出血量。纤维蛋白原、凝血活酶、凝血酶原于产后2～3周内降至正常。红细胞计数及血红蛋白值逐渐增多。白细胞总数相对于产褥早期仍较高，中性粒细胞增多，淋巴细胞稍减少。血小板数增多。红细胞沉降率于产后3～4周降至正常。

循环系统变化

子宫胎盘循环结束后，大量血液从子宫进入产妇的体循环，加之妊娠期潴留在组织中的液体亦进入母体血循环中。产后72小时内，产妇血循环量增加15%～25%，尤其是最初24小时，应注意预防心衰的发生。一般产后2～6周，血循环量恢复到孕前水平。

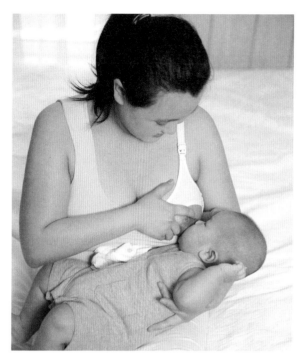

乳房的主要变化

由于分娩后雌、孕激素水平急剧下降，抑制了催乳激素抑制因子的释放，在催乳激素的作用下，约经24小时，乳房腺细胞开始分泌乳汁。此时便可给婴儿正常哺乳。婴儿每次吸吮刺激乳头时，可以通过抑制下丘脑多巴胺及其他催乳激素抑制因子，致使催乳激素呈脉冲式释放，促进乳汁分泌。吸吮乳头还可反射性地引起神经垂体释放缩宫素，缩宫素具有使乳腺腺泡周围的肌上皮细胞收缩的功能，使乳汁从腺泡、小乳导管进入输乳导管和乳窦而流出，进而排出乳汁，此过程又称为喷乳反射。乳汁产生的数量和产妇足够睡眠、充足营养、愉悦情绪和健康状况密切相关。

呼吸、消化系统变化

分娩后腹腔压力小时，横隔恢复正常运动，妊娠期以胸式呼吸为主的形态转变为腹—胸式呼吸。产后1～2周内胃肠张力及蠕动逐渐恢复；胃液中盐酸分泌减少的情况，约需1周恢复正常。产褥期由于缺少运动、盆底肌肉松弛加上会阴部伤口、痔疮等原因，易发生便秘。

免疫系统变化

在产褥期，机体免疫功能逐渐恢复，自然杀伤细胞和肺癌活化的杀伤细胞活性增加，有利于对疾病的防御。

腹壁皮肤变化

由于妊娠期扩展及弹力纤维的断裂，腹壁皮肤松弛，紧张度的恢复需6～8周。腹壁除留下永久性妊娠纹外，腹直肌常呈不同程度的分离。

做好物质上的准备

坐月子这么重要，当然需要准妈妈和准爸爸们做大量的准备工作才行。具体说，主要有物质上的准备、精神上的准备以及由何人在何地照顾"月子"的3个方面。做好这些，您的"产后大事"就已经成功了一半。

泌尿系统变化

在产后第1周，一般为多尿期，因孕期潴留在体内的大量液体在产褥早期主要是通过肾脏排出的，故产后最初数日的尿量增多。肾盂及输尿管生理性扩张，需4～6周恢复正常。由于分娩过程中膀胱受压，黏膜充血水肿对尿液刺激敏感性下降以及外阴疼痛使产妇不愿用力排尿，可出现性尿潴留，尤其在产后最初12小时。

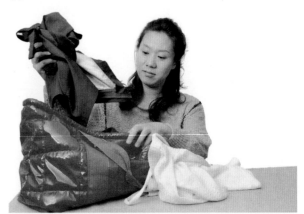

妈妈的吃		
进食时间	进食食物	功效
分娩6小时以后	水	促进代谢
分娩12小时以后	蜂蜜	助通便
分娩18小时以后	红糖	助排恶露
分娩24小时以后	甜食	提供热量

妈妈的穿戴	
衣物	用途
棉袜	产后脚部要注意保暖
棉拖鞋	带后跟的
内裤	准备比怀孕前大一号，比怀孕时小一号的。住院时不方便洗晒，可以买一次性内裤（5～7条）
哺乳文胸	3件，每天都要换洗
防溢乳垫	奶水很足的话，一次性的用得很快。乳垫吸收了奶水就要及时更换，否则时间长了很容易滋生细菌

妈妈的用品	
物品	数量及用途
牙刷、牙膏	全软毛的牙刷，竹盐的牙膏，可以防止产后牙龈出血。也可以用医院开的产科专用漱口水
毛巾	2条。一条擦脸，另外一条用来擦脚。洗完下身要用卫生纸沾干
盆	2个
润肤露	1瓶
梳子	1把
香皂	1块
保鲜袋	若干。产后妈妈的食量不会很大所以用保鲜袋保存各种食品
水果刀	1把。用于削水果
水杯或一次性纸杯	若干
吸管	若干。剖宫产后用的较多。头两天平躺时喝汤水，喝汤时用来避开表面油层。产妇食过多油脂，一来不易消化，二来影响奶水，容易造成宝宝腹泻
卷筒卫生纸	若干
餐巾纸	若干
产妇湿巾	若干。避免产后感染
卫生巾	产妇专用的卫生巾可以有效避免产妇感染，最大限度减少产妇疼痛
吸奶器	1个。有电动和手动的两种，电动的好处是省力、快捷，但是没有手动的挤得空
腹带	1条。可以帮产妇恢复体形，但使用的过程也会产生很多问题，如果产妇是正常的分娩，就应该加强锻炼，经常做抬腿、仰卧起坐运动以及一些产妇操，不宜长期使用腹带，同时母乳喂养能促进妈妈体形的恢复

宝宝的用品	
物品	注意事项及用途
干纸巾	宝宝尿了，用湿纸巾擦过之后，可将干纸巾垫在小屁股底下片刻，将残留水分吸干。给宝宝擦屁股时，要注意从前往后擦（尤其是女婴）
护臀膏	护臀膏的主要成分是油脂，均匀涂抹在宝宝的小屁股上可以在皮肤表面形成一层保护膜，很好地隔绝皮肤与尿液，避免尿液刺激皮肤。有些护臀膏中添加了抗菌消炎成分，在宝宝屁股稍有发红或破损的时候使用，可以起到一定的保护和治疗作用
宝宝用的棉签	用途较多，给宝宝清洁耳朵外廓、嘴唇上奶皮、眼角眼垢，皮肤上药等都用得着。至于鼻孔里的污垢不能掏，只能靠宝宝用喷嚏打出来
纱布（巾）	给宝宝洗脸、洗屁股，擦嘴角奶渍，或当围兜兜
洗澡盆	澡盆有大小号，洗完后用毛巾把宝宝包裹好以免宝宝着凉。新生宝宝要用小一点的
洗澡架	挂在澡盆上，起依托作用，将宝宝放在上面，大人就可以解放双手给宝宝清洗。洗澡架有软、硬两种
沐浴露	洗澡时滴2～3滴在澡盆里即可
洗发水	先淋湿宝宝的头发，把洗发水挤在大人的手里，用水稀释并打出泡泡再抹到宝宝的头发上，然后用清水彻底冲洗干净
润肤油	将宝宝润肤油涂抹在宝宝的头上，轻轻地进行按摩，头垢软化后用清水冲洗干净即可，以清除宝宝头上的头垢
水温计	在40℃刻度上有道明显的红线，是宝宝洗澡最适合的温度
洗脸盆	宝宝用的盆应与大人的分开

宝宝的用品	
物品	用途
奶瓶	目前市场上的奶瓶从制作材料上分主要有两种：PC（俗称太空玻璃）和玻璃。PC奶瓶质轻，而且不易碎，适合外出及较大宝宝自己拿着用；玻璃奶瓶更适合在家里由妈妈拿着喂宝宝时用
圆形奶瓶	适合0~3个月的宝宝用。这一时期，宝宝吃奶、喝水主要是靠妈妈喂，圆形奶瓶内颈平滑，里面的液体流动顺畅。母乳喂养的宝宝喝水时最好用小号的奶瓶，储存母乳时可用大号的奶瓶
弧形、环形奶瓶	4个月以上的宝宝有抓握东西的强烈欲望，弧形奶瓶像一只小哑铃，环形奶瓶是一个长圆的"O"形，它们都便于宝宝的小手握住，以满足他们自己吃奶的愿望
带柄小奶瓶	1岁左右的宝宝可以自己抱着奶瓶喝奶了，但又往往抱不稳，这种类似练习用杯的奶瓶就是专为他们准备的
奶嘴	吸吮是宝宝发育过程中的重要部分，因此，一个品质良好、适合宝宝的奶嘴，不仅是宝宝最佳的亲密伙伴，更是影响其日后牙齿排列的重要因素。奶嘴的软硬度要适中，材质最好是硅胶的，因为硅胶的性能比较稳定、耐热性强、弹性好、不易老化，并且硅胶奶嘴更接近新妈妈的乳头，宝宝比较容易接受
奶瓶刷	一大一小两个刷子，刷奶瓶、消毒奶瓶用
奶瓶夹	消毒时用来夹奶嘴和奶瓶
消毒器具	家用的消毒柜就可以，臭氧、红外线和高温可分别使用，需要煮沸消毒的用家里的锅也可以，但要保证是宝宝专用的
温奶器	作用不是很大，热水泡奶瓶也很方便

冷静面对产后抑郁

这是比产后忧郁更严重的症状，在10位产妇中大约有1人受其影响。你可能经历"高声"与"低声"频繁的哭泣、易怒和疲劳，以及感到犯罪、焦虑和不能照顾你自己和你的宝贝。症状的范围从轻微到严重，可能是产后几天出现或者逐渐出现，甚至1年后出现。症状可持续数周到1年。

对孕妇做产前、产后抑郁及婴幼儿发育追踪研究，发现产前抑郁者占17.4%，产后抑郁者占14.6%。而且，越是学历高的女性，越容易发生产后抑郁。

新妈妈产后情绪低落和抑郁，不仅对自己的健康不利，更会影响小宝贝的发育。研究表明，大约3/4抑郁母亲的宝宝会出现行为问题，妈妈的抑郁不仅对宝贝的发育产生影响，而且会使他们的慢性疾病增多，身体素质下降，易患很多疾病，甚至使宝贝发生意外事故的危险性也会增加。

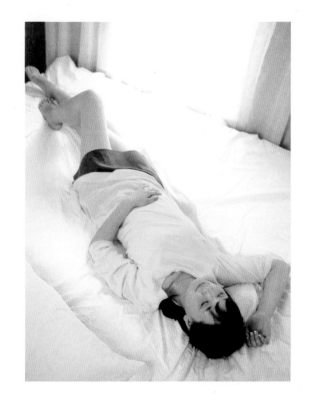

产后抑郁的自我测试

50%～57%的妈妈在产后第一周都会出现没有明显理由的悲伤和焦虑而常常哭泣。这种情况开始于产后第1周，正常情况下两周内可自动减缓。

产后抑郁的表现与一般的抑郁症有些不同，新妈妈不妨自我测试一下。近2周内，你是否有以下表现和感受：

1.白天情绪低落，夜晚情绪高涨，呈现昼夜颠倒的现象。

2.几乎对所有事物失去兴趣，感觉到生活无趣无味，活着等于受罪。

3.食欲大增或大减，妈妈体重增减变化较大。

4.睡眠不佳或严重失眠，因此白天昏昏欲睡。

5.精神焦虑不安或呆滞，常为一点小事而恼怒，或者几天不言不语、不吃不喝。

6.身体异常疲劳或虚弱状态。

7.思想不能集中，语言表达紊乱，缺乏逻辑性和综合判断能力。

8.有明显的自卑感，常常过度自责，对任何事都缺乏自信。

9.常有自杀的意念或企图。

第一种情况：如果这9道题的答案，你有5道答"是"的话，且这种状态持续了2周的时间，那么就要怀疑自己是产后抑郁了。

第二种情况：如果这9道题的答案只有1道答"是"，但每天都出现，那么也应该警惕自己遭遇了产后抑郁。

若不满足以上两种情况，但又感到有些情绪低落，就很可能是产后忧郁。

产后抑郁的产生原因

有些问题出现在产前

有些妈妈产前就曾患抑郁症，这样的妈妈容易在产后复发抑郁症。还有的妈妈对是否要小孩的问题十分矛盾，或者由于某些家庭或社会压力才要的小孩，这样的妈妈在产后更容易心理失衡。

睡眠不佳

很多妈妈无论白天晚上都是自己带宝宝，所以很容易产生委屈、烦躁、易怒的情绪，导致睡眠不好，从而产生对丈夫和无辜宝贝的怨恨。

家人的压力

丈夫或其他亲属对宝宝的性别不满意，以及丈夫的不良表现容易给妈妈带来压力和委屈。

经济原因

有的家庭可能在妈妈怀孕期间在经济上陷入了困境，妈妈担忧有了小宝贝后的生活问题，因此产生了抑郁症状。

新妈妈或宝贝生病

研究表明，疾病导致的极度紧张也会诱发抑郁症。早产、产褥期的疾病或并发症给妈妈带来极大压力，容易诱发产后抑郁。她们一方面担心早产宝贝今后的健康问题，另一方面自己心理上也没有完全做好当妈妈的准备。

内分泌变化的影响

妊娠后期，准妈妈体内雌激素黄体酮、皮质激素、甲状腺素也不同程度增高，准妈妈会产生幸福愉悦的感觉，但是宝宝出生后，这些激素迅速下降，造成体内内分泌发生变化，从而产生抑郁症状。

产后忧郁可自愈

如果你只是产后忧郁，让自己的心绪放松，等待着身体对激素水平变化的重新适应。

适度运动快乐心情

做适量的家务劳动和体育锻炼。不再将注意力集中在宝贝或者烦心的事情上，这不仅能够转移注意力，更是可以使体内自动产生快乐元素，使妈妈的心情从内而外地快乐起来。

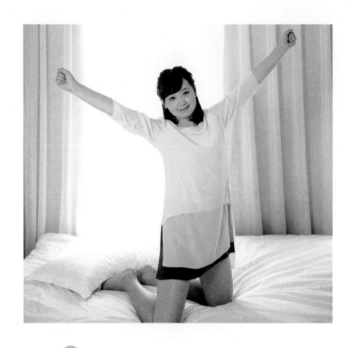

帮助与寻求帮助

一方面，新妈妈的家人不要只顾沉浸在增添新宝贝的快乐中而忽略了新妈妈的心理变化。要多陪新妈妈说说话，及时告诉她育儿的经验，避免遇到突发事情时手足无措；另一方面，新妈妈自己要学会寻求丈夫、家人和朋友的帮助。要知道，在这个时候，大家都愿意帮助你！

换位思考，彼此理解

因为新添了小宝贝，新爸爸会感到压力很大，他们会更勤奋地工作，新妈妈要理解丈夫的辛苦和对家庭的奉献，不要认为只有自己"劳苦功高"。而丈夫也应该理解妻子产后身体的变化与照顾宝贝的辛苦，主动分担家务，不能全丢给妻子。夫妻之间要相互理解并且及时交流，不要把对彼此的不满放在心里。

自我心理调适

有了宝贝后，妈妈的价值观会有所改变，对自己、对丈夫、对宝贝的期望值也会更接近实际，甚至对生活的看法也会变得更加实际，坦然接受这一切，做好心理调适，有益于帮助妈妈摆脱消极情绪。做一些自己喜欢做的事情，如看杂志、听音乐等，在自己的爱好中忘记烦恼。

创造健康的产后恢复环境

当你从医院回家时，要限制其他人来看你。关掉你的电话，为自己创造一个安静、闲适、健康的休养环境。

清淡而营养的产后饮食

吃营养丰富而又清淡的食物，享受被亲人照顾的感受，感谢一餐一饭的营养和爱心。

珍惜每一个睡眠机会

妈妈要学会创造各种条件，让自己得到充分的休息。有时候，即便半个小时的睡眠也能给你带来好心情！当宝贝安然入睡时，妈妈不要去洗洗涮涮，而要抓紧时间休息一会儿，哪怕是闭目养神也好。这时候千万要记住关掉你的电话，不要让它惊扰了你与宝贝的好觉。

明白有好时光也有坏日子

新生命的到来不仅给新妈妈带来了欢乐，更带来了繁重的劳动、重大的责任和永无止境的劳碌和操心。小宝贝是妈妈的希望之源，他的健康和幸福与妈妈今天的表现息息相关。

选择好坐月子的方式

对产妇而言，刚刚历经了10月怀胎和分娩的紧张与辛劳，马上要面临养育、教育宝宝，可以说是让自己休养生息的缓冲时段。如今的"月子"已经不再是"足不出户"和"大补特补"了，你完全可以根据自己的喜好和经济实力来选择一种方式，度过产后最重要的第一个月。

由家人照顾

这是中国最传统的坐月子方式，面对刚出世的宝宝，初为父母的夫妻俩难免会手足无措，不知道该如何照顾好宝宝，以及如何恢复产后的身体，这时家里有位有经验的老人非常有帮助。由妈妈或婆婆帮助照顾，因为同是一家人，所以很容易沟通。而且，产后的女性有妈妈或者婆婆的陪伴，容易保持相对轻松的情绪。因此，由妈妈或婆婆照顾，是大部分产妇的选择。

家人的协助和照顾，让产妇得以好好休息、复原，有健康的妈妈对家庭而言，是幸福的保障。家中有坐月子的产妇时，要限制访客的人数和时间，可以表示产妇在休息，由家人代为接待即可，不要让产妇疲于应对，反而没能获得充分休养。

但要注意，有些老人的思想非常传统，总认为坐月子有很多禁忌，因此伺候月子的方法不太科学。而长辈对禁忌的坚持，加上对于带宝宝的观念不同，往往会在两代人之间造成矛盾摩擦，一个月下来，婆媳关系会非常紧张。另外，如果老人的身体不太好，也不适合做照顾月子这种劳动强度较大的工作。

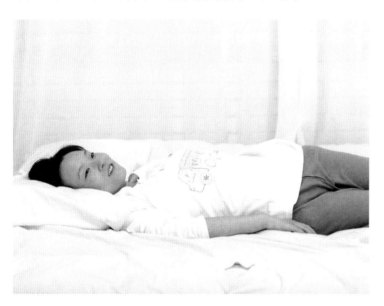

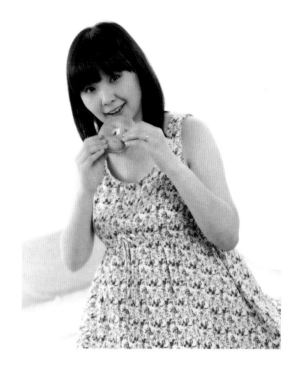

请保姆

有些年轻父母因为家里人手不够，会请个保姆来照顾产妇。可是因为保姆更注重的是家务活，并不具备护理新妈妈和宝宝的专业知识，新爸爸和新妈妈不仅要事先从各方面学习育儿知识，而且还要手把手将这些护理知识教给保姆。保姆不如月嫂专业，但和月嫂存在同样的问题：家里突然地住进一个外人，生活习惯的不同也需要时间来磨合。

请月嫂照顾

请月嫂的原因

现在，越来越多的年轻父母选择花钱请个月嫂来照顾月子里的产妇。相比于家里老人和一般保姆照顾，月嫂的服务更专业。对新妈妈来说，月嫂可以为自己和宝宝提供24小时专业月子护理，解决了新妈妈的后顾之忧，让宝宝在月子里健康成长，养成良好的生活习惯，产妇也得到了充分的休息和心灵沟通，避免出现产后抑郁症。

月嫂不是勤杂工，月嫂的基本职责是照顾产妇和宝宝，除此之外的家务劳动不应当再由月嫂来承担了，否则月嫂精力分散后，会影响对产妇和宝宝的护理。据了解，一些家庭在请了月嫂后，把月嫂当勤杂工使唤，老人也要月嫂伺候，全家人的饭也都要由月嫂来做。月嫂按规定不能洗产妇的裤头和袜子，有些用户对此不太理解，其实这是为了防止月嫂手上带的细菌对宝宝不利而作出的规定。

聘请月嫂注意事项

在请月嫂时，一定要到正规的机构去找，不能贪图便宜请一个完全没有专业知识的所谓"月嫂"。事先要看清她的身份证明和培训证书，另外还应注意其是否持有健康证，还可以看一看原来的雇主对她的评价。毕竟是请一个陌生人来家里，多做了解可以省去不少麻烦。

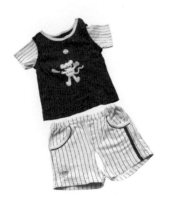

去月子中心

一些白领在医院分娩后，没有回家而是选择直接住进月子中心，把全部事情交给月子中心的医护人员来打理。产妇们在这里悠闲地当新妈妈，她们有更多时间来享受有宝宝的乐趣，学习养育宝宝的知识，练习形体恢复体操，而且在饮食、生理、精神等各方面都得到专业的护理，能够在最短的时间里恢复最佳状态，及时投入工作。

月子中心的专业护理

对产妇的护理	
项目	内容及作用
查房	每天由产科大夫查房一次
24小时的全程护理	定时测体温、测体重、测血压
入院时常规检查	血、尿、便、血型、尿糖等，必要时查肝功及其他
健康教育	每天有专业护士指导，定期有育儿专家答疑
母乳喂养指导	协助产妇喂奶，并随时纠正产妇错误的喂奶姿势
形体训练	每天有产后恢复操训练
营养配餐	有专业营养配餐师为产妇配餐，营养均衡合理，另外还有月子药膳调理
治疗和护理	根据具体情况进行
提供各种特需服务	洗头、擦澡、洗衣、特护、美容（面部皮肤护理）、保健按摩等
产后心理辅导	预防产后抑郁症的发生

对宝宝的护理	
项目	内容及作用
查房	让宝宝得到及时的照顾
日常护理	每天由护士为新生儿洗澡，做眼、耳、鼻、口腔、皮肤、脐带、臀部等护理
功能训练	教母亲为新生儿做抚触、被动体操等
新生儿护理	协助母亲为新生儿做各种护理
新生儿治疗	根据需要，为新生儿做必要的治疗
宝宝托管	每天中午及夜间在母亲的同意下托管宝宝，但仍按需哺乳
发育速查	定时测体温，测体重、身长

月子期生活起居要科学

梳洗的讲究

正确的洗浴方式

剖宫产产妇伤口愈合所需时间较长，最好满月后再洗澡洗头。

洗澡以淋浴方式最佳。不适宜盆浴，以免脏水进入阴道引起感染。如果产妇身体较虚弱，不能站立洗淋浴，可采取擦浴。每次洗澡的时间不宜过长，一般5～10分钟为佳。

最好不要用冷水洗，用温水比较好。

正确的刷牙方式

早晚应刷牙，保持口腔卫生。老话说，月子里刷牙"会使牙齿松动"。实际情况是：1个月不刷牙，牙齿肯定要得病。刷牙时用温水，牙刷不要太硬。如果您真的感觉牙齿松动，应找医生咨询，检查自己是否需要补钙。

正确的梳头方式

坚持早晚梳头，可促进血液循环。很多夏天坐月子的产妇，都已在分娩之前剪短了头发，这是明智之举。梳头时，发梳不要太尖利，梳长头发不要生拉硬拽，头皮发痒的解决之道是清洗，靠发梳或指甲解痒，会使头皮受到损伤。

月子中心的专业护理

正常分娩的女性，可在1周左右会阴伤口拆线后洗澡洗头。研究表明，产后及时清洁身体具有活血、行气的功效，可帮助产妇解除分娩疲劳，保持舒畅的心情；还可促进会阴伤口的血液循环，加快愈合；使皮肤清洁干净，避免皮肤和会阴伤口发生感染；改善产妇睡眠、增进食欲，使气色好转。因此，月子里及时洗澡对产妇健康十分有益。如果会阴部没有伤口，只要疲劳一恢复就可以淋浴。要注意的是，洗时用温水，洗后完全擦干，不要让皮肤带着水分；刚刚洗浴完毕，不宜进入通风的环境；别用吹风机吹干头发，热风也不行。

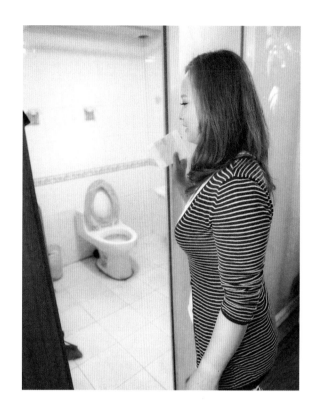

卧床休息

民间有种说法，认为"坐月子"要整天卧床休息。产妇在经历了分娩这一过程后，体力消耗很大，身体虚弱，感到很疲劳，因此要注意休息。

同时，产妇也要进行适当的活动。一个健康的产妇（包括做了小的手术，如侧切等），在产后24小时即可下床在室内活动。下床活动可以促进血液循环，有利于伤口的愈合，也有利于子宫收缩和恶露的排出，从而减少感染的机会；同时，还可促进肠蠕动，以及膀胱排尿功能的恢复，使大小便通畅；此外，还可减少下肢静脉血栓形成的机会，促进盆底肌肉、筋膜紧张度的恢复等。

我们提倡早期下床活动，指的是轻微的床边活动及产后保健操等，并不是过早地进行体力劳动。在产后6周内，严禁提举重物和较长时间的站立或蹲位。劳动过早、过重，得不到适当休息，不仅会延长全身康复的时间，还可能发生子宫脱垂。因此，产褥期既不能长期卧床，也不能从事过重的体力劳动。

吹空调、电风扇的注意事项

炎热的夏天，新妈妈久卧，身体长时间处于高温、高湿的室内环境中，极易因体温调节中枢功能障碍而导致中暑，那么新妈妈该如何预防产后中暑呢？多数人会想到用空调、电风扇降温。但对于新妈妈来说，身体虚弱，机体抵抗力差，外界病邪易侵入机体而感冒发热，所以吹空调、电风扇时，应该注意。

吹空调的注意事项

吹空调首先要注意定时地交换空气，保持室内空气新鲜。必要的时候，在中午最热的时候可以开启空调，一般来说，室温最好保持在26～28℃之间。如果母亲不是处在睡眠状态，室温在25℃也可以。如果是洗澡时间，当宝宝和妈妈沐浴的时候，可以把温度略微升高一点。早晚比较凉的时候，可以靠自然通风调节屋里的温度，或者空调开一段时间以后，产妇到另外一个屋子去，好进行这间屋子的空气交换和流通。产妇千万不要长时间地待在密闭的空调房里。

其次不能让空调的冷气直接吹到产妇的身体上，可以把空调的排风口朝上吹，因为冷气是从上到下的，这样可以使室内的温度有所下降。实际上不只是产妇，正常人也都不能长时间地直吹空调，因为，长时间在密闭的空调房间，又有冷风直吹，对人的身体健康是有不利影响的。

吹电风扇的注意事项

使用电风扇的时候，最好不要让风直接吹到产妇身上，可以让电风扇朝向墙面，让风吹到墙上，再反射回来，靠这样的空气流动保持室内温度适宜；另外还可以把电风扇放到热风口的上风头，这样把热风吹出去带进凉风。这些做法不但能降低室内温度，使空气流通，也不会妨碍产妇身体康复。

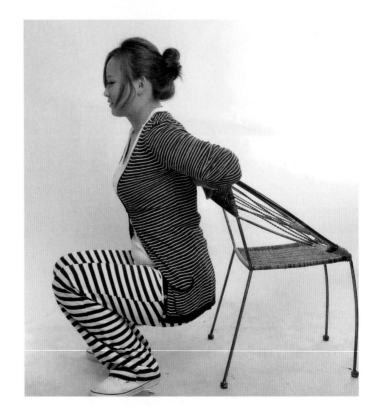

下床活动

一般情况下，经阴道正常分娩的产妇在分娩后第二天就应当下床走动。但应注意不要受凉并避免冷风直吹。也可以在医护人员指导下，每天做一些简单的锻炼或产后体操，有利于恢复，并保持良好的体形。至于剖宫产的妈妈，则视伤口愈合情况而定，一般来说，产后1个月可开始做伸展运动，而产后6～8周才适合做锻炼腹肌的运动。但是不要做剧烈运动，因为有可能引发妇科病。

居室环境

产妇坐月子的环境要清洁卫生、舒适、安静，这可以使产妇精神愉悦、心情愉快，有利于产妇的休养和恢复。

居室的空气要清新

空气清新有益于产妇精神愉快，有利于休息。如果室内卫生环境差，空气混浊、憋闷，易使产妇、宝宝呼吸道感染。

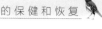

清洁卫生

产妇在月子里几乎整天都在居室内度过，故室内环境一定要打扫得非常干净。在产妇出院之前，家里最好用3%的来苏水（200～300毫升／平方米）湿擦或喷洒地板、家具和2米以下的墙壁，2小时后通风。卧具、家具也要消毒，阳光直射5小时可以达到消毒的目的。除此以外，保持卫生间的卫生也不可忽视，要随时清除便池的污垢，排除臭气，以免污染室内空气。在产妇室内宜放些卫生香，这样可调节室内空气，消毒抑菌。

月子期哺乳

哺乳方法

在母乳喂养过程中，掌握哺乳的方法与技巧，对是否可以顺利完成母亲的哺乳任务，更好地养育婴儿，具有非常重要的实际意义。促进母乳喂养，提高泌乳质量，是提高哺乳质量的关键。现在大多数母亲都希望用自己的乳汁来喂哺自己的宝宝，决不会放弃哺乳自己孩子的权利。但往往事与愿违，就是没有足够的乳汁来喂养自己的婴儿，其原因和影响因素很多，而正确喂奶的方法就是其中的重要因素之一。因此采取正确的哺乳方法也是母乳喂养成功的关键。而且有许多切实有效的方法可以直接采用：

早吸吮

婴儿娩出之后，由于产程中的痛苦和劳累，往往忽略关心婴儿。产妇适当休息之后，及时让婴儿吸吮奶头，这对产妇和乳房充盈都是十分重要的。一般情况下，婴儿生出半小时即可进行哺乳，每次可持续半小时，即使没有乳汁也应哺乳。除白天让婴儿有足够的哺乳次数外，还应注意夜间喂养。因夜间泌乳素的产生是白天的50倍。通过频繁的乳头刺激，既有利于反射地引起子宫收缩，减少出血，又有利于泌乳系统分泌更多的泌乳素，有利于增加乳汁。

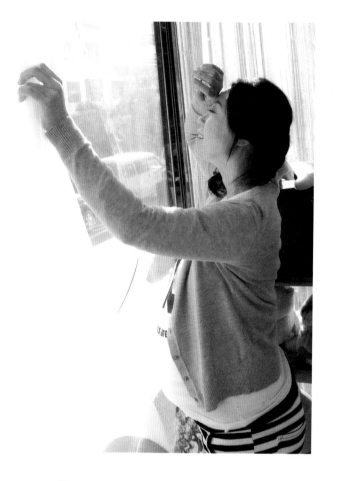

不定时喂奶

人的生活要有规律：定时进食、定时睡眠。有人认为对婴儿喂奶也要有规律，即定时喂奶。其实这种观点是不正确的。正确的观点应该是"按需喂奶"，什么叫按需喂奶呢？当婴儿啼哭或母亲觉得该喂哺的时候就喂奶，这就叫按需喂奶。刚开始时，婴儿吃奶的次数可能很不规律，在最初两天，可能要吃的次数很多。

保持乳房健康

健康的乳房、乳腺，是泌乳的基本条件。产后宜经常用温水清洗乳房，切忌使用肥皂、酒精、洗涤剂等，以免造成乳头干燥皲裂。同时还要防止乳房挤压、损伤，对于乳房胀痛不适者，可轻轻按摩，以促进乳房血液循环。一旦出现乳头感染，应及时就医采取积极措施，防止乳腺炎的发生。

哺乳姿势

正确的哺乳姿势也是非常重要的。由于喂奶方法不当而导致意外时有发生，因此喂奶时的姿势至关重要，以下是喂奶的3种正确姿势：

早期喂奶方式

在有扶手的椅子上坐直，将宝宝抱在怀里，用前臂和手掌托着宝宝的身体和头部。喂右侧时用左手托，喂左侧时用右手托。放在乳房下的手呈U形，不要弯腰，也不要探身，而是让孩子贴近你的乳房。这是早期喂奶的正确方式。

剖宫产母亲喂奶方式

将宝宝抱在身体一侧，胳膊肘弯曲，手掌伸开，托住宝宝的头，让宝宝面对乳房，让孩子的后背靠着你的前臂。为了舒服起见，可以在腿上放个垫子。如果是剖宫产，或者乳房较大，这种方式比较合适。

疲倦时的喂奶方式

疲倦时可躺着喂奶。身体侧卧，让宝宝面对你的乳房，用一只手搂着宝宝的身体，另一只手将奶头送到孩子嘴里。这种喂奶方式适合于早期喂奶，也适合剖宫产的母亲。

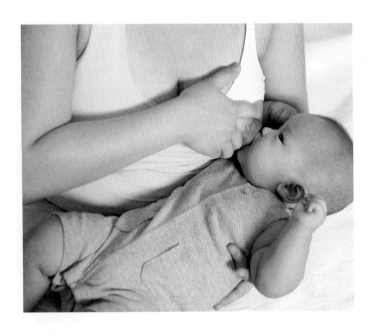

月子期哺乳的注意事项

在给宝宝喂奶之前，妈妈需要做很多事情，也需要掌握很多的哺乳知识。这既是新妈妈的职责，也对宝宝的健康起着至关重要的作用。

检查尿布

在给宝宝哺乳时，首先应先检查一下宝宝的尿布是否干净，如果发现尿布弄脏后要及时更换，弄脏的尿布会让宝宝感觉很不舒服从而导致食欲不振，只有让宝宝感觉清爽，胃口才会大开。

哺乳时不要逗宝宝

妈妈还要特别注意，不能在宝宝吃奶时逗引其发笑，宝宝发笑时喉部的声门会打开，吸入的乳汁就可能会进入气管，宝宝很容易发生呛奶，严重的情况还可能诱发吸入性肺炎。

喂奶前应该避免的食物

妈妈在喂母乳期间，为了自身及宝宝的健康，应避免摄取某些会影响乳汁分泌的食物或放弃个人的一些特殊嗜好，以免破坏良好的哺喂效果。会抑制乳汁分泌的食物有：韭菜、麦芽、人参等。

补充水分

水分是母乳的重要部分，新妈妈每天因为哺乳宝宝每天会流失大约1 000毫升的水分，水分不够会使母乳减少。坚持母乳喂养的妈妈每天应多喝6~8杯水（每杯大约240毫升），才能够满足正常的生理需求。成人每天需要补充铁质约为15毫克，哺乳期的妈妈需要增加到45毫克，用以弥补分娩时的大量失血、产后恶露排出和哺乳的需求。同时，哺乳期间维生素的量也必须增加，用以调节身体内的各项功能，维生素A、维生素D、B族维生素、叶酸等都应适量增加，新妈妈要多食用绿色蔬菜、肉类、蛋类。

清洗双手

在哺乳之前，妈妈要用洗手液或消毒液仔细地清洗双手，然后用消毒棉擦洗乳房，同时也要用消毒棉把宝宝的小手擦干净。消毒是为了防止乳房被细菌感染后随乳汁进入宝宝胃部，诱发各种疾病的发生。一切准备就绪后，不要立即给宝宝喂奶，需要先挤出一些。有时候，乳汁过分充足会把宝宝噎住，所以要做到万无一失。

注重营养

新生宝宝一切的生活方式都来源于妈妈，新妈妈的一切不利因素都可能会影响到宝宝的健康。所以，新妈妈的各个方面都要特别注意。哺乳期妈妈饮食会影响到所分泌乳汁的质与量，因此，各种热量及各种营养素都有必要增加，尤其是对蛋白质、维生素、水分、钙等营养素的摄取，每天还需要增加2千卡左右的热量，才能足够供给分泌乳汁和自身需要的热量。正常人每天钙的摄取量为600毫克，母乳中供给宝宝的钙质量不会改变，但母体的钙质很容易减少，所以建议新妈妈每天要比平常多摄取500毫克左右的钙质，也就是至少每天要多喝2杯牛奶。新妈妈每天还需要比正常人多摄取50克左右的蛋白质，这些都可以从鱼、肉、鸡蛋等食物中获取。另外应该注意将食物合理搭配，避免挑食和偏食现象的出现。

月子期的饮食方案

月子期的必备营养素

铁

因为产妇在分娩时失血过多，产后补血是十分必要的。铁是血液中血红蛋白的主要成分，因此需要补充大量的铁。

蛋白质

产妇由于分娩时劳累和进食较少，相当一段时间仍表现为体质虚弱，为了使产妇尽快恢复健康，就需要补充大量的蛋白质。

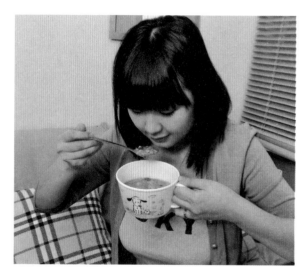

钙

很多产妇有缺钙造成的抽筋、牙齿松动等情况，因此还要适当补充钙。产妇月子期每天需要的热量为2 997.9千卡，其中应包括蛋白质100～200克和钙质1 200毫克、铁15毫克。如果孕妇每日能吃主食500克，肉类或鱼类150～200克，鸡蛋3～6个，豆制品100克，豆浆或牛奶250～500克，新鲜蔬菜500克，每顿饭后吃1个水果（苹果、橘子、香蕉都可以），基本上就可满足哺乳期的营养需要。产妇不必吃大量的滋补品，可根据自己的身体需要进行适当的补充。科学饮食可以很好地控制体重，既能补充必要的营养，又可以瘦身。例如在月子期内，可饮用低脂奶或脱脂牛奶，少食肥肉、少吃糖等。

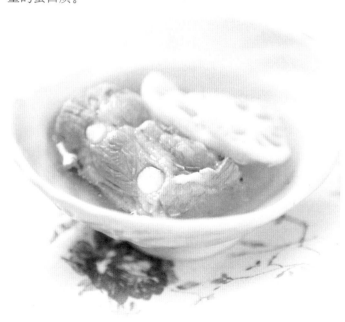

山药黑芝麻粥

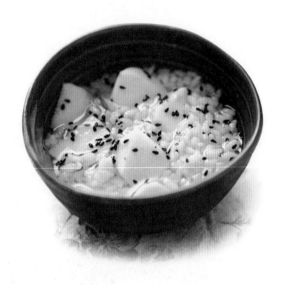

∨ 食材

大米、山药各100克, 黑芝麻15克, 冰糖适量。

∨ 做法

1 大米淘洗干净；山药清洗干净, 刮掉外皮, 切成滚刀小块。

2 将大米、山药和黑芝麻一起放入高压锅内, 加入足量的水, 再加入冰糖, 盖好盖子。

3 大火烧至上汽后, 转小火煮10分钟。

菠菜鸡煲

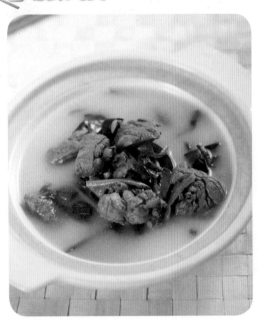

∨ 食材

鸡半只, 菠菜100克, 香菇4朵, 葱、姜、冬笋、蚝油、酱油、糖、盐、植物油各适量。

∨ 做法

1 鸡洗净, 剁成小块；菠菜洗净, 用沸水焯一下, 切段；香菇洗净, 切成块；冬笋切成片。

2 锅中放油烧热后, 用葱、姜爆香, 加入鸡块、香菇块及蚝油翻炒片刻。

3 菠菜放在砂锅中垫底, 将炒熟的鸡块及香菇块倒入, 调入酱油、糖、盐, 加清水煲约半小时即可。

黄鱼羹

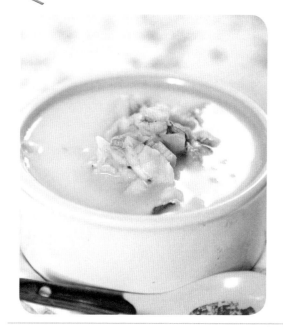

食材

黄鱼肉200克，嫩笋50克，鸡蛋1个，葱末、姜末、葱段各1小匙，植物油、香油、清汤、水淀粉各适量，盐少许。

做法

1 将黄鱼肉切成小片；嫩笋洗净切丁；鸡蛋打散。

2 锅中热油，爆香葱段和姜末，放入黄鱼片、清汤、嫩笋和盐，烧沸后撇去浮沫。

3 用水淀粉勾芡，然后淋入蛋液，最后加入葱末和香油即可。

鸡丝菠菜粥

食材

白米、燕麦各70克，熟鸡胸丝80克，烫好的菠菜、盐、胡椒粉、香油各适量。

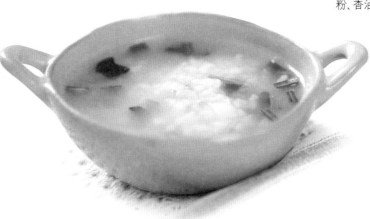

做法

1 大米、燕麦加水，入锅煮至软糯。

2 加熟鸡胸丝、烫好的菠菜、盐、胡椒粉、香油，再次煮滚后关火即可。

酥炸鸡肝

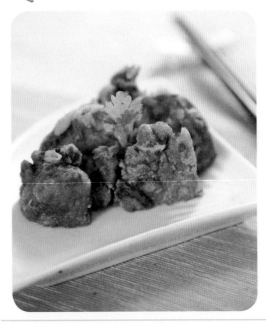

ˇ食材

鸡肝300克, 蛋黄2个, 淀粉、盐、姜汁、料酒、生抽、香油、生粉、植物油各适量。

ˇ做法

1 蛋黄、淀粉拌匀成蛋浆。

2 鸡肝切去油脂, 洗净, 沥干水分, 切为小块, 加入盐、姜汁、生抽、香油、料酒, 拌匀腌30分钟, 然后蘸上蛋浆, 再蘸生粉。

3 锅置火上, 放入植物油, 烧热, 将准备好的鸡肝放入油锅中炸两分钟盛起, 再放入油中炸脆上碟。

红烧豆腐

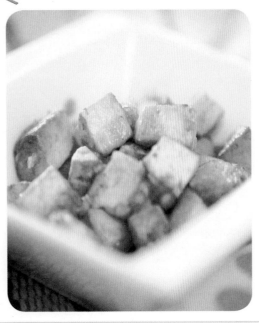

ˇ食材

豆腐300克, 葱、姜共20克, 水淀粉、酱油、盐、植物油各适量。

ˇ做法

1 将豆腐切成小块, 放入油锅内炸至金黄色; 葱切段, 姜切丝。

2 将锅内倒植物油烧热, 放入葱段、姜丝炝锅, 再加入酱油、盐, 把豆腐块倒入锅内炖20分钟, 用水淀粉勾芡, 出锅盛盘。

胡萝卜牛腩饭

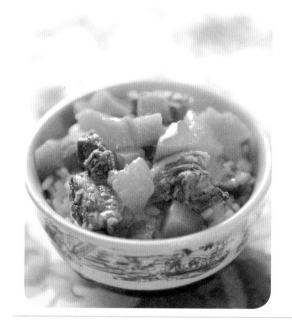

ˇ 食材

米饭、牛肉各100克，胡萝卜、南瓜各50克，高汤、盐各适量。

ˇ 做法

1 胡萝卜洗净，切块；南瓜洗净，去皮，切块，待用。

2 将牛肉洗净，切块，焯水。

3 倒入高汤，加入牛肉，烧至牛肉八分熟时，下胡萝卜块和南瓜块，加盐调味，至南瓜和胡萝卜酥烂即可。

4 饭装盆打底，浇上烧好的牛肉即可。

牛肉萝卜汤

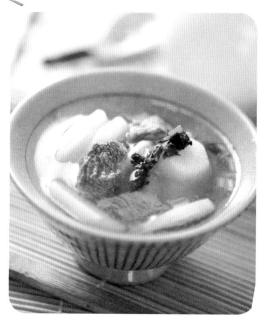

ˇ 食材

牛肉150克，白萝卜200克，香菜末10克，姜末1小匙，小苏打、淀粉各少许，香油、盐各适量。

ˇ 做法

1 将牛肉洗净，切成块儿，放入碗中，加小苏打、少许盐、姜末和淀粉拌均匀，使之入味儿；白萝卜洗净，切成薄片。

2 用大火将水烧开，放入白萝卜片煮开，煮至白萝卜透明后下牛肉片搅散再开锅即关火，加盐、香油调味儿，撒入香菜末即可。

白菜叶汤

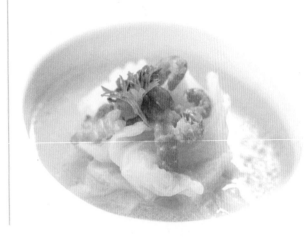

食材

白菜叶200克, 虾干、葱末各10克, 盐1/2小匙, 牛奶3大匙, 高汤1000克, 植物油1小匙。

做法

1 将白菜叶洗净，沥去水分，切长条；虾干洗净，放入温水中浸泡30分钟，捞出沥干。

2 坐锅点火，加入植物油烧热，先下入虾干煸炒片刻，再放入葱末炒出香味。

3 将白菜放入锅内翻炒片刻，把牛奶、高汤倒入锅内，再加盐，炖15分钟左右即可。

肉末炒芹菜

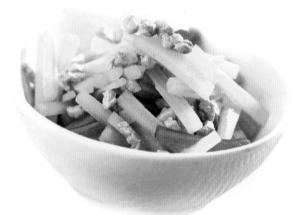

食材

芹菜300克, 猪五花肉150克, 葱末、姜末各少许, 盐、香油各1/2匙, 白糖1/2小匙, 植物油1大匙。

做法

1 将芹菜去根及叶，洗净，切成小段；猪肉洗净，剁成碎末。

2 净锅置火上，加入植物油烧至五成热，先下入猪肉末炒散至变色，再放入葱末、姜末炒出香味。

3 加入芹菜段翻炒均匀，再放入盐、白糖和适量清水炒至收汁，淋入香油，即可出锅装盘。

🍚 椰香红豆糕

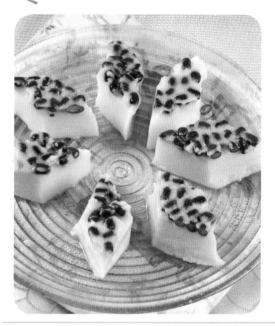

食材

冰块500克, 鲜奶200克, 红豆150克, 鱼胶粉50克, 白糖300克, 椰浆、三花淡奶各200克。

做法

1 蒸锅中放入红豆, 用大火蒸2小时; 鱼胶粉放入碗内, 倒入适量冰水, 使鱼胶粉吸足水分; 待吸足水分且膨胀后, 用小匙搅匀, 过滤成鱼胶汁。

2 锅中加入清水500克和白糖熬煮至溶化, 过滤去掉杂质; 凉凉后倒入大碗内, 加入鱼胶汁调匀, 再用打蛋器搅拌均匀。

3 加冰块拌至融化, 放入蒸好的红豆、椰浆、三花淡奶搅匀, 再加入鲜奶拌匀, 倒入模具中, 入冰箱冷藏至凝固; 切成菱形小块即可食用。

🍚 鲫鱼炖蛋

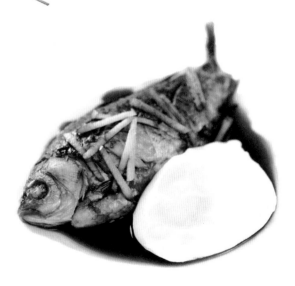

食材

鲫鱼2条 (约500克), 鸡蛋1个, 盐1小匙, 植物油3小匙, 姜丝5克。

做法

1 将鲫鱼去鳞、鳃、内脏, 用清水洗干净, 在鱼身两侧片几道斜刀花。

2 锅置火上, 放入适量清水, 大火烧开, 下鲫鱼及盐适量, 烧1分钟左右, 连汤盛入碗内, 待用。

3 鸡蛋磕入碗内, 加清水、盐搅打均匀, 上笼蒸至凝固取出, 随即将鲫鱼放上, 浇入煮鱼原汤, 撒上姜丝, 淋上植物油, 再放蒸笼里, 上火蒸5~10分钟, 即可食用。

新妈妈如何清洗阴部

分娩时，由于胎儿压迫会阴部，以及医生助产时在会阴部的操作，产后会阴部常会发生充血和水肿，还有程度不同的会阴部撕裂伤或有会阴侧切的伤口。另外，由于产后阴道内不断有恶露排出，所以，若不注意加强会阴部的清洗和护理，常易引起会阴部和生殖系统的感染。

✿ 产后多久开始清洗阴部

产妇在产后因阴道受到损伤，在医院内的前3天，每天均有护士清洁外阴，必要时可以自己增加清洁的次数，回家后自己即可每天1～2次清洗外阴，使用温水，清洗顺序应该从前往后。保持外阴的清洁，可以防止产褥期感染。

✿ 不能使用碱性肥皂

产妇不能使用碱性肥皂清洗阴部，应尽量选择刺激性较小的婴儿浴皂。产妇自身免疫平衡不稳定，碱性物质很容易破坏阴部弱酸性环境的灭菌"护阴"作用。

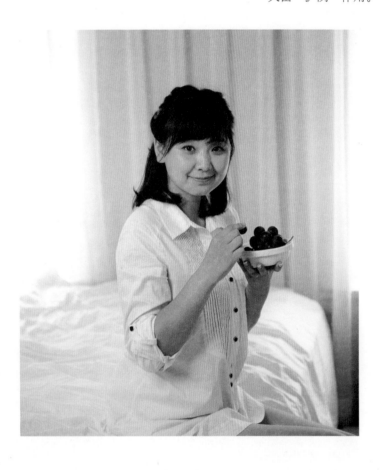

剖宫产如何护理伤口

✿ 注意阴道出血

剖宫产子宫出血较多，应经常看一下阴道出血量，如远超过月经量，应通知医生，及时采取止血措施。

✿ 预防伤口感染

剖宫产的刀口愈合约需一周。如果皮下脂肪较厚，容易发生刀口脂肪液化。剖宫产刀口的护理必须遵循两个原则：一是保持干爽；二是定期视情况换药，但是不可天天换，以免刀口刚愈合又撕裂。由于刀口会疼痛，要特别注意翻身的技巧。

产后42天复查

盆腔检查

　　由医生用肉眼来观察外阴、阴道、宫颈是否有异常，并触摸子宫、卵巢有没有异常。这种最基本的检查可以发现外阴和阴道炎症、病毒感染（如尖锐湿疣）、宫颈炎、子宫肌瘤、卵巢囊肿、子宫脱垂等常见的疾病。检查方法简单，没有痛苦。

内科检查

　　对有产后并发症的妈妈，如患有肝病、心脏病、肾炎等，应该到内科检查。对怀孕期间有妊娠高血压综合征的新妈妈，则需要检查血和尿是否异常，检查血压是否仍在继续升高，如有异常，应积极治疗。另外，对产后无奶或奶少的新妈妈，应请医生进行指导，或进行食物、药物治疗。

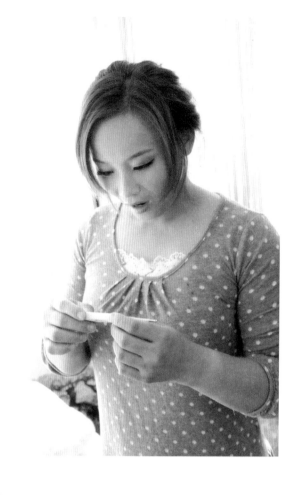

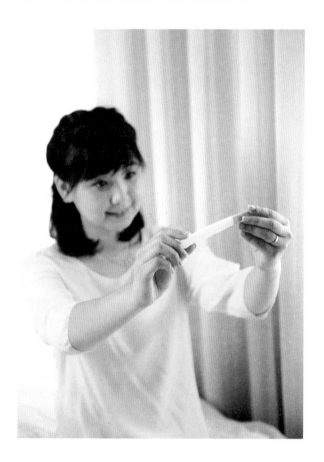

宫颈刮片检查

　　宫颈刮片检查是用一个小木板或塑胶刷在宫颈上轻轻刮一下，许多宫颈的细胞就会被刮下来。这种检查适用于检查宫颈癌，因为宫颈癌是女性最常见的恶性肿瘤，而且宫颈癌与常见的宫颈糜烂难以用肉眼区别。刮下来的细胞经显微镜检查后可以确定有没有宫颈癌。

白带常规检查

　　取少量白带，由医生在显微镜下检查是否有阴道炎症，以便指导治疗。还可以将白带送到化验室检查衣原体、支原体、淋病等性传播疾病。

产后为什么会发胖

肥胖标准和计算法

有些产妇由于产后身材比孕前稍胖便伤心不已，以为自己已经进入肥胖者的行列，其实，他们有的体重并没超重。判断一个人是否发胖，不仅与脂肪增多有关，而且还与体重的增加有关。最简单的体重计算法是身高（厘米）减去105，所得出的数字（千克），便是"标准体重数"。

肥胖的原因

许多产妇认为，怀孕之后，胎儿优生需要营养；分娩之后，欲使奶水充足，产妇更需增加营养。于是，怀孕期间，摄入过量的高蛋白、高营养食物，产后又大补特补。加上孕妈妈少动，产后卧床时间过多，摄入多，消耗少，使得过多的热量、蛋白质转化成脂肪积聚在皮下。脂肪越积越厚，人也就胖起来了。

如何避免肥胖

为避免产妇发胖，保持健美的身材，不管是否具有使人发胖的基因，只要注意保持青春向上的心态，注意科学、合理的孕产期饮食调配，并亲自哺乳宝宝；尤其要注意产后早活动，加强积极的体育锻炼，就能达到瘦身减肥的目的。

注意乳房的清洁

在正常哺乳结束以后，新妈妈要用温清水将乳房和乳头擦拭干净。切忌使用香皂和乙醇之类的化学用品来擦洗乳头，否则会导致乳房局部防御能力下降，乳头干裂而导致细菌感染。

新妈妈可以先用温水将乳晕和乳头擦洗干净，然后把毛巾稍稍拧干，呈环绕形地敷在乳房上。两条毛巾交替使用，每2～3分钟更换一次毛巾，反复做15分钟，敷至皮肤呈微红色，即可达到效果。

月经什么时候可以恢复

刚分娩后每天都有阴道流血，叫做"恶露"。其量由多渐少，颜色由深变浅，停止的日期因人而异，有的为半个月，多数为一个月。如果四十多天恶露还未消失，或消失数日又突然流血，此时应去医院检查。

月经的恢复与哺乳有一定关系。不哺乳的新妈妈，产后4～6周就会来月经，但是喂母乳的妈妈恢复月经会比较晚。

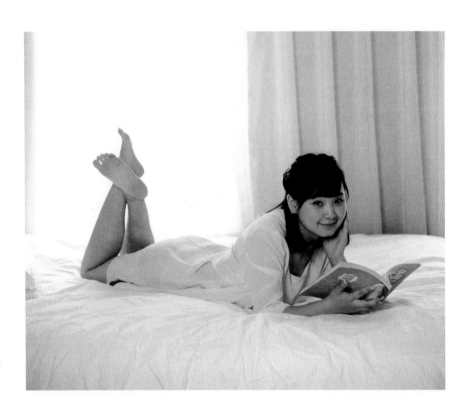

乳房胀痛怎么办

在产后的2~3天，乳腺开始分泌乳汁之前，由于静脉充盈、淋巴潴留及间质水肿，乳房出现膨胀。此时，仅有少量初乳而乳房却充满硬块，碰一下就痛，可能腋窝还有肿大、变硬和作痛的淋巴结或副乳腺。一般不发热，即使体温上升，也不会超过38℃。乳胀持续一两天后，即自行消退，乳腺正式开始分泌乳汁。如果乳房极度膨胀，疼痛剧烈难以忍受，可采取下列措施：

序号	缓解方法
1	用乳罩将乳房向上兜起、托住
2	哺乳前，用湿毛巾热敷乳房或在湿毛巾上放个热水袋以促使乳汁畅流
3	哺乳间歇，用湿毛巾冷敷乳房以减轻局部充血，夏季可用冰袋
4	如果宝宝吮吸能力不足，可用吸乳器吸出喂哺
5	中药鹿角粉，每天9克，分两次服，用少量黄酒冲服更好，有消胀、催乳的作用

如何下奶

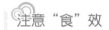

注意"食"效

新妈妈应当保持每日喝牛奶的良好习惯（分娩后不要马上喝，否则容易胃胀，感觉肠胃好了再开始喝），多吃新鲜蔬菜、水果。总之吃得"好"不是所谓的大补，传统观念是每天食用大量的猪蹄、鸡汤、鲫鱼汤，汤中的高脂肪不仅会堵塞乳腺管，不利于母乳分泌，还会让新妈妈发胖；所以要吃得对，既能让自己奶量充足，又能修复元气且营养均衡不发胖，这才是新妈妈希望达到的月子"食"效。

多多吮吸

新妈妈的奶水越少，越要增加宝宝吮吸的次数；由于宝宝吮吸的力量较大，正好可借助宝宝的嘴巴来按摩乳晕。喂得越多，奶水分泌得就越多。新妈妈要多与宝宝的肌肤接触，宝宝对乳头的吮吮是母乳分泌的最佳刺激。每次哺乳后要让宝宝充分吸空乳房，这有利于乳汁的再产生。

两边的乳房都要喂

如果一次只喂一边，乳房受到的刺激减少，自然泌乳也少。每次喂奶，两边的乳房都要让宝宝吮吸到。有些宝宝食量比较小，吃一边乳房的奶就够了，这时不妨先用吸奶器把前部分比较稀薄的奶水吸掉，让宝宝吃到比较浓稠、更富营养的奶水。

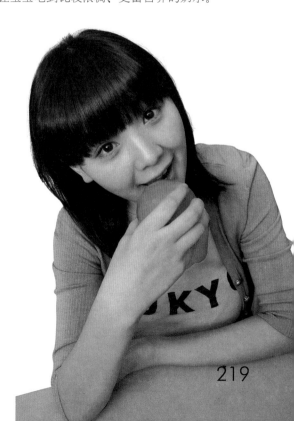

保持好心情

母乳是否充足与新妈妈的心理因素及情绪、情感关系极为密切。所以，新妈妈在任何情况下都要不急不躁，以平和、愉快的心态面对生活中的一切。

充分休息

夜里因为要起身喂奶好几次，晚上睡不好觉。睡眠不足当然会使奶水量减少。哺乳新妈妈要注意抓紧时间休息，白天可以让丈夫或者家人帮忙照看一下宝宝，自己抓紧时间睡个午觉。还要学会如何在晚间喂奶的同时不影响自己的睡眠。每天争取10小时的睡眠，睡时要采取侧卧位，有利于子宫复原。

避免乳头受伤

如果新妈妈的乳头受伤、破皮、皲裂或流血并导致发炎时，就会影响乳汁分泌。为避免乳头受伤，建议新妈妈采用正确的喂奶姿势，控制好单侧的吮吸时间，否则乳头很容易反复受伤。

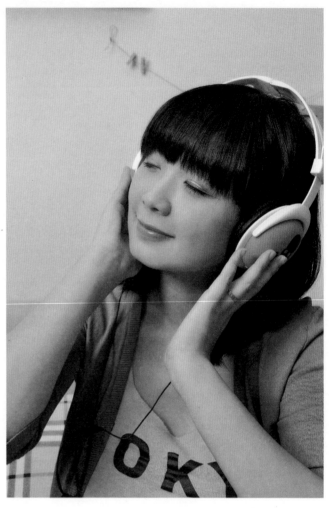

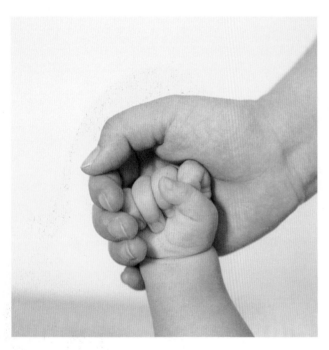

哺乳后乳汁残留的对策

喂奶姿势以坐位为好，把宝宝抱在怀里，头的一侧稍抬高。最好不要侧卧喂奶，尤其在夜间，妈妈容易打瞌睡，不但容易压着宝宝，乳房也容易堵塞宝宝的口鼻，会使宝宝发生窒息。

每次哺乳时，应先将一侧乳汁吸空后，再吸另一侧。如果哺乳后仍有剩余的乳汁，要把它排空，可用手挤除或用吸奶器吸净，不让乳汁残留在里边。有的妈妈担心乳汁量不足，授乳后有残留，也舍不得挤出去，留着下次再喂，以为奶量能多些，其实这样做是不正确的，效果也适得其反。因为只有当乳汁全部排空后，才能有利于下奶。如果不排空乳汁，分泌量反而减少。

什么样的恶露是正常的

新妈妈分娩后，随着子宫内膜（特别是胎盘附着地方的内膜）脱落，子宫分泌的黏液等也随之从阴道内流出，这就是恶露。正常的恶露有些血腥味，但是不臭，总量在500~1 000毫升。

一般情况下，恶露大约在产后3周就停止了。恶露是产后身体恢复的直接表现，新妈妈应经常观察恶露情况是否正常，尤其要注意恶露的质与量、颜色与气味的变化，以此可估计子宫恢复的快慢及判断有无异常。

恶露正常的变化

产后第一周，恶露量较多，颜色鲜红，含有大量的血液、小血块和坏死的蜕膜组织，称为红色恶露。

1周以后至半个月内，恶露中的血液量减少，较多的是坏死的蜕膜、宫颈黏液、阴道分泌物及细菌，使得恶露变为浅红色的浆液，此时的恶露称为浆性恶露。

半个月以后至3周以内，恶露中不再含有血液了，但含大量白细胞、退化的蜕膜、表皮细胞及细菌，使得恶露变得黏稠，色泽较白，所以称为白色恶露。白色恶露可能会持续2~3周。

恶露异常现象

如果产后两周恶露仍然为血性，且量多，伴有恶臭味，有时排出血块式的东西，或者胎膜样物，这说明子宫内可能残留有胎盘或胎膜，随时有可能发生大出血，应立即去医院诊治。产后发生产褥感染时，会引起子宫内膜炎或子宫肌炎。这时，新妈妈伴有发热、下腹疼痛、恶露增多并有异味，颜色也不是正常的血性或浆液性，而呈混浊、污秽的土褐色等症状，应及早与医生联系并解决。

多坐少睡

新妈妈不要经常躺在床上，因为躺在床上容易降低排尿的敏感度，这就有可能阻碍尿液的排出。顺产的妈妈可于产后6~8小时坐起来，适度下床走动；剖宫产的妈妈术后24小时也可以坐起来。

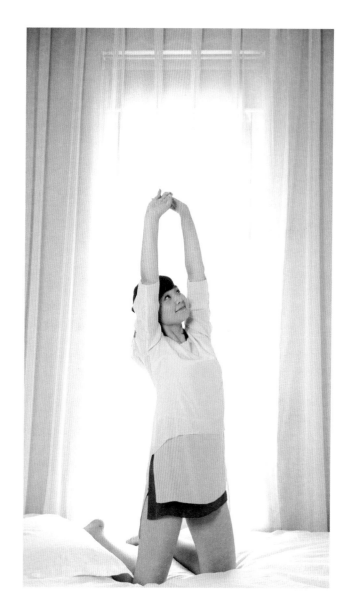

水蒸气熏疗

在盆里放上热水，水温控制在50℃左右，然后直接坐在热水里浸泡，每次5~10分钟。也可以用开水熏下身，让水蒸气熏到会阴部，注意保持身体不接触水，以免烫伤。

按摩刺激

在排尿前可采用按摩法刺激排尿，缓解尿潴留。将手置于下腹部膀胱处，向左右轻轻按摩10~20次；排尿后，再用手掌自膀胱底部向下缓慢推移按压，以减少膀胱余尿。

月子期的运动方案

月子期活动操

01 深吸气运动

仰卧，两手放于腹部，深吸气，腹壁下陷，呼气，做4个8拍。

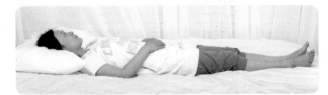

02 缩肛运动

仰卧，两臂直放于身旁，交替做肛门的收缩与放松运动。做4个8拍。

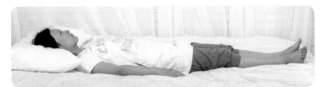

03 伸腿动作

仰卧，两臂直放于身旁，双腿轮流上举和双腿并举，与身体保持直角。做4个8拍。

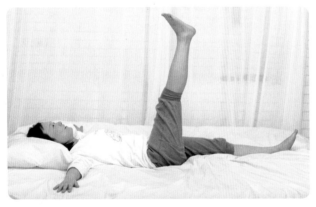

07 全身运动

跪姿，双臂支撑床面，左右腿交换向背后高举。做4个8拍。

产后保健操的伸腿和仰卧起坐动作可以增强腹肌张力；缩肛动作能锻炼盆底肌和筋膜，改善阴道松弛状况；胸膝卧位可以预防或纠正子宫后倾。上述动作一般每日3次，每次15分钟左右，运动量应逐渐加大。

04 腰背运动

仰卧，髋和腿略放松，分开稍屈，尽力抬高臀部及背部，使之离开床面。做4个8拍。

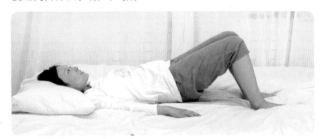

05 仰卧起坐

仰卧，两手叉腰坐起，两腿伸直。做4个8拍。

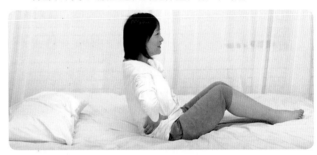

06 腰部运动

跪姿，两膝分开，肩肘成垂直。双手平放床面，腰部做左右旋转动作，做4个8拍。

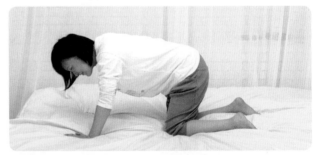

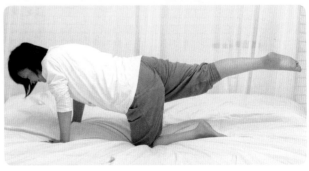

月子期修复操

如何在产后尽快恢复体形，是每个新妈妈都关心的事情。下面介绍一些简单易学的动作，可供新妈妈锻炼时参考：

01 腹部锻炼

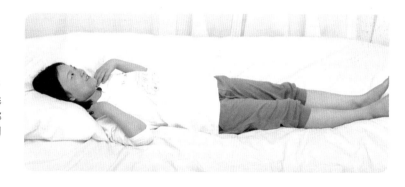

仰卧床上，将手放在肩上，做深吸气使腹部膨胀，然后轻轻呼气，同时用力收缩腹部肌肉，使腹部下陷。从产后第二天开始做至产后第四周周末，有利于恢复松弛的腹部。

02 上肢锻炼

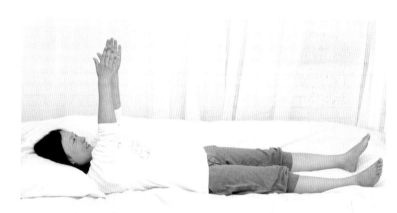

平卧床上，两腿稍稍分开，两臂平伸，与身体呈平面直角，然后慢慢抬起两臂，保持肘部平直，当两手接触时，慢慢放下两臂。从产后第二天做至产后第四周周末，有利于恢复双臂及胸部肌肉的力量。

03 下肢腰背肌锻炼

平卧床上，两臂放于身体两侧，与身体稍微离开，然后轻轻抬起双膝、臀部及后背，使身体呈弓形。从产后第三天做至第四周周末，有利于恢复大腿肌肉及腰背部肌肉的力量。

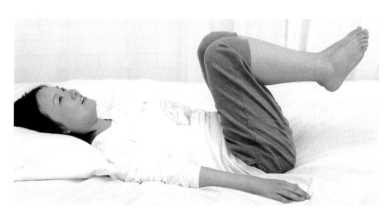

04 腹肌及臀部锻炼

仰卧床上，两膝及臀屈曲，以两肘及两足支撑，向内翘起骨盆部；在抬头的同时，用力收缩臀部。从产后第四天做至产后第六周周末，有利于恢复松弛的腹部及臀部，减少脂肪。

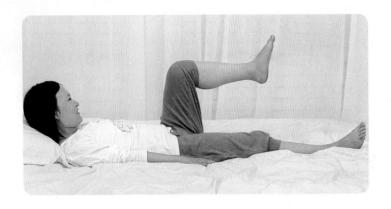

(05) 腹肌及股部锻炼

　　仰卧床上，以右侧下肢支持，稍微抬高头部及左膝，但不要接触，然后恢复原位，以同样的方法，再换另一侧。从产后的第五天做至第六周周末，有利于恢复松弛的腹部及大腿部的正常形态。

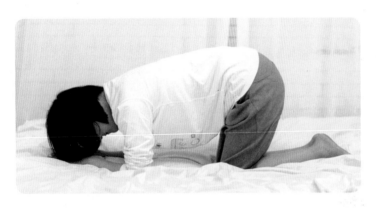

(06) 背部、腹部及臀部锻炼

　　保持前臂和小腿并拢，以肘膝为支点趴跪于床上，可在前臂下垫一枕头。然后向上弓形隆起，用力收缩臀部及腹部，接着放松，同时深呼吸。从产后第六天做至产后第七周周末，有利于背、腹、臀部的恢复。

(07) 胸膝卧位

　　跪于床上，并使脸及胸部尽量贴紧床面，两腿并拢，屈臂，上体向下，头转向一侧。此动作每次保持10分钟左右，每天做2～3次，可防止子宫后倾，促进恶露排出。从产后第十四天开始做，不可过早进行。若新妈妈身体弱，也可用俯卧代替。

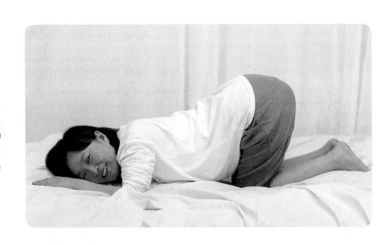

(08) 肛门及阴道肌肉锻炼

　　平卧床上，两脚交叉，大腿并拢，尽量收缩会阴及肛门肌肉，然后稍坚持一会儿再放松。如此反复进行，对会阴部及阴道肌肉张力的恢复和预防子宫脱垂，增强性功能都十分有益。

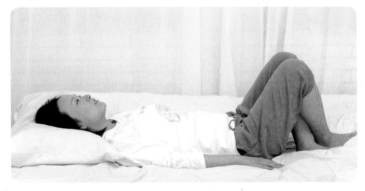

哺乳期同步指导

母乳是宝宝最理想的食物，不仅安全卫生，并且含有丰富的营养和免疫球蛋白，可以让宝宝更健康。但是初为人母的您可能会对母乳喂养充满着疑问和困惑，不必着急，本章节将解决您所有的疑问。

哺乳期产妇生理特点

母乳期产妇基础代谢率增高，泌乳量逐渐增加，容易出现虚胖、面色晦暗等现象。产后乳汁分泌消耗的能量较多，必须及时补充。如果孕前营养不良并且孕期和哺乳期摄入的营养素又不足的情况下，乳汁的分泌量会下降。在泌乳量下降尚不明显之前，产妇体内分解代谢就已增加，常可看到产妇体重减轻，甚至可出现明显营养不良征象。

健康而营养状况良好的产妇，膳食对乳汁中所有的营养素的影响不明显。乳汁中的蛋白质含量比较恒定，但是如果产妇在孕期和哺乳期的蛋白质与能量均处于不足或缺乏的边缘状态，则产妇的营养状况就会影响乳汁的营养素水平。乳汁中脂溶性和水溶性维生素的含量，均会不同程度受产妇的膳食影响。

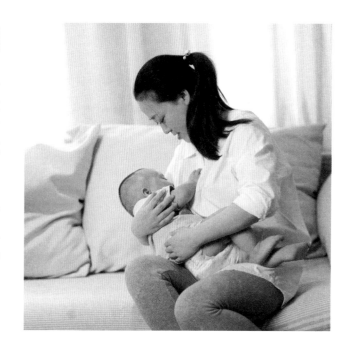

哺乳期的生活起居注意事项

买东西、做家务

可以到较近的地方买东西，不要长时间乘车或骑自行车。同时要考虑婴儿喂奶时间的问题，母亲不可以外出归来未休息或在十分劳累的情况下就给宝宝喂奶。可以做一些力所能及的家务活，但一旦感到疲劳，要立即停下休息。产后满4周，可以简单洗些小件衣服，但要注意的是，洗衣服容易使身体受凉，洗的时间不要长，也不宜过长时间蹲着洗。

生活恢复正常

经过8周的产褥期生活，大部分母亲的身体已恢复到原来状态，产褥期宣告结束。生活又以崭新的面貌开始，全家人同奏一曲美妙的3口之家交响乐。回娘家分娩的母亲，如果恢复顺利的话，此时可以返回自己的小家。返家前母子应一起接受健康检查，取得医生认可。

让婴儿逐渐习惯室外空气，适当地晒太阳，在大自然的沐浴下茁壮成长。母亲可抱着或用婴儿车推着婴儿去附近公园散步。

225

看书、看电视

产褥期，不少产妇都喜欢看看电视，看看书，这个习惯不好。因为坐月子期间，主要是产妇在生理和心理上的恢复期，坐月子应该安排休息和适当活动，产妇还要喂哺婴儿，如果看电视或看书，时间不宜过长，容易使产妇的眼睛疲劳，加上看书、看电视往往是长时间内保持一个姿势或一个体位，这样对产后体质的恢复也不利。

但在这个时期，身体各个部位都恢复得差不多了，可以适当看看电视，但注意每次看的时间也不要太长。而且婴儿一般在母亲旁边，婴儿需要睡眠的时间比较多，母亲看电视对婴儿的成长不利，往往形成婴儿睡不好，吃不好。所以产后要少看电视少看书，最好是不看。

适当增加运动

正常的恶露大约在产后3周干净。剖宫产的产妇恶露排尽时间比正常分娩的产妇要长些。在这个时期，可以适当增加运动，帮助排尽恶露。

身体检查

应该再去医院做一次细致的产后检查，以便了解自己身体的恢复情况。专家建议，产后检查最好在产后42~56天之间完成。

产后检查的具体项目有很多，除了做全身一般情况检查外，还应做专业的妇产科检查。

项目	内容及作用
量体重	如果发现体重增加过快，就应适当调整饮食，坚持锻炼；体重较产前偏低的则应增加营养的摄取
测血压	如果血压尚未恢复正常，应该及时查明原因，对症治疗
产后并发症	对于有产后并发症的产妇，如患有肝病、心脏病、肾炎等，应该到内科检查；对于怀孕期间有妊娠高血压综合征的产妇，则需要检查血和尿是否异常，检查血压是否仍在继续升高；如有异常，应积极治疗，以防转为慢性高血压
妇产科检查	在妇产科检查方面，则需要检查盆腔器官，看子宫是否恢复正常，阴道分泌物的量和颜色是否正常，子宫颈有无糜烂，会阴和阴道的裂伤或缝合口是否愈合等
产后检查	产后检查还可解决新妈妈哺乳上的困难。如果有乳房疼痛、异常肿块、乳汁异常分泌的情形，医师会先触诊，并评估是否需搭配乳房检查或转诊相关科

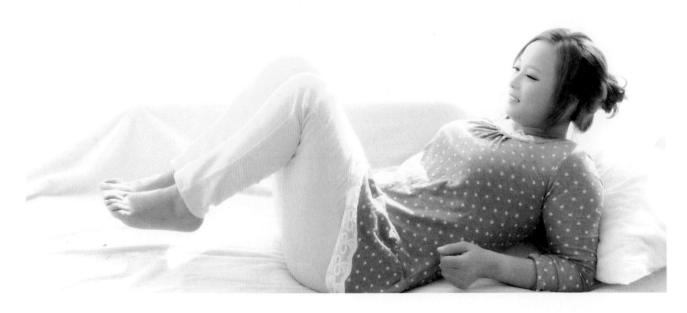

哺乳期的哺乳

母乳喂养的注意事项

提早吸吮好处多

除白天让婴儿有足够的哺乳次数外，还应注意夜间喂养。夜间泌乳素的产生是白天的50倍。通过频繁的乳头刺激，既有利于反射地引起子宫收缩，减少出血，又有利于泌乳系统分泌更多的泌乳素，有利于增加乳汁和乳母康复，也有利于增进母子感情。据临床对比观察，早吸吮比晚吸吮的泌乳状况要好得多。

按需供给

假如固定喂奶，婴儿因饥饿哭闹，时间长了婴儿哭累了，等到了喂奶时间婴儿也因困乏疲劳，吃奶也不会多，且哭闹使婴儿胃内进入许多气体，吃奶后还会引起呕吐。足月儿大致隔三四小时喂奶一次。至于每次喂奶的时间，第一天每次每侧奶约2分钟，第二天约4分钟，第三天约6分钟，以后为8～10分钟，即一次喂两侧共15～20分钟。吸奶时间过久，会咽入过多空气，易引起呕吐，而且也会养成日后吸吮乳头的坏习惯。

注意哺乳细节

哪怕婴儿有吸奶问题时，也千万不能给他喂奶嘴。一旦吃了奶嘴，婴儿就很难再学会正确的吸奶头的方式了。而且吸橡皮奶嘴会比较省力，也会使婴儿不愿意吃母乳。实际上，即使婴儿没有吃奶问题，在1个月以内，也应该尽量避免用奶瓶哺乳。开始引入奶瓶时，每天只喂一次，观察婴儿吃母乳是否会受影响，如果不受影响再逐渐增加用奶瓶哺乳的次数。

在婴儿吮吸乳头的时候，应该含住大部分乳晕，因为压迫乳晕有益于刺激乳汁分泌及流出。同时，还应该注意两个乳房轮流喂哺，以保证营养全面均衡。双侧乳房轮流喂哺，婴儿在一天内可以从两边的乳房获得大致等量的奶水，既能吃到前奶，也可吃到后奶，营养全面，不仅有利于婴儿的生长发育，也有利于乳汁的正常分泌与休整。

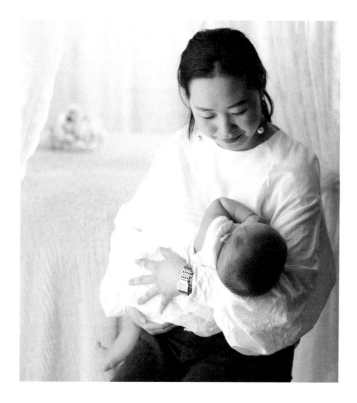

增加乳母营养

产后，妈妈要摄取营养丰富、水分充足的食物以满足月子里对营养的需要，一般要注意以下几个饮食方法。

增加餐次：每天以5～6餐为宜，有利于胃肠功能的恢复，减轻胃肠负担。

注意调理脾胃：月子里应该吃一些健脾、开胃、促进消化、增进食欲的食物。如山楂、大枣、番茄等。山楂可以开胃助消化，还可以促进子宫的恢复作用。

食物应干稀搭配：干的食物能保证营养的供给，稀的能保证水分的供给。

清淡适宜：一般认为，月子里应该吃清淡适宜的食物。清淡适宜的意思就是葱、大蒜、花椒、酒、辣椒等应少于平时的量，食盐也应少放。

荤素搭配，避免偏食：不同食物所含的营养成分种类及数量不同，而人体需要的营养是多方面的，只有全面摄取食物，才能满足身体的需要。

避免母婴分离

有些人认为，婴儿刚刚娩出，频繁的哭闹声会影响产妇休息，故采取母婴分离的办法，只是在喂奶时才让婴儿回到母亲身边。其实，这样做对产妇、婴儿均不利。母子触摸、婴儿哭闹、母子对视、婴儿气味等，不仅可以增进母婴感情，而且还是一个良好的刺激信号，可有效地刺激泌乳系统，解除下丘脑的抑制，导致泌乳素增高，乳汁分泌自然，而且量充足。

注意防止婴儿吐奶

婴儿吐奶现象较为常见。如果吐奶严重，往往影响婴儿的吃奶"兴趣"。由于婴儿的胃呈水平位，容量小，连接食管处的贲门较宽，不容易关闭，而且连接小肠处的幽门较紧，婴儿吃奶时如果吸入较多空气，奶液容易倒流入口腔，引起吐奶。其实，只要注意哺乳方法，吐奶是完全可以避免的。

下列的方法可以减轻溢奶的情况
1   喂奶时要平静缓慢
2   在喂奶中避免突然地中断，有声响或亮光的刺激，或存在其他容易分神的事物
3   在喂奶后让婴儿采直立姿势。喂奶后不要和婴儿剧烈地玩耍
4   在婴儿饿之前就喂奶（别让婴儿哭得很厉害）
5   如果用奶瓶，确定奶嘴上的孔洞没有过大或过小
6   婴儿睡觉时把小床头部垫高，让婴儿的头比肚子高。所吐的奶如果是豆腐渣状，属于奶与胃酸起作用的结果，为正常现象。假如婴儿呕吐频繁，且吐出呈黄绿色、咖啡色液体，或伴有发热、腹泻等症状，属于病态，应该去医院及时就诊

正确的哺乳方法很重要

每次喂哺前先让婴儿的唇触及乳头，诱发觅食反射，使宝宝的嘴张得足够大，含住乳头和大部分乳晕。当婴儿嘴张大，舌向下的瞬间，即将婴儿靠向母亲，使其能大口地把乳晕也吸入口内，吸吮时婴儿两颊向外鼓起，嘴唇凸起，两侧乳房应交替哺乳，以免两侧乳房不对称，影响将来的美观。对于乳头凹陷或较短者，应避免在口腔负压下拉出乳头，以防止引起乳头疼痛和损伤。哺乳结束后，可挤少量的乳汁均匀地涂抹在乳头上，以保护乳头表皮。喂饱婴儿后，乳头应及时脱离婴儿口腔。

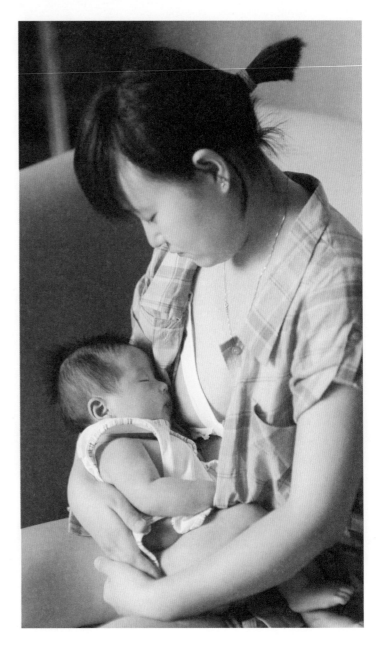

促进乳汁分泌

在以往，很多产妇认为，乳房排空了，乳汁就会越产越少。其实这种观点是错误的。充分排空乳房，会有效刺激泌乳素大量分泌，可以产生更多的乳汁。在一般情况下，可以用手挤奶或使用吸奶器吸奶，这样可以充分排空乳房中的乳汁。当然，也可以使用优良品牌的电动吸奶器，这种吸奶器能科学地模拟婴儿的吸吮频率和吸力，能更有效地达到刺激乳汁分泌的目的，效果会更好一些。

这个时期的增乳建议

这个问题，我们在哺乳的问题一篇中有专门的介绍，在这里我们只简单说一下。

心理调整

首先要相信自己有能力哺喂自己的宝宝，有这种信心才能坚持母乳喂养。其次，要放松自己，休息好、心情愉快，这样可促进催乳素的分泌。再次，多与自己的婴儿接触，婴儿的皮肤、动作、表情和气味等都是催乳素分泌的促进剂。

食物催乳

民间有许多催乳的食疗方，可以运用。如鲜鲫鱼熬汤，猪蹄炖花生米，酒酿蛋花汤等。

药物催乳

西药甲氧氯普胺、氯丙嗪等有促进泌乳的作用，但应在医生的指导下使用。

上班族妈妈母乳喂养

许多妈妈在宝宝4个月或6个月以后，就得回单位上班了。然而，这个时候并不是让宝宝断掉母乳的最佳时期。那么，怎样才能继续母乳喂养呢？

注意喂养方法

妈妈产假期满上班后就不能每天按时给宝宝哺乳。而此时宝宝正需要添加辅食，如果喂养不当，很容易引起营养不良。同时，这个时期宝宝体内从母体中带来的一些免疫物质正在不断消耗、减少，若过早中断母乳喂养会导致抵抗力下降、消化功能紊乱，影响宝宝的生长发育。最好的办法是，如果条件允许，妈妈在上班时仍按哺乳时间将乳汁挤出，或用吸奶器将乳汁吸空，以保证下次乳汁能充分分泌。吸出的乳汁在可能的情况下，用消毒过的清洁奶瓶放置在冰箱里或阴凉处存放起来，回家后用温水煮热后仍可喂哺。每天至少应泌乳3次（包括喂奶和挤奶），因为如果一天只喂奶一两次，乳房受不到充分的刺激，母乳分泌量就会越来越少，不利于延长母乳喂养的时间。总之，要尽量减少牛奶或其他代乳品的喂养次数，尽最大努力坚持母乳喂养。

上班前的准备

上班前1～2周就应开始做准备，这样可以给婴儿一个适应过程，避免对母婴产生不利影响。在正常喂养后，挤出部分奶水，让婴儿学会用奶瓶吃奶，每天1～2次。目的是让母亲逐渐熟悉并掌握挤奶方法，让婴儿学会用奶瓶吃奶；同时教会将接替母亲照料婴儿的家人或阿姨，也学会用奶瓶喂养婴儿。

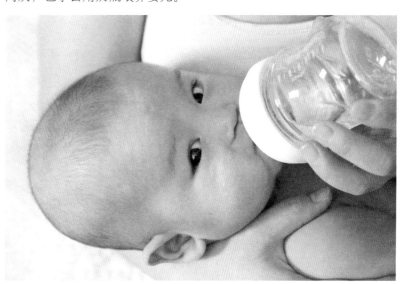

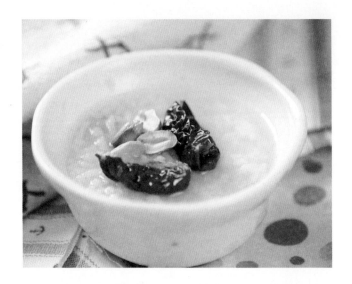

哺乳期的饮食方案

新妈妈补铁最关键

母乳喂养是婴儿喂养的最佳方式，母乳营养合理，易消化吸收，成为婴儿的最佳食品。但医学专家指出母乳是贫铁物质，母乳中的铁含量偏低。有些年轻母亲担心发胖，为了在产后能够保持体形，不愿多吃；也有些母亲的饮食比较单调，对含铁食物摄入很少，这些都会使得母乳含铁量进一步降低。

一般情况下，婴儿在出生时可从母体获得足够消耗3～4个月的贮铁量，所以，在出生后的3～4个月内给予纯母乳喂养，尽管母乳含铁量偏低，但因婴儿自身有铁储蓄，不会引起婴儿早期缺铁问题，极少发生缺铁性贫血。若在此之后仍未注意给婴儿补铁，那么，就会引发婴儿缺铁及缺铁性贫血。

因此，专家告诫年轻母亲，一方面产后要做到营养丰富，饮食多样，增加含铁食物的摄入量，以提高母乳含铁量，满足婴儿体内需要；另一方面要注意从出生后3～4个月起开始给婴儿适当增加含铁食物的补充。肝脏、鱼类、蛋类、绿叶蔬菜和海产品中含铁量较高，可将这些食物制成肝泥、鱼泥、肉泥、菜泥或蛋羹给宝宝哺喂；到了6～7个月后，可给宝宝喂半流食并增加上述食物的补给量，以保证宝宝体内铁的需要量，防止引起铁缺乏或缺铁性贫血。所以，在这个时期，我们的指导主题是"补铁"。

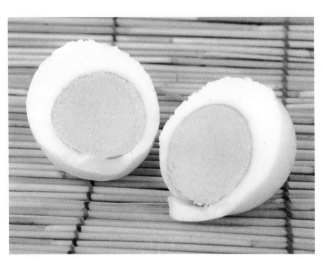

哺乳期产妇的饮食禁忌

产后喂母乳的产妇，为了能供应给宝宝足够的奶水，除需维持均衡饮食外，还需要比一般人摄取更多的高热量及高蛋白质食物，方能获得更多的奶水。事实上，产妇只要在产后多喝汤、多喝水，如果汁、牛奶等营养品；比平时多吃上一两餐，如猪脚花生汤、鱼汤、排骨汤等各类汤品，即可促进乳汁分泌，效果良好。

当然，产妇在喂母乳期间，为了自身及宝宝的健康，应避免摄取某些会影响乳汁分泌的食物以免破坏良好的哺喂效果。

刺激性的食物

产后饮食宜清淡，不要吃那些刺激性的食物，包括：辛辣的调味料、辣椒、酒、咖啡及香烟等。

酒：一般而言，少量的酒可促进乳汁分泌，对婴儿亦无影响；过量时，则会抑制乳汁分泌，也会影响子宫收缩，故应酌量少饮或不饮。

咖啡：会使人体的中枢神经兴奋。1杯150毫升的咖啡中含有100毫升的咖啡因，正常人1天最好都不要超过3杯。虽无证据表明它对婴儿有害，但对哺乳的产妇来说，应有所节制地饮用或停饮。

刺激的调味料：如辣椒等辛辣调味料，哺乳期产妇应加以节制。

香烟：如果哺乳期产妇在喂奶期间仍吸烟的话，尼古丁会很快出现在乳汁当中被宝宝吸收。研究显示，尼古丁对宝宝的呼吸道有不良影响，因此，哺乳产妇最好能戒烟，并避免吸入二手烟。

哺乳期的增乳食谱推荐

山楂粥

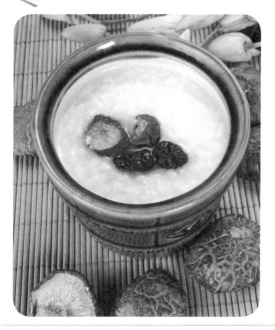

食材

粳米100克，山楂40克，黑枣8粒，水8杯，冰糖适量。

做法

1 将粳米洗净沥干，山楂、黑枣冲洗净。

2 在锅中加8杯水煮开，放入山楂、黑枣、粳米续煮至滚开时稍微搅拌。

3 改中小火熬煮30分钟，加入冰糖煮溶即可食用。

山楂瘦身粥

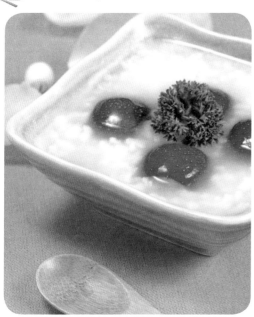

食材

山楂50克，洛神花30克，甘草10克，清水600毫升，冰糖适量。

做法

1 将所有材料加入600毫升清水煮开，小火继续熬煮15分钟。

2 加适量冰糖煮化，滤去残渣即可食用。

百花百果粥

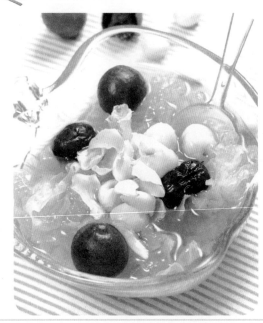

食材

百合50克, 银耳10克, 莲子10克, 红枣20克, 龙眼干10克。

做法

1 莲子洗净泡水2小时。

2 锅内加水与百合、银耳、红枣、莲子同煮, 至莲子熟软。

3 再放入龙眼干煮5分钟即可。

小米鸡蛋红糖粥

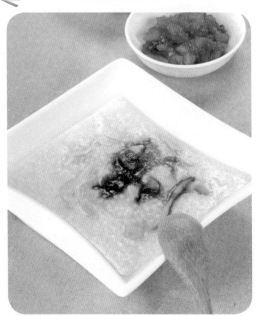

食材

小米100克, 鸡蛋3个, 红糖适量。

做法

1 将小米清洗干净, 然后在锅里加足清水, 烧开后加入小米。

2 待煮沸后改成小火熬煮, 直至煮成烂粥; 再在烂粥里打散鸡蛋, 搅匀, 稍熬一会儿放入红糖即可。

草莓薏仁酸奶

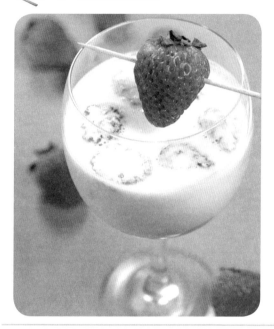

✓食材
草莓6颗，酸奶1盒，薏仁100克。

✓做法
1 薏仁加水煮开，水沸后等薏仁熟透、汤汁呈浓稠状即可。凉后放入冰箱备用。
2 将草莓洗净，去蒂，切半，摆入盘中。
3 浇入酸奶、薏仁，就可以饮用了。

菊花粥

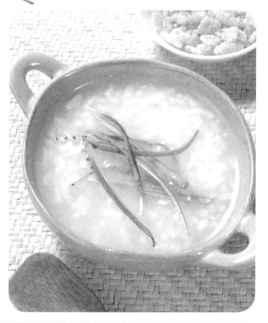

✓食材
菊花15克，粳米100克。

✓做法
1 将菊花去蒂，然后晒干，并研成细粉备用。
2 坐锅点火，锅内加入清水，放入粳米，先用大火煮开，再改用小火熬煮。
3 待粥将黏稠时，调入菊花，再用小火煮1～2分钟即可食用。

冬瓜绿豆汤

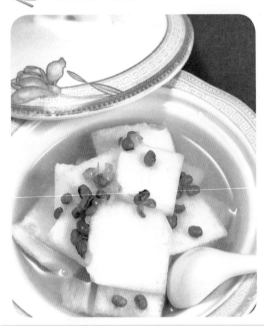

食材

鲜冬瓜200克, 绿豆150克, 葱段、姜片、盐各少许。

做法

1 冬瓜去皮, 去瓤, 洗净, 切成3厘米见方的块; 绿豆淘洗净备用。

2 锅置火上, 放入适量清水, 放入葱段、姜片、绿豆, 大火煮开, 转中火煮至豆软, 放入切好的冬瓜块, 煮至冬瓜块软而不烂, 撒入精盐, 搅匀即可。

绿豆莲子荷叶粥

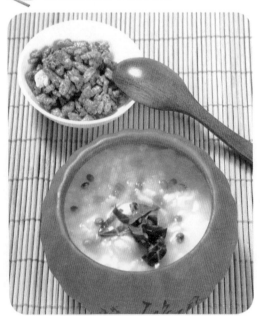

食材

粳米100克, 绿豆、莲子、荷叶各适量, 冰糖少许。

做法

1 将绿豆洗干净后, 用清水泡2小时以上, 莲子洗净泡好, 荷叶洗净, 切块。

2 锅中倒入适量清水, 放入粳米、绿豆煮开, 放入莲子, 再次煮开后, 改小火熬煮成粥, 放入荷叶块烧煮。

3 加入适量冰糖调味即可食用。

哺乳期的运动方案

手臂环绕

01 左臂上举

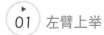

　　双脚分开站立，脚尖微微向外，将重心平均置于双脚上。要确定臀部和腹部已经收紧，然后，左手臂高举过头顶。

02 落臂下蹲

　　弯曲左手臂，用右手托住左臂。当放下手臂的时候，弯曲膝盖。同时，当手臂向上举时，伸直膝盖。恢复原来的姿势，左手臂的运动重复进行4次。接着，换右手臂再重复做4次。

侧弯

01 左右侧弯

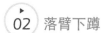

　　双脚与髋部同宽直立，膝盖保持柔软，骨盆收缩，腹部与骨盆肌向内收。双手置于髋部，向左侧侧弯。

02 手臂侧弯

　　手臂向外伸，并轻松地弯曲右手臂，置于左侧腋窝之下。回到中心，向前伸展手臂，与肩膀同宽。在弯曲的时候呼气，当身体回到中心点的时候吸气。重复1次，侧弯至另一边，然后再回到中心点。每一侧要重复做4次。

肱三头肌的练习

01 支肘平卧

　　坐在地板上，弯曲膝盖，脚掌平贴于地面，并以手肘支撑上半身。

02 支肘抬臀

　　同时抬起臀部，使身体离开地面5厘米。

骨盆倾斜与环绕运动

01 收缩臀部

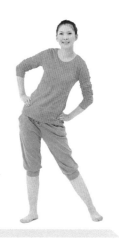

　　双脚张开直立，与髋部同宽，膝盖微微弯曲，臀部收缩，腹部与骨盆肌肉向内收。

02 骨盆摇摆

　　骨盆微微向前倾，轻微地拱起背部，然后收紧骨盆与腹部。持续摇摆的动作，重复4次。

03 绕圈运动

　　现在，臀部做大幅度的绕圈运动，由左、向前、向右，再向后，一个方向要重复2次，要确定是在运动臀部，而不是膝盖。接着，换一个方向进行绕圈运动。

大腿前侧肌肉的伸展

01 腿向后展

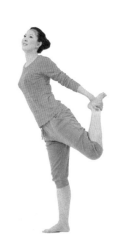

　　双脚分开直立，与髋部同宽，将左小腿向后并向上弯曲，然后用左手握住右脚踝。

02 拉伸腿前肌

　　维持双膝并拢，骨盆向内收的姿势，尽可能地将大腿向后拉。可以感觉到右大腿前侧肌肉的拉张力量。维持这姿势数秒钟，然后换左腿做相同的伸展运动（假如觉得单脚站立很难维持平衡状态，可以支撑住椅背或墙壁）。

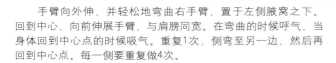

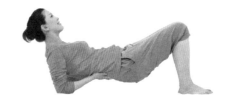

关于二胎

🌸 第一胎后多久怀二胎最佳

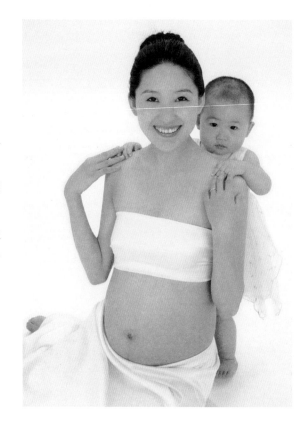

剖宫产间隔2～3年后生二胎最佳

有不少人有这样的误区，知道自己头胎是剖宫产，所以认为下一胎间隔时间越久越好。

其实随着年龄的增大，身体的机能都在下降，而且子宫瘢痕随着机能的下降，其弹力、营养、回血都会不好。

因此，建议准备要"二胎"且又存在疤痕子宫的女性，在启动"造人"计划前，最好先到医院了解自己子宫疤痕的情况，并在怀孕后就到医院检查，及时了解胚胎着床的位置。

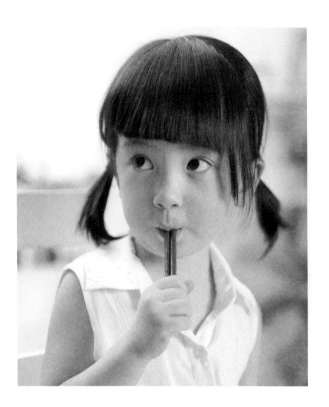

一胎顺产间隔多久可生二胎

第一胎顺产，想生二胎时，首先要等子宫、卵巢等生殖器官以及机体经过一段时间来进行恢复，结合正确的调养以使母体全方面的恢复到产前的健康正常的状况。

而一般来说子宫复旧最起码是需要一年的。所以，要想再生第二个宝宝，最好休息一年后再怀孕。想生二胎时要到医院做好孕前检查，已经怀孕的女性一定要做好孕期检查，确保母婴安全。

年龄多大就不能生了

现在计划生育政策已开放，很多人会考虑生二胎。当然，如果考虑要生二胎，尤其要考虑到自己的身体情况，尽可能在生二胎的最佳年龄里实现生二胎。根据女人最佳生育年龄为24～29岁，因此生二胎的最佳年龄也应该在这个年龄范围内，而35岁已经属于高龄产妇，如果妈妈想要备孕二胎，最好不要超过35岁生二胎，对宝宝健康以及自身身体恢复也会带来一定的影响。

当然，生二胎也要考虑和一胎的时间间隔。如果第一胎是顺产，那么生二胎要间隔1年；如果第一胎选择的是剖宫产，那么生二胎要间隔2～3年。

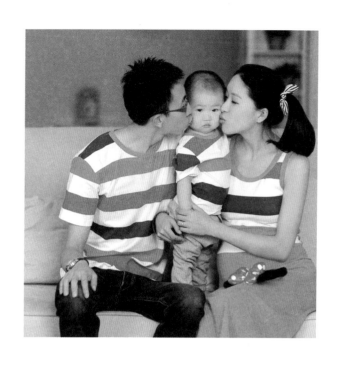

需要提前做哪些不同的检查

随着二孩新政在各地纷纷施行，不少爸爸妈妈们开始为家里"再添新丁"。很多二胎孕妇觉得已经有了经验，二胎产检可以不用那么在意。事实上，一般孕育二胎的女性要比一胎的年龄大，有的甚至是高危孕产妇，因此，在产检时，有些指标更应多留意。

除一般的生殖系统检查、优生四项及遗传性疾病检查外，要二胎的女性还应多做一些检查，并咨询医生是否适合怀孕。首先，随着年龄增长，血管内皮损害程度逐渐加重，经产妇重度子痫前期、前置胎盘、胎盘早剥、胎膜早破和产后出血等妊娠并发症的发生率明显高于初产妇，可导致妊娠期高血压疾病发生率增加。所以，在怀二胎前，应注意监测血压、血糖情况，如有异常，应及早治疗，待病情平稳后再怀孕。其次，多数经产妇有人工流产、引产、上取环史，容易引发子宫内膜炎，进而导致前置胎盘、胎盘植入等问题。因此，在怀二胎前，还应做相应的妇科检查及B超，排除盆腔炎等疾病。

🌸 高龄妈妈会遇到什么风险

其实，无论是第一胎还是第二胎，超过35岁女性的生育能力都在逐年下降，生育风险逐年增大。

卵子老化

随着年龄的增长，女性的卵子也在"变老"，再加上环境污染、电磁波辐射、化学品等影响，大龄妈妈的卵子质量堪忧。卵子质量差会增添孩子出现健康问题的可能性。

难产风险大

年龄过大，产道和会阴、骨盆的关节变硬，不易扩张，子宫的收缩力和阴道的伸张力也较差，以至于分娩时间延长，容易发生难产。

流产可能性大

高龄生育时宫外孕、自然流产、孕期并发症等概率高。

胎儿出生缺陷概率大

大龄孕妇所怀孕胎儿最容易出现的一种疾病就是唐氏综合征。研究表示，高龄产妇生出的孩子更易患唐氏综合征。孕妇年龄在20~24岁之间，孩子患唐氏综合征的概率为1/1400，但当孕妇年龄提高到40~45岁时，患病率提高到1/25。

TIPS

另外，高龄生产的胎儿还可能因染色体出现异常导致畸形、智力低下、发育缓慢或不全。

疾病缠身难以再孕

在35岁之后，正是女性容易被多种妇科疾病缠身的时候，子宫肌瘤、宫颈糜烂、子宫内膜异位症、乳房肿瘤、卵巢囊肿、卵巢早衰等疾病令大龄妈妈难以再怀上宝宝。

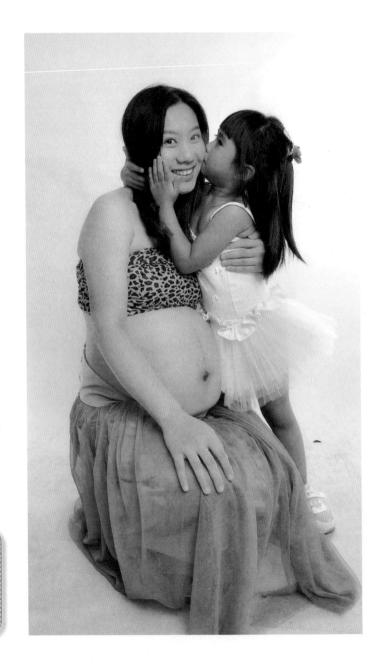

从心理上适应不可避免的变化

无论你为二胎的到来做了多少准备，无论你带宝宝是多么有经验，你的生活都会出现出乎意料的变化，所以，要及时调整自己的心态。

最先要考虑的是经济状况的变化。要知道在生完二胎后可能在一段时间内你的家庭经济状况会相对紧张。一些调查表明，夫妻矛盾最常见的一个因素就是经济因素，所以，你们需要良好的沟通，不要因为钱而闹矛盾。

其次是你的个人时间会更少。毕竟家里多了一个宝宝，因此你待在家里照顾孩子的时间会更多，可以享受生活的时间会大大减少。再要一个宝宝，肯定会影响你跟大宝相处的时间，同胞争宠的问题会逐渐出现，许多家庭矛盾也会因此出现。但请不要沮丧，小宝宝带来的积极影响一定大于你预期的负面影响。

但这些有什么关系呢，暂时付出一些代价，换来的是未来一家四口的幸福生活，给自己一些时间去调整，尽量享受第二个宝宝带来的乐趣，就会发现你的家庭生活在慢慢地发生很多美妙的变化。

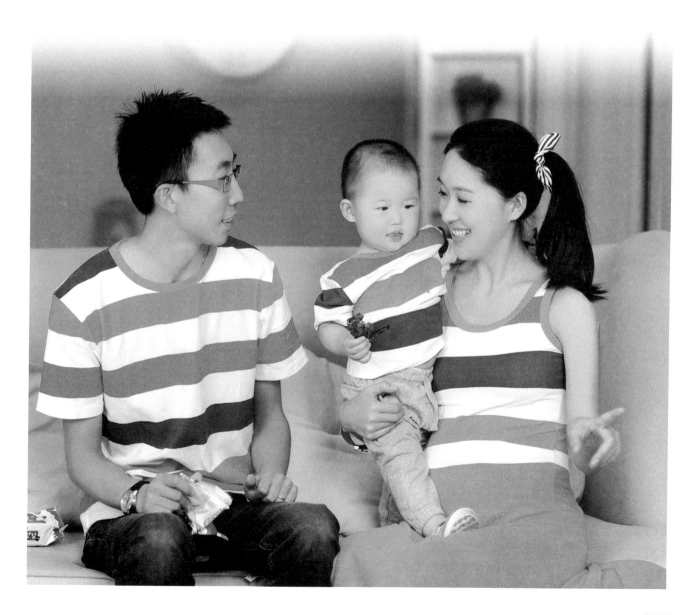